中医治肿瘤理论及验案

林丽珠　肖志伟　张少聪　著

中国中医药出版社
·北京·

图书在版编目（CIP）数据

中医治肿瘤理论及验案 / 林丽珠，肖志伟，张少聪著 .—北京：中国中医药出版社，2016.6（2021.12重印）

ISBN 978-7-5132-3351-4

Ⅰ.①中… Ⅱ.①林… ②肖… ③张… Ⅲ.①肿瘤—中医治疗法—医案—汇编 Ⅳ.① R273

中国版本图书馆 CIP 数据核字（2016）第 093489 号

中 国 中 医 药 出 版 社 出 版
北京经济技术开发区科创十三街 31 号院二区 8 号楼
邮政编码 100176
传真 010 64405721
山东临沂新华印刷物流集团有限责任公司印刷
各地新华书店经销

*

开本 710×1000 1/16 印张 23.5 彩插 1 字数 373 千字
2016 年 6 月第 1 版 2021 年 12 月第 3 次印刷
书号 ISBN 978-7-5132-3351-4

*

定价 138.00 元

网址 www.cptcm.com

如有印装质量问题请与本社出版部调换（010 64405510）

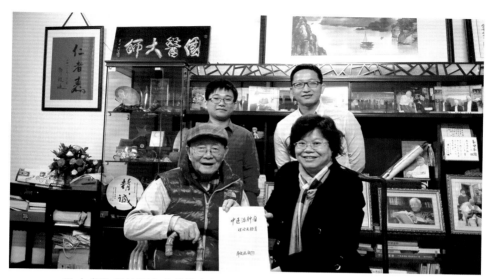

本书作者林丽珠（前排右）、肖志伟（后排右）、张少聪（后排左）与
国医大师邓铁涛教授（前排左）合影

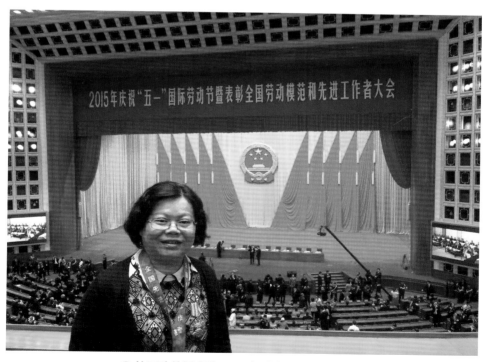

林丽珠教授当选 2015 年"全国先进工作者"

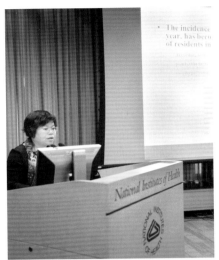

◭ 林丽珠教授在美国讲学

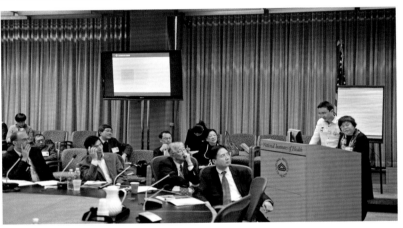

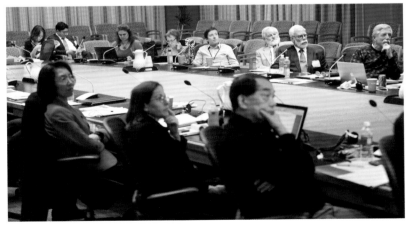

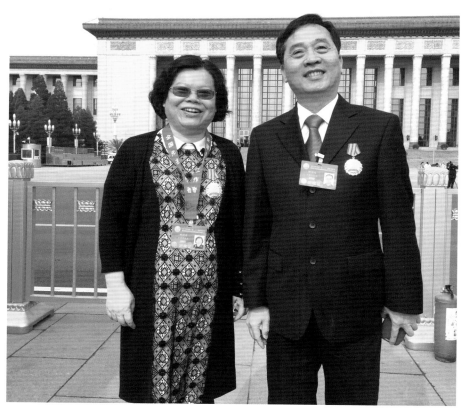

◔ 劳模医生治疗肠癌，打造劳模电工——林丽珠教授与陆浩臻合影

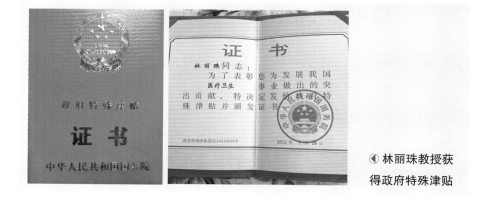

◔ 林丽珠教授获
得政府特殊津贴

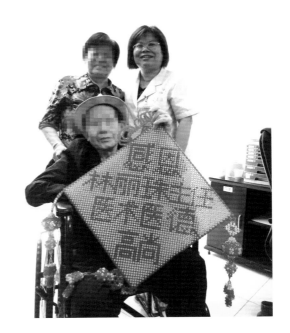

▶ 胃癌十年艰辛，感谢一路有你

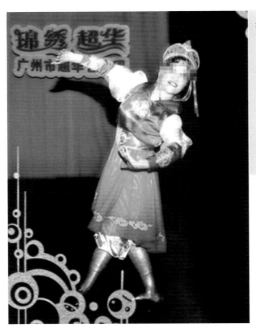

◀ 曾经抑郁焦虑，如今神采奕奕

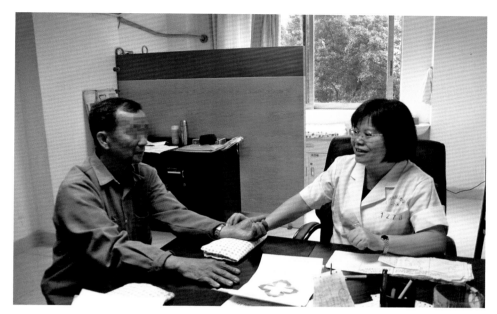

🔺肝癌十年，肝胆相照

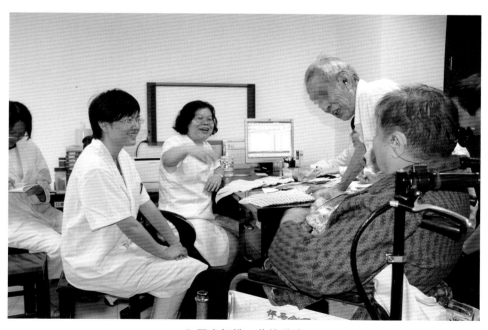

🔺医患相携，共抗乳癌

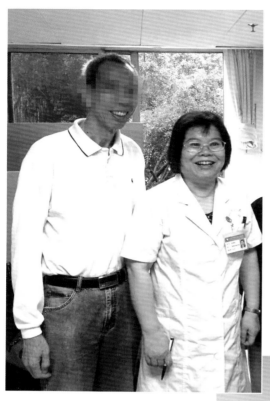

◔ 病魔无情人有情，妙手回春乐在心

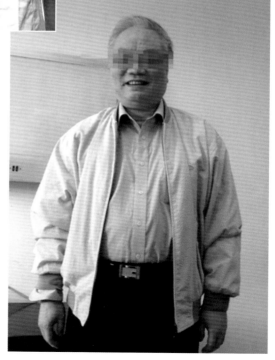

邓　序

　　癌症是严重危害人类健康的常见病，其发病率日益增高，给家庭和社会带来了深重的灾难和无法估计的人力、物力、财力的巨大损失，已经成为人类公敌。

　　不少人以为，中医见效慢，调理身体还行，若得了癌症还得首选西医，然后再找中医辅助调理一下。有些人甚至一直不接受中医治疗，只知手术、放化疗、靶向治疗，诸法穷尽后才无可奈何地将最后一丝希望寄托于中医，让中医以尽最后之责。

　　其实，这是对中医的极大误解。中医不是慢郎中，只要辨证遣方准确，往往能立起沉疴，非独调理而已。中医学博大精深，治病重视整体，讲究阴阳平衡。其"扶正抑瘤，带瘤生存"的治癌理念具有先进性，治疗方法具有独特优势，非独对抗而已。而现代医学治疗癌症所针对的是局部，而战略是对抗。当身体不能承受攻伐的时候，毒副作用、耐药性往往成了制约进一步治疗的瓶颈。所以，中医治疗癌症是大有作为的，应该发挥自身的优势，进行中西医结合，可以增效减毒，取得更好的疗效。

　　目前出版的治疗癌症的专著是以西医为主，中医治癌的专著与之相比，数量相去甚远，内容方面处于弱势，真正有学术创新与实践例证者较少。林丽珠教授有鉴于此，历时四载，与其学生完成这本中医治癌专著，我读后觉得耳目一新。

　　林丽珠教授临证30年，为广州中医药大学第一附属医院肿瘤中心主任，长期致力于肿瘤临床研究，既发皇古义，又融会新知，取长补短，运用中西医结合诊治癌症，给广大肿瘤患者带来福音，对中医肿瘤医学做出了突出贡献。本书既有对肿瘤的理论探索，更有临证医案的真实记录，可为中医治疗肿瘤提供借鉴，为中医学术之创新发展贡献一份力量。故乐为之序。

2016 年 2 月 9 日于广州中医药大学

林 序

欣闻丽珠教授新作即将付梓，我先睹为快，颇觉兴奋。

我与丽珠教授是广州中医学院 81 级同班同学，回忆当年求学的岁月，令人难忘，都是一腔热血为振兴中医而努力学习。毕业后我分配到卫生部中医司工作，在国家中医药管理局工作 23 年后调任中国中医药出版社副社长，工作之余坚持临床义诊，深知其中苦乐。丽珠教授毕业后留在广州中医药大学第一附属医院从事临床工作，从住院医师到现在的肿瘤中心主任，一步一个脚印，付出了很多艰辛和努力，取得了令人瞩目的成绩。

丽珠教授 2015 年荣获"全国先进工作者"（"全国劳动模范"授予企业职工、农民和其他社会主义建设者，"全国先进工作者"授予机关和事业单位职工）光荣称号，系广州中医药大学建校 60 年来培养的学生当中第一位获此殊荣者，为之骄傲和自豪，并谨向她致以崇高的敬意！

丽珠教授享受国务院特殊津贴，是国家药物临床试验机构肿瘤专业负责人，卫生部临床重点专科、全国中医肿瘤重点专科学术带头人。担任中国民族医药学会肿瘤分会会长、世界中医药学会联合会癌症姑息治疗研究专业委员会会长、中华中医药学会肿瘤分会副主任委员、中国中西医结合学会肿瘤专业委员会副主任委员、广东省中医药学会肿瘤专业委员会主任委员、广东省中西医结合学会肿瘤专业委员会主任委员、中国临床肿瘤学会（CSCO）执行委员等学术职务，得到业界的广泛赞许和认可。

30 年来，临床上，丽珠教授特别注意发挥中医特色优势，倡导中西医融会贯通，给无数肿瘤患友带来了福祉，深受患友及家属的爱戴。学术上，丽珠教授勇于探索，主持科技部"十五"攻关项目、"十一五"支撑项目、国家自然科学基金等有关肺癌的研究课题 20 余项；发表专业学术论文 100 多篇，主编或参编论著 18 部；相关研究获得教育部科技进步一等奖、中华中医药学会科技进步奖、广东省科技进步奖、广州中医药大学科技进步奖等多项奖励。教育上，丽珠教授是一位良师益友，培养了国内外博士后 3 名、博士 29 名、硕士 66 名，学生们都能秉承其踏实严谨的学风，在临床、教学、科研等各个领域努力耕耘，茁壮成长。

"大医精诚呈大爱，上善若水任方圆"是我对丽珠教授三十年如一日地孜孜以求，倾其所有为患友，活人无算的高尚医德和卓著疗效的评价，善莫大焉！

本书内容广阔而又深邃，既有对历代学说的继承，也有新的学术创见，附以典型验案，阐述辨证遣方之道，实可为中医治疗肿瘤提供新的思路，必定会受到业界同仁甚至患友的喜爱。故乐为之序。

中国中医药出版社副社长

2016 年 4 月 16 日于北京

自　序

太史公云："欲以究天人之际，通古今之变，成一家之言。"其志旷矣，故《史记》遂成"史家之绝唱"，非偶然也，乃有愿力在焉。近贤张锡纯《医学衷中参西录》自序曰："人生有大愿力而后有大建树……学医者为身家温饱计则愿力小，为济世活人计则愿力大。"医乃仁术，刀圭以济世，如履薄冰、如临深渊，毫发之间，生死立判，非有旷世愿力无以究医道精微也。

况恶性肿瘤发病日益增高，其夺人性命迥于寻常，岂能儿戏乎？2013年初，全国肿瘤登记中心发布《2012中国肿瘤登记年报》，称中国每年新发癌症病例约350万，因癌症死亡者约250万。国民每1分钟即有6人罹患癌症，日计8550人，其死亡者七之有一矣。可知，癌症之为病，牵动千家万户，令人闻之色变，已成苍生巨贼，其害大矣。寰球医界，于肿瘤研究方兴未艾，影像、内镜、肿瘤标记物等诊查手段丰富多样，手术、放化疗、生物靶向治疗诸法层出不穷，已成主流，因其获益者固不少矣。然虽有实效，仍未能遏制其势，尤其中晚期癌症，疲惫衰弱之驱，难耐放化疗等攻伐，因毒副作用中断者有之，因而死亡者亦不鲜见。其治疗之法，已成瓶颈，亟待突破。

考我中医学，源远流长，华夏延续，不离其功。殷商之际，即载瘤之病名。商朝始立疡医，法分内外合治。秦汉《黄帝内经》，于肿瘤病因病机及论治之法，初见端倪，扶正祛邪、治病求本之说启迪后世。至张仲景《伤寒杂病论》出，辨证论治已成体系，六经辨证、杂病论治垂法千古。自此，治癌理法各家争鸣，如刘完素之"六气皆从火化，清热解毒为治"；张从正之"汗吐下三法，主邪去正自安"；李东垣之"补中益胃气，养正积自消"；朱丹溪之"凡人身上中下有块者多痰也"，"治痰当以顺气为先，气顺即一身津液自顺"；陈实功之"列证最详首重脾胃，论治最精内外兼治"；张锡纯之"顾护脏腑气血为先，专攻病根结聚之处"等。经历代诸贤扩充拓展，治癌理法愈近完备。迨至近现代，借鉴现代研究进展，涵盖肿瘤发病、诊断、治则、治法及抗癌中草药之筛选等，中医肿瘤学遂成新兴学科，倡导带瘤生存理念，中西医结合，优势互补，拓展治癌之特色优势，已成中西医同仁共识。

余目睹癌症为患，"感往昔之沦丧，伤横夭之莫救"，每有恫瘝在抱之痛，遂发奋探求论治之道。求学之始，即师从中医肿瘤名家周岱翰教授，周师倾囊相授，余受益匪浅。临证稍增，愈感中医学博大精深，遂上承经典以穷辨证之源，中采各家以汲论治之流，兼参现代诸贤之说，焚膏继晷，不敢懈怠，如此近30载矣。泰斗章次公云："发皇古义，融会新知。"治病之要在于实效，不可执门户之见。肿瘤痼疾，更须摒弃偏见，衷中参西，倡辨证论治，亦与手术、放化疗、靶向治疗等优势结合，扬长避短，庶可增效减毒，冀期臻于至效。

余门生肖志伟、张少聪君，勤奋好学，据余多年临证所得系统梳理，写成"经方在中医肿瘤临床的运用及典型案例分析""《伤寒杂病论》辨治肿瘤病思路探讨与典型案例分析"论文二篇，均获广州中医药大学第一临床医学院优秀硕士毕业论文。余与肖、张二君反复研摩，以此两篇为蓝本，不断扩充修订，合为一册。是书既成，历时四载，十易其稿。上篇乃理论思辨，先究仲景《伤寒杂病论》于肿瘤之运用，试探六经传变与肿瘤转移关系，并据六经辨证及杂病辨治立法，以方证相对辨治肿瘤及并发症。类似论述，国内同仁文献尚少涉及，虽属一己管见，未必尽然，但不敢人云亦云也。暨仲景法后，再探历代医家学术沿革，并阐治癌八法及方药，辅以现代药理进展以征其理。下篇为余临证探讨，以病种分类，列述文献以阐己见，并积数年验案，辨证遣方，随访效果，一一写下，冀可抛砖引玉，有补于世。书末附治疗肿瘤常用方剂及常见肿瘤食疗方，以便查阅，更于正治之外，辅以食疗调摄以补不逮。

拙作之成，虽不敢云呕心沥血，却也是尽心，然不免瑕疵之处，更待读者斧正。"路漫漫其修远兮，吾将上下而求索"，肿瘤攻克之道崎岖波折，尚待中西医同仁携手合作，希其突破之日，民众同登寿域，共享康健。

2015 年 12 月 24 日于广州中医药大学第一附属医院肿瘤中心

目 录
CONTENTS

下 篇　临 证 治 验

上篇

理论探讨

第一章
《伤寒杂病论》辨治肿瘤思路与经方运用

第一节 概 述

汉代张仲景著《伤寒杂病论》一书，将外感疾病演变过程中的各种证候进行综合分析，并归纳其病变部位、寒热趋向、邪正盛衰，创造性地区分为太阳、阳明、少阳、太阴、少阴、厥阴六经。两千多年以来，有效地指导着中医学的辨证施治。

六经辨证中，贯穿着八纲辨证的精神。凡正盛邪实，病势亢奋，表现为热、为实的，多属三阳病证；凡正气虚弱，病势虚衰，表现为寒、为虚的，多属三阴病证。六经病证的临床表现，均以经络、脏腑病变为其病理基础。所以，六经辨证方法，非仅适用于外感伤寒，而且对临床各科皆有普遍指导意义。正如清代伤寒大家柯琴所言："原夫仲景之六经为百病立法，不专为伤寒一科，伤寒杂病，治无二理，咸归六经节制。"

《伤寒杂病论》所载方剂，谓之"经方"，包括《伤寒论》113方、《金匮要略》262方，广泛应用于临床。"经方"味少力专，验之临床，效如桴鼓，被后世誉为"众方之宗，万法之祖"。当今世界，随着社会的发展，肿瘤的发病率日益上升。肿瘤病情复杂，其发病机制多元化，病理变化复杂，呈现多脏器、多系统的损害。肿瘤虽不属外感病范畴，但在其发生发展演变过程中可出现六经之相应证候，临证时按六经辨治常可收到佳效。特别是对于肿瘤并发症的治疗，经方常可发挥其独特魅力。因此，《伤寒杂病论》的辨证论治体系、理法方药思维、辨病辨证相结合的思想等，均适合治疗各种肿瘤。"有是证，则用是方"，张仲景丰富的理法方药对治疗肿瘤具有重要的临床指导意义。

第二节　六经传变邪正相争之机，阴阳转化虚实进退之道

疾病传变，简称病传。所谓"传变"，一般认为，"传"是指病情循着一定的趋向发展，"变"是指病情在某些特殊条件下发生性质的转变。传变是疾病本身发展过程中固有的阶段性的表现，也是人体脏腑经络相互关系紊乱依次递传的表现，是指疾病的传变规律和过程。

疾病传变学说由来已久，早在秦汉时期，中医最重要的经典医籍《内经》中就已经有大量关于疾病传变内容的阐述。例如，《灵枢·百病始生》云："虚邪之中人也，始于皮肤，皮肤缓则腠理开，开则邪从毛发入，入则抵深……留而不去，则传舍于络脉……留而不去，传舍于经……留而不去，传舍于输……留而不去，传舍于伏冲之脉……留而不去，传舍于肠胃……留而不去，传舍于肠胃之外，募原之间，留着于脉，稽留而不去，息而成积……邪气淫佚，不可胜论。"《素问·皮部论》云："凡十二经络脉者，皮之部也。是故百病之始生也，必先于皮毛，邪中之则腠理开，开则入客于络脉，留而不去，传舍于经，留而不去，传入于腑，禀于肠胃。"以上论述均揭示了疾病始而皮毛，次而经络，内而脏腑的一般传变规律。此后，张仲景在《内经》理论的基础上创立了伤寒六经传变学说，第一次系统形成了疾病传变学说理论与实践密切结合的、理法方药相统一的辨证论治体系。

运用六经辨证，能正确地掌握疾病发展变化的规律，在治疗上有着重要指导作用。病邪从外侵入，逐渐向里传播，由这一经的证候转变为另一经的证候，称为传经。传经与否，主要取决于受邪的轻重、病体的强弱，以及治疗得当与否。传经的一般规律为：①循经传：即按六经次序相传，如太阳→阳明→少阳→太阴→少阴→厥阴，或太阳→少阳→阳明→太阴→少阴→厥阴；②越经传：不按上述循经次序，而是隔一经或隔两经相传，如太阳病不愈，

不传少阳而传阳明或太阴；③表里传：是互为表里的两经相传，如太阳传少阴。两经病或三经病同时发生的称为合病，例如，太阳病与阳明病同时出现，为"太阳阳明合病"。凡一经之病，治不彻底，或一经之证未罢，又见他经证候的，称为并病。例如，太阳病发汗不彻，因而转属阳明，为"太阳阳明并病"。凡病邪初起不从阳经传入，而直接进入阴经，表现出三阴经证候的称为直中。尚有里邪出表，由阴转阳的传变方式，为正气渐复、病有向愈的征象。

可见，六经的传变与疾病的转归有着重要联系，其传变规律与肿瘤原发部位侵犯其他内脏及组织，或肿瘤转移引起相应的症状颇有相似之处。如大肠癌典型症状主要为大便次数增多，腹泻或便秘，时便秘、腹泻交替出现，里急后重，肛门坠胀，腹隐痛。其病机为湿浊瘀毒蕴结大肠，肠道传导失职，初起多为实证，归属阳明病范畴。若肿瘤浸润肠腔导致肠腔狭窄引起肠梗阻，此为燥热津伤，阳明腑实；转移至肝，出现黄疸等，此为邪入里化热，与湿邪搏结，蕴蒸于肝胆，胆汁外溢而发为黄疸，类似阳明病不愈，循经传少阳，而呈阳明少阳并病；转移至肺，出现咳嗽、气促、血痰，类似表里传，而呈表里同病；若出现倦怠乏力、食欲不振、畏寒肢冷、嗜睡等症状，其病机为心肾阳虚，类似越经传少阴；晚期大肠癌既可见面白神疲、消瘦乏力、食欲不振、心悸失眠、动则汗出等正气衰竭证，同时因肿瘤的生长、浸润、压迫和阻塞，又出现腹胀痛、梗阻不通和低热等邪气闭阻证，此为阳明入里传厥阴，而成寒热错杂、厥热胜复之象，病情凶险，预后不佳。以上仅为举例，其他肿瘤发病发展过程中出现的相应证候，虽然变化多端、错综复杂，亦可以参考其说而辨治。可见，六经传变规律在肿瘤辨治中具有一定意义，值得我们进一步探讨。

明清时期，温病学派跳出伤寒圈子，别立新论。叶天士的卫气营血、吴鞠通的三焦传变学说，可视为对六经传变的补充，进一步发展和丰富了疾病传变学说的内容。卫气营血的传变规律有顺逆之分：①顺传，指病邪由卫传气，由气传营，由营传血。这种传变规律，反映了温热病由表入里，由外而内，由浅入深，由轻而重的疾病演变过程，揭示了病变的不同程度和阶段。一般来说，病在卫分为病势较轻浅，病位在皮毛和肺，以发热恶寒为其临床特点。病在气分为邪已传里，病势较重，病位在肺、胸膈、胆、胃肠、脾，以但热不恶寒为其临床特点。病在营分为邪已深入，病势更重，病位在心和心包，以舌质红绛、心烦不寐为其临床特点。病在血分为邪更深入一层，最为严重，病位在心、肝、肾，以舌质红绛及耗血、动血、伤阴、动风为其临床特点。由于病邪性质、感邪轻重和体质不同，温病在传变过程中，亦有不出现卫气营血全程传变者：有初起邪在卫分，治后即愈，不复传里的；有起病不从卫分而直中气分或营血的；还有卫气同病、营卫合邪、气血两燔的；更有病邪先入营血，后传出气分，但未得清解，又复入营血等。如春温、暑温、伏暑等，卫气营血传变过程的阶段性表现很不明显。至于湿温，湿多热多，化热化燥，传变无定。②逆传，在卫气营血传变中，肺卫病邪，邪不外解，不传气分，由肺而径自内陷心包，称为"逆传"。其病剧变，病势凶险。而三焦病变的传变规律，一般多由上焦手太阴肺开始，由此而传入中焦为顺传，如由肺而传入心包则为逆传。中焦病不愈，多传入下焦肝肾。故温病由口鼻而入，鼻气通于肺，口气通于胃，肺病逆传则入心包。上焦病不治，则传中焦脾胃。中焦病不治，即传下焦肝肾。始于上焦，终于下焦。这是一般的规律，但并不是固定不变的，在传变过程中，有上焦证未罢而又见中焦证的，亦有中焦证未除又出现下焦证的。

现代中医肿瘤专家通过临床实践认为，肿瘤的放射治疗是通过照射源照射身体某部位，在照射肿瘤组织的同时也不可避免地照射到一部分正常组织而产生一系列毒副作用。"放射病"属"火邪""热毒"，而"火邪""热毒"属于阳邪，具有温热的特点，且邪热从外感受，起病急、变化快，因此，放射病辨证可归属"温病"范畴。其发病虽没有明显的季节性，传变规律也不一定遵循卫、气、营、血四个不同的病理阶段，但在不同季节，因"四时"主气的不同也兼夹有"时气"的表现，且其表现同样也可分为卫、气、营、血分症状。根据病情不同，遵循温病养阴保津大法而分别运用甘寒生津法、咸寒甘润法、酸甘化阴法、苦甘合化法等；依据病位的不同，又可分别运用滋养肺胃法、增液润肠法、滋补肾阴法等。

综上，在几千年的中医学术史中，疾病传变学说源于《内经》，而仲景首创六经传变揭示外感病发展规律，继而温病学派发展仲景学术，创卫气营血传变、三焦传变学说。以上学说一直有效地指导着中医学的临床实践，历经实践的检验，并在实践中得到不断发展，对指导肿瘤的治疗有着重要意义。

第三节　六经辨证法有所循，八纲贯穿理无二致

仲景伤寒的六经辨证，是在《素问·热论》六经分证基础上进一步发展形成的。仲景在此基础上，以脉证为根据，不拘时日，不分次第，根据脏腑经络病理变化情况，以三阴三阳六经作为分证纲领，而有"辨太阳病脉证并治""辨阳明病……"的六经辨证，在六经辨证中，疾病的演变，可有循经传、越经传、表里传等，非独总按三阳病、三阴病六经排列的顺序传变。仲景的六经辨证，吸收了汉代以前有关医学理论与临床经验，概括了人体脏腑、经络、气血的生理功能和病理变化，并结合人体抗病能力的强弱、邪气的盛衰，以及病势的进退缓急等各方面的因素，将外感热病发展演变过程中所表现出来的各种证候，根据一定规律，分析、综合、归纳成六个不同类型，用以作为辨证论治，因人而施的准则。同时，以六经来代言脏腑及其经脉，倡导了辨证论治要与辨病相结合的辨证方法。因而，六经辨证，不仅用于外感热病，也广泛地被应用于内伤杂病的辨治，由此我们可领悟到"观其脉证，知犯何逆，随证治之"的内涵。临证时，须灵活变通，治病既不离法，又不为法所拘，且辨证须与辨病结合。肿瘤的辨治，同样须根据各种临床证候，辨明病属寒热虚实，病在何脏何腑，属何经脉，而灵活运用六经的辨证方法。

一、太阳病证

太阳统摄营卫，主一身之表，为诸经之藩篱。外感病邪侵袭，太阳首当其冲，正气奋起抗邪，故首先表现为太阳病，其主脉主症为脉浮、头项强痛而恶寒，太阳病有表虚、表实之分。

外感风邪，营卫失调，则为太阳中风证，临床症见发热、恶风、头痛、自汗出、鼻鸣干呕、舌淡苔白、脉浮缓等，治以解肌祛风、调和营卫，方用桂枝汤。纵观桂枝汤，乃为营卫不和而设，无论外感内伤，符合桂枝汤证者皆可用之。如手术或放化疗后常可见自汗肢冷、恶风发热等症；乳腺癌内分

泌治疗后出现汗出、头痛、发热，证属气血不足，营卫失和者，均可用桂枝汤治之。并根据兼症灵活化裁，若表阳虚汗，"小便难，四肢微急，难以屈伸者"，用桂枝加附子汤；胸阳不振，"脉促，胸满者"，用桂枝去芍药汤；经气不舒，"项背强几几，反汗出恶风者"，可用桂枝加葛根汤；肺气不利，"喘家作"，用桂枝加厚朴杏子汤；营气不足，"身疼痛，脉沉迟者"，用桂枝加芍药生姜各一两人参三两新加汤；水气内停，表证未解，"头项强痛，翕翕发热，无汗，心下满微痛，小便不利者"，用桂枝去桂加茯苓白术汤。

外感寒邪，卫阳被束，营阴郁滞，则成太阳伤寒证，临床症见发热、恶寒、头项强痛、肢体疼痛、无汗而喘、舌淡苔白、脉浮紧等，方用麻黄汤。肺癌引起的咳嗽咯血、痰中带血、喘促胸痛发热、舌淡苔白、脉浮紧等症，属风寒束表，肺失宣降者，可用麻黄汤加减；若寒邪郁遏而化热，"发热恶寒，身疼痛，不汗出而烦躁者"，则用大青龙汤解表散寒兼清里热；若表寒郁热，内迫肺气，"汗出而喘，无大热者"，用麻黄杏仁甘草石膏汤解表宣肺而清里热；若风寒兼湿，症见"身烦疼"，用麻黄加术汤解表祛湿；若表兼湿热，"一身尽疼，发热，日晡所剧者"，用麻黄杏仁薏苡甘草汤解表祛湿清热。

肿瘤引起的腹水征，为邪气内入膀胱，影响膀胱气化功能，以致气结水停，小便不利，此为蓄水证，症见发热恶风、小便不利、消渴、水入则吐、脉浮数等，方用五苓散。又如"脉微而沉""瘀热在里"之抵当汤证，为瘀血内结。热结下焦，瘀血不行，小腹急结或硬满，如狂发狂，小便自利，身体发黄，脉沉结，治应攻瘀逐血，可根据轻重缓急，选用桃核承气汤。《伤寒论》第106条云："太阳病不解，热结膀胱，其人如狂，血自下，下者愈。其外不解者，尚未可攻，当先解外，外解已，但少腹急结者，乃可攻之，宜桃核承气汤。"临床广泛运用于瘀热互结证。本方是仲景针对热结膀胱的蓄血证而设，但联系症状，分析病机，病证相符的，各种肿瘤引起的下焦瘀热互结证，如妇科肿瘤、膀胱肿瘤、肾肿瘤，甚至胃肠道肿瘤，其病机与瘀血结聚，化热伤津有关，均可辨证使用，全方可使血分瘀滞得行，热结得清，从而达到治疗目的。黄曙等报告非手术治疗胃癌、大肠癌术后粘连性肠梗阻71例，其中32例加用中医活血通下法，方用加减桃核承气汤，有效率达93.8%，与对照组比较 $P < 0.05$。

太阳病失治误治后所致痞证，可分为热痞与寒热错杂痞、痰气痞、水痞。热痞乃无形邪热郁滞于心下胃脘部位，以心下痞满不痛为主要特征的病证，分大黄黄连泻心汤证、附子泻心汤证。寒热错杂痞乃无形寒热之邪郁于心下部位的病证，以寒热错杂于中，升降失常为其病理特征，以三泻心汤治疗。"呕而肠鸣，心下痞者，半夏泻心汤主之。"半夏泻心汤是辛开苦降、和胃消痞的代表方。其方证属半表半里阴证，特点是上热下寒、寒热错杂。半夏泻心汤于肿瘤的运用有不少报道，如花宝金用半夏泻心汤加减治疗消化道肿瘤54 例，李仁廷以半夏泻心汤治疗肿瘤化疗后消化道反应 128 例，均收到满意疗效。半夏泻心汤重用甘草即甘草泻心汤，本方证病机为伤寒误下伤中、脾胃气虚，邪气结聚胃脘，以致中焦气滞不行，气逆于上，常用于消化道肿瘤的治疗。朱平东等报道还可以用于肿瘤放疗、化疗后出现的各类黏膜溃疡及反流性食管炎。但若属脾阳虚出现腹胀满者，则须用厚朴生姜半夏甘草人参汤。食道癌所致胃虚痰阻，类似"伤寒发汗，若吐若下解后，心下痞满，噫气不除"之痰气痞，用旋覆代赭汤，此方有降逆化痰、益气和胃之功，临床报道旋覆代赭汤还可治疗化疗后呕吐等副作用。如苏小丁等报道旋覆代赭汤治疗化疗后呕吐 36 例，总有效率为 93.3%。

二、阳明病证

因太阳病失治或误治，邪热内传入里，伤津化燥而致燥结成屎，或燥热之邪直犯阳明即成阳明病，多见于外感病过程中阳气亢盛，邪从热化最盛的极期阶段。阳明病邪气弥漫全身，充斥阳明之经，而肠道无燥屎内结者即成阳明病经证，临床常见身大热、大汗出、大渴引饮、面赤心烦、舌苔黄燥、脉洪大等，治以清热生津之白虎汤。杨波以白虎汤为基本组方（石膏 50g，知母 12g，甘草 6g），随证加减治疗癌性发热 42 例。兼有气虚者加用人参、黄芪；阴虚者加用熟地、天花粉；气阴两伤者加用人参、麦冬；血瘀者加用莪术、丹参。本组 42 例患者中，显效 27 例，有效 12 例，无效 3 例。总有效率为 92.8%。章文亮以白虎汤合增液汤加减治疗 47 例鼻咽癌放疗后，与单纯放射组（25 例）比较，两组的 5 年生存率差异有显著性（$P < 0.05$）。表明鼻咽癌患者在放疗后加用益气养阴、清热解毒中药不但能减轻放疗后的副作用，

而且有扶正培本，抑制残余癌细胞的生长，预防复发转移，提高远期生存率的作用。

邪热传里与肠中糟粕相搏即致燥屎内结而成阳明病腑证，临床症见身热、日晡潮热、手足汗出、脐腹部胀满疼痛、便秘，或腹中转矢气，甚则谵语、狂乱、不得眠、神志不清，舌苔多厚黄干燥、边尖起芒刺，或焦黑燥裂、脉沉实有力等，治以荡涤燥结，方用大承气汤。肿瘤之便秘并发症，多为津伤热结，常以小承气汤或增液承气汤治之。腹腔肿瘤，不论原发或继发的，出现"腹大满不通""腹胀满"伴呕吐、腹痛、纳谷不下，属胃（肠）燥热津伤而致的痞满燥实证；或"无表里证"，仅为"大便难，身微热"，并有"目中不了了，睛不和"的真阴耗竭，目失所养证。前者多为体质壮实者，后者多为年老体虚者，但理化检查均有肠鸣音亢进，腹透可提示不完全性肠梗阻，病位在阳明者，均可用大承气汤急下存阴、通腑祛邪、荡涤积滞。又如"伤寒六七日，身黄如橘子色，小便不利，腹微满者，茵陈蒿汤主之"。此病机为邪入里化热，与湿邪搏结，蕴蒸于肝胆，胆汁外溢而发为黄疸。临床见肝胆肿瘤发病过程中，亦常有黄疸的发生，其病机与其一致。茵陈蒿汤加减可用于肝癌术后黄疸、癌性发热，以及肝癌介入栓塞化疗后发热等方面。

三、少阳病证

少阳病乃邪居半表半里所表现的证候，以邪已离太阳之表，而尚未入阳明之里为病机特点，既不属表证，也不属里证，以口苦、咽干、目眩为提纲。邪入少阳半表半里之间，正邪相争，正不胜邪则恶寒，正胜于邪则发热，故本病又具有寒热往来之特点。邪热熏蒸，胆热上腾则口苦，热灼伤津则咽干，少阳风火上腾于目则目眩，肝胆受病，气机郁滞则脉弦。本病临床常见口苦、咽干、目眩、往来寒热、胸胁苦满、嘿嘿不欲饮食、心烦喜呕、舌苔白或薄黄、脉弦等症，治宜和解少阳之小柴胡汤。

消化系统肿瘤中，如肝胆、胰腺肿瘤，常可出现如"胸胁苦满，默默不欲饮食，心烦喜呕，或胸中烦而不呕，或渴，或腹中痛，或胁下痞硬，或心下悸，小便不利，或不渴，身有微热，或咳者"所描述的症状，病位在少阳，病机属肝气郁结，肝脾不和者，小柴胡汤主之。许树才认为，前列腺癌去势术后综合征，症见潮热、汗出、失眠、多梦、眩晕、耳鸣、心悸、烦躁、易怒、精神抑郁等，类似柴胡桂枝汤证，以此方治疗，可减少患者的痛苦，提高患者的生存质量。

"呕不止，心下急，郁郁微烦者，为未解也，与大柴胡汤下之则愈。"少阳证而复见腹满痛，郁郁微烦，胃脘部急迫不舒，大便不通，舌苔干黄等，是少阳兼阳明里实证，用大柴胡汤。如肝癌、胆囊壶腹部癌、胰腺癌所致的胆总管或肝内胆管内癌栓形成者，症见胃腹胀满、两胁或右胁隐痛、胀痛或刺痛、跳痛，或放射至背部、右肩部，舌苔黄腻，脉弦滑等，此属湿热瘀结，腑气不通，可予大柴胡汤清热利胆、通腑泄浊。朱国先以大柴胡汤为基础方（净柴胡 10～15g，川桂枝 10g，制大黄 10～15g，川朴 10g，莪术 15g，姜黄 10g，山栀 10g，槟榔 15g，苦参 10g，半枝莲 15g，白花蛇舌草 20g）随症加减治疗肝癌、胆囊壶腹部癌、胰腺癌所致的胆总管或肝内胆管内癌栓形成者 13 例，收到一定疗效。汤岳龙以大柴胡汤制剂治疗乳腺癌术前化疗引起的亚急性发热患者 11 例，显效 4 例，有效 6 例，无效 1 例，11 例患者均未见任何副作用。苏新华等以大柴胡汤加味用于 66 例肝癌介入病人，能明显减轻介入后症状。饶和平等以大柴胡汤治疗结肠癌切除术后复发 1 例，症见全腹胀满不适、脐下疼痛剧烈、口苦咽干、食入即吐、小便黄少，收效满意。

"伤寒五六日，已发汗而复下之，胸胁满微结，小便不利，渴而不呕，但头汗出，往来寒热，心烦者，此为未解也，柴胡桂枝干姜汤主之。"此为邪热陷于少阳，水饮不化，治以柴胡桂枝干姜汤清解少阳、温化水饮，方中柴胡配黄芩疏泄肝胆之气郁，并清少阳经腑之热；干姜配桂枝辛温散结、温化水饮；花粉滋津液而胜热；牡蛎消散结滞。全方寒温并用、攻补兼施，临床凡符合邪犯少阳，水饮内结病机者，皆可用之。张书生以柴胡桂枝干姜汤加减治疗寒热往来、喘促、胸痛、双下肢浮肿之癌性发热患者，获效良好。

"伤寒八九日，下之，胸满烦惊，小便不利，谵语，一身尽重，不可转侧者，柴胡加龙骨牡蛎汤主之。"此已是邪入少阳正虚神浮，其论述与肝癌昏迷颇为类似，可用柴胡加龙骨牡蛎汤治之；乳腺癌等患者，多有郁郁寡欢、夜寐欠安者，也可加减辨治，但见一证便是，不必悉具。

四、太阴病证

太阴为三阴之屏障，三阳病中气虚者，每易传入太阴而成脾胃虚寒证，若素体阳虚而始病即见虚寒证候者即为"直中"太阴。太阴病属里虚寒湿证。脾胃同居中州，互为表里，两经病证可相互转化，阳明病而中气虚，可转为太阴病，太阴病而中阳渐复，亦可转为阳明病。中阳不足，脾不健运，寒湿内阻，升降失常，则腹满呕吐，时腹疼痛，喜温喜按，食欲不振，下利。本病临床常见腹满而吐，时腹疼痛，喜温按，食不下，自利，口渴，舌苔白腻，脉沉迟或缓而弱，治宜温中散寒之理中汤。在胃癌、大肠癌等肿瘤中，常可出现此证，临证时可按此论治。

太阴病因属里虚寒证，故其治疗原则，当以温法补法为主，以温中散寒为重点。如表证偏重的，先行解表；里证为急的，先治其里。如肿瘤术后化疗后出现顽固性腹泻，症见自利不渴、呕吐腹痛、腹满不食、倦怠少气、四肢不温、舌淡苔薄白、脉弱等，治以理中汤或理中丸温中祛寒、补气健脾。赵家善以理中汤加减治疗食管及贲门癌术后顽固性腹泻 15 例，11 例治疗 1 个疗程后症状消失，观察 2 周无复发；4 例治疗 2 个疗程后症状消失，观察 2 周无复发。若肿瘤表证未解，而又有腹满时痛，用桂枝加芍药汤；表未解夹有宿食而里实满痛，用桂枝加大黄汤。

五、少阴病证

《伤寒论》第 281 条云："少阴之为病，脉微细，但欲寐。"此为邪在心肾的病变，多出现精神极度衰惫、欲睡不得，似睡非睡的昏迷状态。阳气不足，故脉微；阴血不足，故脉细；虚弱萎靡故但欲寐。少阴经属于心肾，病至少阴，则心肾机能衰减，抗病力减弱，或阳虚寒盛而表现为少阴寒化证，或阴虚火旺而表现为少阴热化证。

少阴病以少阴寒化证为多见，多因阳气不足，病邪入内，从阴化寒而出现全身性的虚寒证候，常因心肾阳虚，寒邪直中少阴，或失治误治，汗下太过，损伤其阳所致。若阴寒极盛于下，则可出现脉沉微欲绝、反不恶寒、面赤之"戴阳"假象，治宜回阳救逆之四逆汤。癌症晚期常见恶寒蜷卧、精神萎靡、欲寐、手足厥冷、下利清谷、呕不能食、口不渴或渴喜热饮、舌淡苔白、脉沉细等症，治宜扶阳救逆，宜四逆汤类方。李自全等以取其"少阴病，脉微细，但欲寐"为少阴阳虚证，以四逆汤合补中益气汤治疗肺癌发热，以四逆汤加葱白治疗食管癌发热，取得良效。

"少阴病，下利便脓血者，桃花汤主之。"消化系统肿瘤术后，出现顽固性泄泻，证属脾肾阳虚，大肠失固者，治宜温补脾肾、涩肠止痢，方用桃花汤。若邪热不解，耗伤真阴，或素体阴虚，邪入少阴，从阳化热，热灼真阴即成少阴热化证，可分为黄连阿胶汤证、猪苓汤证。"少阴病，得之二三日以上，心中烦，不得卧，黄连阿胶汤主之。"此为阴虚阳亢，治宜清热育阴，方用黄连阿胶汤。肿瘤放疗后，火邪伤阴，常可出现心烦口干、舌红、脉细数等症，可予黄连阿胶汤育阴泻火、清心除烦。凡肿瘤属肾阴亏虚，心火独亢所致之失眠等症，均可以此论治。"若脉浮发热，渴欲饮水，小便不利者，猪苓汤主之。"此为膀胱气化不利、热与水结，治以猪苓汤滋阴清热、分利水气。膀胱癌常见尿血、小便不利、舌红少苔，证属阴血亏虚，水停不化者，可予猪苓汤滋阴清热、分利水气。

"少阴病，始得之，反发热，脉沉者，麻黄细辛附子汤主之。""少阴病，得之二三日，麻黄附子甘草汤微发汗。以二三日无证，故微发汗也。"此为少阴病兼有表证，属阳虚复感寒邪，治宜温阳解表，方用麻黄附子细辛汤或麻黄附子甘草汤。癌症晚期，多有畏冷、面色晦滞不华、倦怠乏力、嗜睡等表现，若见发热恶寒之癌性发热者，可予麻黄附子细辛汤或麻黄附子甘草汤。张书生以麻黄附子细辛汤加减治疗终末期及体质极差之癌性发热患者，获效良好；黄煌以麻黄附子细辛汤治疗子宫内膜癌手术并化疗后出现的一系列自主神经功能失调症状，如失眠头痛、精神萎靡、语言声低、自觉头两侧痛连及后项背强痛、肌肉酸痛而入睡困难、眼皮沉重等，效果良好。

"少阴病，四逆，其人或咳，或悸，或小便不利，或腹中痛，或泄利下重者，四逆散主之。"此为少阴病疑似证，近世方书将其列入和解剂中，作为调和肝脾之剂加以阐发。究其四逆散证，乃肝气郁结，经脉挛急。《素问·调经论》云："五脏之道，皆出于经隧，以行血气，血气不和，百病乃变化而生，是故守经隧焉。"而肝主筋膜，五脏之筋膜皆归属于肝。肝气郁结，经隧挛急，可致气血津液流通不利，阳气不能畅达周身，故四肢逆冷；肝病及肺，肺系挛急，肺气不利，则咳嗽气急；病及于心，脉络紧张，血运不利，故悸；病及于肾，则小便不利；肝胆自病，胆道痉挛，则腹中痛；肝木克土，传导失常，则下利后重。故肝气郁结，疏泄失常，可致五脏气血津液不能正常流通。所以，四逆散广泛运用于治疗各种肿瘤，功可透邪解郁、疏肝理脾。如王晞星运用四逆散加味治疗食管癌、贲门癌、肝癌，以及预防放化疗后副作用等取得良好疗效。

概而言之，少阴病的治疗原则以扶阳、育阴为主。寒化则扶阳，宜温补法；热化则育阴，宜兼清热法；少阴兼表，用温经发汗法；实热内结，用急下存阴法。

六、厥阴病证

《伤寒论》第326条云："厥阴之为病，消渴，气上撞心，心中疼热，饥而不欲食，食则吐蛔，下之利不止。"厥阴病为三阴病之末，是六经病证之最后阶段，多正气衰竭，阴阳调节紊乱而表现为寒热错杂、厥热胜复，病变表现较为复杂。足厥阴经属肝络胆而挟胃，本病证多呈现肝、胆和胃的证候，常因病邪由三阳传入，或病邪直中，或治疗不当，邪气内陷所致。肝胆受邪，疏泄不利，气机升降失常，则气血紊乱，阴阳失调，寒热错杂，阳并于上则上热，阴并于下则下寒。祝味菊称其为"最后之抵抗，乃生命最后之挣扎"。高振华认为，晚期肿瘤患者正邪交争、虚实混淆，也是正气扭转取胜的关键时机。由于肿瘤的复发和转移，正气自衰，邪气羁留，形成正虚邪恋的病机格局。临床既可见面白神疲、消瘦乏力、食欲不振、心悸失眠、动则汗出、舌淡脉弱等正气亏虚证；同时，因肿瘤的生长、浸润、压迫和阻塞，又表现为相应部位的胀痛、梗阻不通和低热等邪气闭阻证。

故仲景于厥阴病辨治中，攻补兼施，寒热并用，此法对于晚期肿瘤寒热错杂证辨治颇有指导意义。如乌梅丸治"消渴，气上撞心，心中疼热，饥而不欲食，食则吐蛔，下之利不止"，胃癌术后、化疗后的心中烦热、饥而纳差，宫颈癌放疗引起的泄泻，常为寒热错杂、本虚标实证，均可用乌梅丸治之。裴正学对胃癌术后、放化疗的治疗紧扣本虚标实的病机，是对机体进行整体调治，着重以扶正固本为大法，用乌梅丸加减治疗胃癌取得了明显疗效。樊纪民等以乌梅丸化裁，组成胃萎灵胶囊治疗胃癌前病变，使 SOD 活性增高，从而清除了机体内的自由基，对机体起到了防御保护作用，可能是其肿瘤化学预防作用的一个重要方面。田卫中等以乌梅丸化裁治疗宫颈癌放疗引起的泄泻 50 例，显效 41 例、有效 6 例、无效 3 例，总有效率 87%。

又如吐逆自利、食入即吐、气味酸臭浑浊，此为上热下寒，可以干姜黄芩黄连人参汤治之。"手足厥寒，脉细欲绝者，当归四逆汤主之。"成无己云："手足厥寒者，阳气外虚，不温四末；脉细欲厥者，阴血内弱，运行不利，与当归四逆汤，助阳生阴也。"某些化疗药物如草酸铂、顺氯氨铂、长春新碱、去甲长春花碱等所致的周围神经毒性，表现为四末冷、痛、麻木无力、感觉异常、深腱反射减弱或消失、呈袜套样对称性改变，其病机为化疗药物损伤人体阳气，血虚寒滞，气血运行不畅，正与当归四逆汤证的病机合拍，故可以该方治疗化疗引起的周围神经毒性反应；若伴有呕吐者，可予当归四逆汤加吴茱萸生姜汤加减。化疗后出现干呕、吐涎沫等消化道毒副作用，为寒饮呕吐，可用吴茱萸汤。妇科恶性肿瘤、直肠肿瘤、男性前列腺恶性肿瘤放疗所致放射性直肠炎，症见直肠流血，为鲜红或暗红色，多在排便时流出，破溃后有坏死组织脱落排出，有臭味，肛门直肠部酸痛或灼痛等，类似"热利下重者，白头翁汤主之"所描述，可以大苦大寒的白头翁汤治之。

第四节 杂病脉证究肿瘤实质，方证相对立辨治法规

一、积聚、癥积

积聚分类最早出现在《内经》中，如《灵枢·百病始生》提出了外感、内伤、情志是积聚产生的主要病因，基本奠定了积聚病因病机的认识思维模式。《内经》关于积聚类疾病的记载相对全面，是对《内经》以前积聚疾病认识的总结。"积聚"二字在《内经》中已同时出现，如《灵枢·五变论》"人之善病肠中积聚者"。据统计，《内经》中积聚类疾病大约有 20 种，包括了

积、瘕、积气、伏梁、肥气、息贲、奔豚、肠蕈、石瘕、疝瘕、虑瘕、息积、肉瘤、筋瘤、肠瘤、昔瘤等，可见当时积聚的分类已有初步的标准。《内经》对积聚的治疗也提出重要的治法治则，如《素问·六元正纪大论》"大积大聚，其可犯也，衰其大半而止，过者死"，说明了治疗时要严格掌握病人的病情变化，万不可因治疗失当而导致病情恶化或病人死亡；以及《素问·至真要大论》"寒者热之，热者寒之……坚者削之，客者除之，劳者温之，结者散之，留者攻之"等，都成为历代医家治疗积聚类疾病的重要指导原则。

《难经》首次提出"五脏积"的概念、部位、症状、病因病机、预后等内容。如《难经·五十六难》云："肝之积名曰肥气，在左胁下，如覆杯，有头足……心之积，名曰伏梁，起脐上，大如臂，上至心下……脾之积，名曰痞气，在胃脘，覆大如盘……肺之积，名曰息贲，在右胁下，覆大如杯……肾之积，名曰奔豚，发于少腹，上至心下，若豚状，或上或下无时。"其论述详尽，为后世医家所宗。

张仲景在继承《内经》《难经》积聚学说的基础上，进一步发挥，如《金匮要略·五脏风寒积聚病脉证并治》云："积者脏病也，终不移，聚者腑病也，发作有时，展转痛移为可治。"由此阐述了积证侧重于血分、聚证侧重于气分的观点。然而，血凝则气滞，气滞则血亦凝，气滞、血凝常相互影响。所以，疾病初期可能是聚证，进一步发展，可能会表现为积证。仲景在《金匮要略·五脏风寒积聚病脉证并治》中重点论述了五脏的积聚病证，认为邪气内干，风寒诸邪由表入里，是引起五脏之积的重要原因，如"肺中风者，口燥而喘，肺中寒者，吐浊涕"，此属肺积（肺癌），证属寒热互结，燥湿夹杂。《金匮要略·疟病脉证并治》又云："病疟以月一日发……此结为癥瘕，名曰疟母，急治之，宜鳖甲煎丸。"疟母因疟病日久不愈，正气耗伤，使疟邪得以深入血络，以致血瘀痰结，居于胁下而成病。"正气亏虚，痰瘀互结"是病的病机关键，提出以鳖甲煎治之。本方立法重在活血化瘀，并使用了虫类药以搜剔散结，为后世医家运用虫类药治肿瘤提供重要指导。

除了积聚之说，张仲景还从临床出发论述癥瘕。"癥"见于《金匮要略·疟病脉证并治》"此结为癥瘕"及《金匮要略·妇人妊娠病脉证并治》"妇人有癥病"，为腹腔内结聚成块的一类病。癥瘕亦即积聚，癥与积同，瘕与聚同。癥瘕、积聚的病机关键是正虚邪实，痰瘀同病。机体的正气亏虚，复感外邪，或脏腑功能紊乱，气机失常，继而导致气滞、血瘀、湿聚、痰凝及毒阻等胶结混杂，日久不解而成肿瘤。

仲景治疗积聚、癥瘕，主张扶正祛邪，重视祛邪，但祛邪不忘扶正，扶正中寓意祛邪，标本兼顾，缓图消积。除了鳖甲煎丸，仲景以活血化瘀、化痰散结为法指导用药，还创立了多首著名方剂。如活血散结法以桂枝茯苓丸为代表，此方是原为治疗癥病合并妊娠下血而设。《金匮要略·妇人妊娠病脉证并治》指出："妇人宿有癥病，经断未及三月，而得漏下不止，胎动在脐上者，为癥痼害。……所以血不足者，其癥不去故也，当下其癥，桂枝茯苓丸主之。"现广泛用于妇科肿瘤证属痰瘀蕴结者。破血消癥法以大黄䗪虫丸为代表方，此方虚瘀兼顾，攻补兼施，峻药丸服，可达扶正不留瘀、祛瘀不伤正之效，意在缓消瘀血。《金匮要略·血痹虚劳病脉证并治》曰："五劳虚极羸瘦，腹满不能饮食……缓中补虚，大黄䗪虫丸主之。"常用于原发性肝癌、胃癌、胰腺癌见腹痛腹块、潮热、肌肤甲错等临床表现者等。

二、虚　劳

虚劳又称虚损，是以脏腑亏损，气血阴阳虚衰，久虚不复为主要病机，以五脏虚证为主要临床表现的多种慢性虚损性、消耗性、进行性病证的总称。张仲景《金匮要略·血痹虚劳病脉证并治》首先提出了虚劳的病名。临床上最常见的是恶性肿瘤病人，其晚期恶病质的症状特点与虚劳表现是一致的，可按虚劳论治。

《金匮要略·血痹虚劳病脉证并治》对虚劳的病因主要是从情志、房事、饮食、劳伤等方面进行论述："五劳虚极羸瘦，腹满不能饮食，食伤、忧伤、饮伤、房事伤、饥伤、劳伤、经络营卫气伤，内有干血，肌肤甲错，两目暗黑……"提出了五劳（久视、久卧、久立、久坐、久行五种过劳致病因素或五脏之劳）和七伤（即饮食不节、忧思过度、饮酒过量、房事无度、过度饥饿、过度劳累、经络营卫气伤）是虚劳的致病因素。

《金匮要略·血痹虚劳病脉证并治》列举虚劳的证因脉治，包括亡血失精、阳虚寒胜、阴虚阳浮、风气百疾、瘀血内结等，其治疗原则是劳者温之，或温补脾胃，或补肾益精，或活血祛瘀，但都应以温养为原则，在辨清疾病的标本缓急的同时，抓住肾精亏损的核心病机，不可乱用大寒大热的药，否则反伤精气。概括《金匮要略》中关于虚劳的辨治特点，在证型分类上以阴阳为纲进行分型论治，具体分为阴阳两虚、阳气虚、阴血虚、虚劳干血四类。如阴阳两虚、虚劳失精的桂枝加龙骨牡蛎汤证，阴阳两虚、虚劳腹痛的小建中汤证和黄芪建中汤证，阴阳两虚而兼夹风邪的薯蓣丸证，均属阴阳两虚类证型；肾阳不足、虚劳腰痛的八味肾气丸证，阳虚虚劳失精的天雄散证，均属阳气虚类证型；心肝阴血不足、虚劳虚烦不得眠的酸枣仁汤证属阴血虚证型；阴阳虚极而产生瘀血的大黄䗪虫丸证属虚劳干血证。

三、瘀　血

瘀血是血行不畅，阻滞脉中，或溢于脉外，凝聚于体内局部而形成的病理产物。早在《内经》中就有瘀血的相关记载，如恶血、血泣、脉不通等。但"瘀血"这一名称则首见于张仲景的《金匮要略·惊悸吐衄下血胸满瘀血病脉证并治》，而瘀血所导致的疾病则散见于《金匮要略》中的《疟病脉证并治》《血痹虚劳病脉证并治》《五脏风寒积聚病脉证并治》《妇人产后病脉证并治》等篇中。在《金匮要略》一书中，张仲景对瘀血的主要临床证候做了详细描述，对不同的疾病的瘀血证候详列名称，如干血、积、癥、血痹、肝着等。

瘀血，分经脉内瘀血和离经之血两种情况。对于瘀血形成的原因，张仲景认为前者是气虚、寒凝、气滞、阳虚等因素所致，如《金匮要略·妇人杂病脉证并治》中云："妇人之病，因虚、积冷、结气"，以致"血寒积结，胞门寒伤，经络凝坚"。后者又称离经之血，是由于内外伤、气虚失摄或血热妄行等原因造成血不循经，血溢脉络之外，停留于脏腑、胞宫、腠理之间，或血液受邪变为污浊之物，积存于体内。瘀血停蓄，胞脉闭阻而致经水不利、闭经、痛经、产后恶露不下，以及肠痈腹痛、癥积、干血等病证。对于瘀血的证治，《金匮要略·惊悸吐衄下血胸满瘀血病脉证治》云："病人胸满唇痿，舌青口燥，但欲漱水不欲咽，无寒热，脉微大来迟，腹不满，其人言我满，为有瘀血。""病者如热状，烦满，口干燥而渴，其脉反无热，此为阴伏，是瘀血也，当下之。"明确提出血液内阻成瘀，应当用下瘀血之法，为后世治疗瘀血立下法则。

《金匮要略》中涉及活血化瘀方剂有 20 余首，其组方配伍特点大抵可归纳为以下几个方面：①行气活血法：张仲景宗"疏其血气，令其条达而致和平"之旨而立行气活血一法，用旋覆花汤治疗气血瘀滞之肝着；用枳实芍药散治疗产后气滞血瘀、气机不通之腹痛。②补气活血：以"虚则补之""逸者行之"立法，方用黄芪桂枝五物汤治疗气虚血瘀之血痹。③缓中补虚，祛瘀生新：以大黄䗪虫丸为代表方，采取攻补兼施，峻剂丸服之法，使干血去而新血生，用以治疗瘀血成劳之证。④温经活血：宗"寒者热之"立法，方用温经汤以治妇人冲任虚寒而兼瘀血之证，当归四逆汤治疗血虚寒凝血滞之证。⑤泻热逐瘀：根据"热者寒之""留者攻之"立法，以桃核承气汤治疗太阳蓄血轻证，缓攻瘀血；抵当汤治疗蓄血重证及瘀血内结之妇人经水不利，为逐瘀之峻剂；抵当丸用以治疗蓄血重证而势缓者，峻药制丸，为重药缓投之法。⑥解毒活血：体现本法的选方较多，如以赤小豆当归散治狐惑病已成脓之变，升麻鳖甲汤治疗阴阳毒（肌肤发斑），桔梗汤治疗风热郁肺、热壅血腐之肺痈，大黄牡丹皮汤治疗未成脓之肠痈实热证，薏苡附子败酱散治疗肠痈脓已成而属体虚邪恋者等。⑦清解肝热，针刺期门：本法专用治妇人热入血室之证，以小柴胡汤配以针刺期门，针药并进，清解内陷之热，从而散血室之结。⑧活血止血：以王不留行散行气活血止血，使血止而不留瘀。⑨化瘀消癥：以"坚者削之"立法，用鳖甲煎丸活血化瘀、软坚消癥，以治疟母；桂枝茯苓丸缓消癥块，治疗癥块轻证，本虚标实或孕妇有癥块之证；下瘀血汤峻逐癥块，治疗癥瘕较深、标本俱实之证。⑩祛瘀通经：以矾石丸外用治疗妇人内有干血，瘀滞不通之经闭、下白物之证；用土瓜根散治疗瘀血经闭；以胶艾汤治疗妇人冲任脉虚，阴血不能内守之崩漏、胞阻、胞漏等证。⑪祛瘀逐水：宗"留者行之""去菀陈莝"之旨而立本法，以大黄甘遂汤攻瘀逐水兼以养血，用以治疗血瘀水蓄，水与血结之证。此外，张仲景根据瘀血兼证不同又确立活血化湿和活血祛风法。活血化湿法以当归芍药散治疗气滞血瘀而兼水湿之证，活血与化湿并进；以硝石矾石散祛瘀逐湿，治疗女劳疸兼瘀血之证。活血祛风法以红蓝花酒治疗妇人经行产后气滞血瘀腹痛而兼感风邪之证。

综上所述，张仲景所谓瘀血主要包括了气行不畅、感受外邪、跌仆损伤、止血不当、久病正虚等，主要机制就在于经脉"不通"，在治疗法则上以"通"为主。其具体的治疗方法及丰富的临床经验，对今天瘀血学说的研究和肿瘤的治疗仍有重要的指导意义。

四、痰　饮

《金匮要略·痰饮咳嗽病脉证并治》是论述痰饮病的专篇，在篇中将痰饮病分为痰饮、悬饮、溢饮、支饮等。目前，临床多种肿瘤辨治过程中，每从痰饮角度辨证治疗。

痰饮病的形成，其共同之处在阳气不足，即以五脏尤以肺、脾、肾三脏阳虚为根本。心阳不振，肺失宣发通调、脾失运化输布、肾失温煦蒸腾、肝失疏泄调达，三焦气道不利，均能变生痰饮之邪，或停聚，或走窜，产生一系列临床症状，总的来说属于阴的证候。阴邪之特点，最易伤人阳气，并得寒则凝，得温则行。痰湿与瘀血常可互相影响或相互搏结而引起疾病。《金匮要略·水气病脉证并治》有"血不利则为水"的论述，后世唐容川《血证论》亦云："须知痰水之壅，由瘀血使然，但去瘀血，则痰水自消。"进一步说明了痰湿与血瘀的关系，以及祛瘀而治痰的机制。总之，痰瘀可以互化，痰凝、血瘀相互结聚，壅塞气机，日久而成积聚、癥瘕。

《金匮要略》对痰饮病的辨治，提出"病痰饮者，当以温药和之"为其治疗大法。温药具有振奋阳气、开发腠理、通行水道的作用。治本当治脾、肾，如脾阳不运者，用苓桂术甘汤健脾利水；肾阳不化者，用肾气丸温肾化水。治标则重在攻下逐饮，运用于饮邪流于胸胁之邪实正未虚者，痰饮、悬饮多用之。如饮邪停于胃肠者，心下坚满，肠间沥沥有声，宜甘遂半夏汤；饮邪停于胸肺，胸中气塞，喘不得卧，咳逆倚息者，宜以葶苈大枣泻肺汤逐之；饮停于胸胁，络脉受阻，气机不利，咳唾引痛者用十枣汤攻之。痰饮、瘀血理论在肿瘤临床中极其常见，如肺郁痰瘀与肺癌、痰浊瘀阻与胃癌、肝热血瘀与肝癌等。

综上，张仲景治疗痰饮，遵照"病痰饮者，当以温药和之"的总治则，治本以脾肾为主，治标有行、消、开、导、清诸法，充分体现了仲景对杂病辨证论治的精神，亦为后世痰饮学说的形成奠定了基础，对研究肿瘤证治提供了丰富的理论指导和研究空间。

第五节 一方代表一法，治病必求其本

《伤寒杂病论》是中医学辨证论治的一本专著，是在确定六经主证前提下而立法组方，层层伸展，有顺有逆，仲景"示人以规矩"这一原则贯穿于六经始末。中医学认为，证是方的基础，方乃证的归宿，有一证必有一方，主证与主方的一致性是《伤寒杂病论》用药的一条基本规律。因此，立法组方决不可只着眼于疾病的局部症状，而忽视整体，也不可因重视某一发病因素而忽视其他因素。《伤寒杂病论》在这方面为后世及当代医林树立了楷模。

通过研究《伤寒杂病论》的方证可以看出，仲景每一方均能代表一法，变化无穷。如解表剂之桂枝汤代表辛温解表法，麻杏甘石汤代表辛凉解表法；泻下剂中大黄附子汤代表温下法，十枣汤代表逐水法，承气汤代表寒下法，麻子仁丸代表润下法；和解剂中小柴胡汤代表和解少阳法，四逆散代表调和肝脾法，半夏泻心汤代表调和肠胃法；清热剂中白虎汤代表清气分热法，白头翁汤代表清脏腑热法；温里剂中理中丸代表温中祛寒法，四逆汤代表回阳救逆法，当归四逆汤代表温经散寒法；补益剂中炙甘草汤代表温补心阳法，肾气丸代表温补肾阳法；理气剂中半夏厚朴汤代表行气化痰法，旋覆代赭汤代表降逆化痰法；理血剂中下瘀血汤代表活血祛瘀法，温经汤代表温经祛瘀法，桂枝茯苓丸代表祛瘀消癥法，大黄䗪虫丸代表祛瘀生新法；祛湿剂中茵陈蒿汤代表清热祛湿法，五苓散代表利水渗湿法，苓桂术甘汤代表温化水湿法；祛痰剂中小陷胸汤代表清热化痰法，苓甘五味姜辛汤代表温化寒痰法；大柴胡汤代表表里双解法；酸枣仁汤代表养血安神法；桃花汤代表涩肠固脱法；麦门冬汤代表滋阴润燥法；鳖甲煎丸代表消痞化积法；乌梅丸代表温脏驱虫法；瓜蒂散代表涌吐法；大黄牡丹汤代表泻热破瘀法……均说明仲景熔理论与方药为一炉，辨证论治，处方遣药，相当严谨。

仲景的辨证论治法度活用于临床，如对痰证的认识，将痰分为湿痰、燥痰、热痰、寒痰、风痰、老痰、痰瘀等。对于湿痰，选用小青龙汤、麻杏甘石汤等；对于燥痰，选用麦门冬汤等；对于热痰，选用小陷胸汤；对于寒痰，选用苓甘五味姜辛汤；对于痰瘀互结，选用鳖甲煎丸等。对瘀证的认识，属气滞血瘀的，使用理气加祛瘀法；属气虚血瘀的，使用补气祛瘀法；寒凝经脉的，使用温通祛瘀法。同为冲任虚寒的血瘀证，血虚者用温经汤，体壮者用桂枝茯苓丸；而病属晚期，正气虚衰者，用鳖甲煎丸、大黄䗪虫丸。例如，同为肺癌患者，见咳喘、痰涎壅盛、胸胁硬满而痛、大便滞下或稀溏、舌暗淡、苔白厚腻、脉弦滑，属寒实结胸者，用三物白散方治疗；若见咳嗽、发热、痰黄黏稠、舌红或暗、苔黄腻、脉滑数，属痰热壅盛，或热结血瘀者，用千金苇茎汤（孙思邈方，有经方法度，可归入广义经方范畴）；若肺癌合并胸水，"喘不得卧"者，用葶苈大枣泻肺汤；若肺癌放疗后，出现"虚羸少气，气逆欲吐"之气阴两伤，余热未清，胃失和降证，用竹叶石膏汤治之。

综上可知，《伤寒杂病论》一方代表一法，治病必求其本，为我们辨治肿瘤提供了丰富的思路。虽然我们提倡中医与时俱进，不可守旧停滞，但全面继承经典精髓是发展中医的基础。目前，由于现代医学发展突飞猛进，不少中医学者对于辨证施治原则是否适应于肿瘤的辨治存在疑惑。其实，肿瘤治疗效果的差异不应归咎于辨证施治的原则，恰恰相反，是因为自身辨治技能未至炉火纯青故也。所以，努力提高中医肿瘤辨治水平，才能更好地与现代医学优势互补，"治病必求其本"应是中医肿瘤界同仁的共识。

第六节　病症虽一同病异治，病机迥异随证治之

肿瘤的许多常见症状如疼痛、呕吐、腹泻、癌性发热、黄疸、腹水、胸水、出血等均可用经方进行治疗，对缓解患者痛苦并提高生活质量起到良好的效果。

一、癌性疼痛

癌性疼痛主要是由于癌组织向周围浸润性生长以后侵犯了神经组织，以

及癌组织扩散转移到神经干、神经根、神经末梢部位，或侵犯了神经末梢非常丰富的骨膜等组织引起的。另外，癌肿使肠道、胃等空腔器官梗阻，造成张力增高，或者癌组织感染、溃疡、坏死，肿瘤压迫牵拉肌肉、肌腱等组织等，也都会引起疼痛。西药对症治疗癌性疼痛，主要使用镇痛剂和辅助使用抗焦虑、抗忧郁等药物改善癌症其他症状，加强镇痛作用。镇痛剂主要分为非阿片类药物、弱阿片类药物和强阿片类药物三种。使用时首先用非阿片类药物，无效时再加用弱阿片类药物，如果仍然不能有效止痛，可以使用强阿片类药物，必须按照三阶梯止痛法循序渐进调整用药。中晚期恶性肿瘤疼痛持续时间长，并且进行性加剧，就是随着疾病的发展疼痛越来越剧烈。西药镇痛只能取效一时，而疗效不持续。配合中药辨证论治，常能增强止痛效果，并减少西药镇痛剂引起的副作用，而经方的方证相对，往往可收较满意疗效。

从病机论述，癌痛有阴、阳、表、里、寒、热、虚、实之分。如风寒客表，症见关节疼痛、恶寒发热、舌淡苔薄白、脉沉紧者，方用麻黄汤；寒湿郁表，症见一身尽疼、发热、午后较甚者，方用麻杏薏甘汤；寒凝血虚，症见手足厥寒，或腰、股、腿、足、肩臂疼痛，口不渴，舌淡苔白，脉沉细者，方用当归四逆汤；热毒内蕴，症见痛势剧烈，得冷则减，局部红肿，舌红苔薄黄者，方用白虎汤，兼大便不通者用承气汤类或大柴胡汤，湿浊困阻，症见肢体困重酸痛，痛势缠绵、麻木不仁者，方用防己黄芪汤，脘腹胀痛、绵绵不休者，方用苓桂术甘汤；气机郁滞，症见脘腹胁肋疼痛，部位走窜者，方用四逆散；痰浊留滞兼有痰涎壅盛、胸膈痞闷者，方用半夏厚朴汤；痰盛瘀阻，症见胸中满痛彻背，背痛彻胸，不能安卧，短气，或痰多黏而白，舌质紫暗或有暗点，苔白或腻，脉迟者，方用瓜蒌薤白半夏汤；肾阳亏虚，症见痛有定处，喜温喜按，少腹拘急，小便不利或频者，方用肾气丸；虚劳里急诸不足，疼痛得温则减者，方用黄芪建中汤等。

癌痛按部位分辨，则有头、胸、胃脘、腹、骨痛之别。如头痛论治，六经头痛均有不同：太阳头痛以后头部为主，伴恶风、呕恶、舌淡苔白、脉细弱等，方用桂枝汤；阳明头痛以前额连及眉棱骨、面颊疼痛为主，兼见烦躁口渴、便结尿赤、舌红苔黄、脉弦数有力，方用白虎汤；少阳头痛以两颞头痛头胀为主，伴有口干口苦、胸闷喜呕、两胁胀闷、舌淡红苔薄黄、脉弦，方用小柴胡汤；太阴头痛症见头痛绵绵不休、昏蒙不舒，如物缠裹，有重压感，目不能睁，舌淡苔薄白，脉细弱，方用理中汤辈；少阴头痛症见经久不愈，时作时止，遇风寒则头痛加剧，恶风畏寒，无汗而喘，肢冷嗜卧，方用麻黄细辛附子汤；厥阴头痛症见巅顶头痛，伴见恶心、呕吐、眩晕、四肢厥冷，方用吴茱萸汤等。又如腹痞满或痛，嗳气泛酸，干呕食臭，或腹中雷鸣，大便溏泄等症，属寒热失调，方用半夏泻心汤；上腹胀满而疼痛，嗳腐吞酸，甚至呕吐未消化食物，吐后痛减，大便秘结或不爽，舌苔厚腻，脉沉滑等，方用承气汤类；若无形邪热结于胃脘部，胃络受伤，血热妄行，出现呕血，或便血，伴有心烦、口干、口渴、口苦、口臭或泛酸、大便干结、舌苔黄、脉弦数有力者，可用大黄黄连泻心汤；若胃脘疼痛拒按，大便色黑，舌有紫斑等瘀血见症者，方用桃核承气汤；胃脘疼痛、嗳气吐酸，属肝胃虚寒，浊阴上逆者，予以吴茱萸汤；胃脘胀痛、嘈杂不适、嗳气、食欲不振等，属胃热肠寒证，可予乌梅丸；若肝气郁结，疏泄失职，木横乘土，多见上腹胀痛连及两胁，嗳气则舒等，方用四逆散。至于骨痛，多属肾虚毒蕴，如沉寒痼冷者用大乌头煎，湿热毒结者用白虎桂枝汤，气滞瘀毒者方用鳖甲煎丸等，并根据寒热虚实不同而斟加补肾止痛之味。

综上，癌痛辨治，错综复杂，难以尽述，临证当慎思详辨，"观其脉证，知犯何逆，随证治之"，方证相合，才能取得较好疗效。

二、癌性发热

发热是恶性肿瘤常见的全身症状之一。恶性肿瘤引起发热有多种原因。如癌组织生长过速，血液供应不足，引起坏死、液化和溃烂，这些坏死的癌组织被人体吸收，则引起发热；在癌细胞刺激下，机体发生白细胞向肿瘤组织浸润等免疫反应，白细胞释放出的致热原也引起发热；癌灶及周围组织合并细胞感染，或者癌组织阻塞空腔器官，使之引流不畅而继发局部或全身性感染引起感染性发热；使用某些抗癌药物，有发热的不良反应；以及癌症病人长期营养不良、过度消耗，致使体温调节中枢失去平衡等，都会引起发热。出现发热症状的肿瘤病种有呼吸系统的中央型肺癌，消化系统的肝癌、直肠癌，泌尿系统的肾癌、膀胱癌，血液系统的恶性淋巴瘤、多发性骨髓瘤、急性白血病等。感染性发热热度常较高，突然发热，一般感染控制以后，发热可以减退。组织吸收、使用药物和中枢调节失衡引起的发热一般热度较低，常持续不退。如果大面积组织坏死，可持续高热，常常是癌症晚期的表现。长期的发热可以消耗病人的体能，增加病人的痛苦，使其生存质量降低，最终缩短其生存期。癌性发热原因复杂，类型多样，常难以控制，单纯以西药抗病毒或抗感染、消炎、对症治疗等措施往往收效甚微，不能取得满意的疗效。若结合中医辨证论治，按照六经辨证及脏腑辨证，运用经方治疗，方证相合，常可取得良效，兹举例如下。

太阳癌热，大致可分为表虚、表实证，表虚用桂枝汤类方，表实用麻黄汤类方。表虚癌热症见头痛、发热、汗出、恶风、鼻鸣干呕、舌淡、脉浮缓者，此为营卫不和，治以调和营卫、解肌退热，方用桂枝汤；兼见项背强几几，反汗出恶风者，此为太阳经俞不利，治以解肌发表、生津舒经，方用桂枝加葛根汤；兼喘咳者，此为太阳表虚，肺气上逆，治以解肌发表、下气平喘，方用桂枝加厚朴杏子汤；兼汗出不止、恶风、小便难、四肢微急、难以屈伸者，此为表阳虚致津液外泄，治以调和营卫、温阳敛津，方用桂枝加附子汤；若头项强痛、翕翕发热、无汗、心下满微痛、小便不利者，用桂枝去桂加茯苓白术汤。表实癌热症见头痛发热、身疼腰痛、骨节疼痛、恶风、无汗而喘、舌淡苔薄白、脉浮紧者，方用麻黄汤；若项背强几几、无汗恶风，或伴自下利者，方用葛根汤；若脉浮紧、发热恶寒、身疼痛、不汗出而烦躁者，方用大青龙汤；若心下有水气，干呕发热而咳，或渴，或利，或噎，或小便不利、少腹满，或喘者，方用小青龙汤；若汗出而喘，无大热者，方用麻杏甘石汤。若发热微恶寒、肢节烦痛、微呕、心下支结、外证未去者，此为太阳少阳合病，方用柴胡桂枝汤。

阳明癌热，以蒸蒸发热和日晡潮热，兼见汗出，或遍身汗出，或手足漐漐汗出为特点。阳明经证症见口干口渴、喜饮冷水、面色红赤、大汗出者，方用白虎汤；若热盛伤阴，气少神疲者，方用竹叶石膏汤；阳明实热症见潮热、大便微硬，甚者发则不识人、循衣摸床、惕而不安、微喘直视者，治以通腑泄热，方用承气汤类；若脉浮而紧，咽燥口苦，腹满而喘，发热汗出，不恶寒反恶热，身重，心中懊憹者，方用栀子豉汤；若脉浮发热，渴欲饮水，小便不利者，猪苓汤主之；若脉数不解，合热则消谷喜饥，至六七日不大便者，此为瘀血内结，治以祛瘀通下，方用抵当汤；若见身黄发热、身热不扬、四肢困倦重浊、口苦胸闷、小便黄者，此为湿热蕴结，方用栀子柏皮汤或茵陈蒿汤。

少阳癌热，其特点为热象为往来寒热，即寒与热交替发作。寒与热不同时出现，一日数发，休作有时，或无定时。症见往来寒热、胸胁苦满、嘿嘿不欲饮食、心烦喜呕，或胸中烦而不呕，或渴，或腹中痛，或胁下痞硬，或心下悸、小便不利，或不渴、身有微热，或咳者，方用小柴胡汤；若兼见血虚，神倦乏力，脉弦细，方用柴胡四物汤。

太阴癌热，多属于内伤发热，因脾属湿土，位居中州，职司运化。太阴病或因三阳传变，或因外邪直中，或因平素脾阳不足而感受寒湿而成，其性质总属中焦虚寒。太阴发热的热象是"手足自温"，治以温中健脾，方用理中汤类。

少阴癌热多为心肾虚竭、阳衰阴盛的虚寒证，一般无发热可言。但少阴为三阴之枢，亦常有转阳化热的变证。其发热证治大概如下：少阴阳虚，外感风寒，症见发热，恶寒甚剧，虽厚衣重被，其寒不解，神疲欲寐，舌淡、脉沉微，治以助阳解表，方用麻黄细辛附子汤；若见微发热，恶寒身疼，无汗，脉沉微者，方用麻黄附子甘草汤；阳虚发热，症见发热头痛，四肢厥逆，恶寒蹉卧，呕吐不渴，腹痛下利，神衰欲寐，舌苔白滑、脉微，治以回阳救逆，方用四逆汤；热移膀胱，灼伤阴络，症见一身手足尽热，便血，治以清热养阴，方用猪苓汤。

厥阴发热，其病为寒热交错、死生变化关头的复杂病证，临床表现有厥热胜复的症状，这是厥阴热象的特点。如发热兼见大便成脓液状，频厕不爽，里急后重，舌绛苔黄、脉弦滑，此乃热毒内蕴，肝经湿热所致，治宜清热燥湿、凉肝解毒，方用白头翁汤。呕而发热，是病邪由阴转阳的佳兆，法当因势利导，用小柴胡汤和解之。

三、呕　吐

呕吐是消化道肿瘤的常见症状。此外，脑部肿瘤可以有剧烈的喷射状呕吐，恶性肿瘤化学治疗、放射线治疗后也可以出现呕吐的不良反应。呕吐与恶性肿瘤有关的常见原因如下：第一，由于消化系统肿瘤使消化道阻塞或受压，食物及胃内容物不能顺利地通行，停滞潴留在消化道中，积聚过多后，逆流出口腔即呕吐。比如食管下段、胃贲门癌肿表现的食入即吐；胃癌伴幽门梗阻，食物积聚在胃中，餐后 4～6 小时呕吐；空肠上段受压或梗阻则呕吐物中带有胆汁；小肠下段梗阻呕吐物带有粪臭味等。第二，脑部肿瘤，有颅内占位，使颅内压力增高，延脑的呕吐中枢或者迷走神经受到压迫刺激引起呕吐，这种呕吐呈喷射状。第三，肿瘤病人接受放疗、化疗后，消化道黏膜的毛细血管扩张，充血水肿，受到损伤，也会引起呕吐；有的化疗药物会兴奋延脑呕吐中枢，引起剧烈的呕吐。

《伤寒论》及《金匮要略》对呕吐论述详尽，对临床实践具有重要意义，分述如下：外感风寒，症见呕逆，头痛，项背强直拘急，无汗，口不渴，苔白，脉浮者，治以解表散寒、降逆止呕，方用葛根加半夏汤；外寒里饮，症见干呕发热而咳，痰涎清稀而量多，或渴，或利，或噎，或小便不利、少腹满，舌苔白滑、脉浮，治以解表散寒、温肺化饮，方用小青龙汤；水饮上逆，症见发热而烦，渴欲饮水，水入则吐，治以温阳化气、利水蠲饮，方用五苓散；胆热犯胃，症见胸胁满而呕，日晡所发潮热，治以清胆疏肝、和胃降逆，方用小柴胡汤；胃肠燥热，症见心下温温欲吐，而胸中痛，大便反溏，腹微满，郁郁微烦，舌红苔黄、脉滑数，治以缓下热结、除烦止呕，方用调胃承气汤；寒热错杂之痞证，症见心下痞，但满而不痛，或呕吐，肠鸣下利，舌苔腻而微黄，治以平调寒热、消痞散结，方用生姜泻心汤；胃虚痰阻，症见心下痞硬，噫气频作，呕呃，苔白滑，脉弦虚，治以降逆化痰、益气和胃，方用旋覆代赭汤；胸热胃寒，症见欲呕吐，腹中痛，肠鸣泄泻，舌苔黄、脉弦紧，治以平调寒热、和胃降逆，方用黄连汤；脾胃虚寒，症见腹满而吐，食不下，自利益甚，时腹自痛，治以温中止呕，方用理中丸或汤；肝寒犯胃，症见呕而胸满，干呕，吐涎沫，头痛者，治以暖肝和胃、降逆止呕，方用吴茱萸汤；阳虚水泛，症见腹痛，小便不利，四肢沉重疼痛，或小便利，或下利，或呕者，治以温阳利水，方用真武汤；水热互结，症见咳而呕渴，心烦不得眠者，治以清热利水、养阴止呕，方用猪苓汤；阳虚厥逆，症见四肢拘急，手足厥冷，恶寒踡卧，呕吐不渴，腹痛下利，神衰欲寐，舌苔白滑，脉微欲绝，治以温中祛寒、回阳救逆，方用四逆汤；上热下寒，寒热格拒，症见食入口即吐，胸膈痞闷，舌淡苔薄黄、脉虚数，治以清热降浊、益气和中，方用干姜黄芩黄连人参汤；气津两伤，症见气逆欲呕，口干喜饮，虚羸少气，身热多汗，心胸烦闷，或虚烦不寐，舌红苔少，脉虚数，治以清热生津、益气和胃，方用竹叶石膏汤；胃肠积热，浊气上逆，症见食已即吐，吐势急迫，或大便秘结不通，苔黄、脉滑实，治以通便止呕，方用大黄甘草汤；胃虚有热，气逆动膈，症见气逆不降，呃逆或呕吐，舌嫩红、脉虚数，治以理气降逆、益胃清热，方用橘皮竹茹汤。

四、腹　泻

腹泻是原发性和转移性肠道恶性肿瘤、消化系统的恶性肿瘤和其他肿瘤影响肠胃功能后的常见症状。恶性肿瘤引起腹泻的常见原因如下：第一，直肠癌、结肠癌、乙状结肠癌、肛管癌等肠道肿瘤的癌肿组织，压迫、刺激肠腔，引起肠道激惹症状；同时，这些部位的癌肿组织并发感染、坏死溃烂，使炎性黏液性、血性分泌物增多，也会造成腹泻。第二，胃癌、肝癌以及胰腺、胆囊等消化系统肿瘤，常因消化功能障碍而造成腹泻，或者这些肿瘤分泌的毒素刺激肠道引起腹泻。第三，某些肿瘤手术后，改变了消化道的结构和功能，如胃癌手术后吻合口过宽，肠道造瘘术后食物进入肠道过快，胃、胆囊、胰腺等手术后消化酶等减少而引起食物消化吸收不良等，都可引起腹泻。第四，恶性肿瘤放射治疗、化学治疗后，引起胃肠黏膜损伤、炎症和水肿，出现腹泻的副作用。

腹泻的治疗，《伤寒论》六经辨证论述详尽，《金匮要略》也有分门论治，概括如下：风寒表实，症见下利，伴恶寒发热，头痛，项背强几几，身痛无汗，腹微痛，舌淡苔白、脉浮紧，治以发汗舒筋、升阳止泻，方用葛根汤；协热下利，症见下利臭秽，肛门有灼热感，身热，心下痞，胸脘烦热，喘而汗出，口干而渴，苔黄、脉数，治以表里两解、清热止利，方用葛根黄芩黄连汤；虚寒下利，症见清谷不止，恶寒拘急，四肢厥冷，舌淡、脉微弦而迟，治以温中祛寒、回阳救逆，方用四逆汤；中虚湿热，症见下利日数十行，完谷不化，心下痞硬，但以满为主，腹中雷鸣，心下痞硬而满，少气，干呕，心烦不得安，治以补虚和中、泄热消痞，方用甘草泻心汤；脾胃虚寒、复感风寒，症见协热而利，利下不止，心下痞硬，恶寒发热，头身疼痛，腹痛，口不渴，舌淡苔白滑、脉浮虚，治以解表散寒、温中止泻，方用桂枝人参汤；邪热内迫，阻结胃肠，症见心中痞硬，呕吐而下利，舌苔黄、脉弦数有力，治以和解少阳、内泻热结，方用大柴胡汤；少阳邪热移行大肠，症见腹痛下利，身热，口苦，舌红苔黄、脉数，治以清热止利、和中止痛，方用黄芩汤；下焦不固，症见久痢不愈，便脓血，色暗不鲜，腹痛喜温喜按，舌质淡苔白、脉迟弱或微细，治以温中涩肠，方用桃花汤；阴盛戴阳，症见下利，四肢厥逆，面赤，脉微，治以破阴回阳、宣通上下，方用白通汤；若利不止，厥逆无脉，干呕烦者，治以破阴回阳、宣通上下，佐以咸寒苦降，方用白通加猪胆汁汤；上热下寒，正虚阳郁，症见喉咽不利，唾脓血，泄利不止，寸脉沉而迟，手足厥逆，下部脉不至，治以发越郁阳、清上温下，方用麻黄升麻汤；热毒痢疾，症见腹痛，里急后重，肛门灼热，下痢脓血，赤多白少，渴欲饮水，舌红苔黄，脉弦数，治以清热解毒、凉血止痢，方用白头翁汤；里寒外热，症见下利清谷，手足厥逆，脉微欲绝，身反不恶寒，面赤或腹痛，或干呕，或咽痛，或下利脉不出者，治以破阴回阳、通达内外，方用通脉四逆汤；寒热错杂，症见久痢不止，脘腹阵痛，烦闷呕吐，时发时止，反胃呕吐，舌淡红苔薄白腻、脉沉细或弦紧，治以寒温并用、收涩止泻，方用乌梅丸。

五、黄　疸

黄疸是中晚期肝癌的常见体征，弥漫性肝癌及胆管细胞癌最易出现黄疸。黄疸多因胆管受压或癌肿侵入胆管致胆管阻塞，亦可因肝门转移淋巴结肿大压迫胆管所致。黄疸以目黄、身黄、尿黄为特征，《伤寒论》中谓之发黄、谷瘅（疸），《金匮要略》则分为谷疸、酒疸、女劳疸、黑疸、瘀热发黄、虚劳萎黄。究其阴阳虚实，酒疸为燥热证，女劳疸为肾虚瘀热，黑疸为阴虚血瘀，虚劳萎黄乃气血失荣。瘀热发黄、谷疸热化、黑疸为黄疸阳证；谷疸寒化、黑疸、萎黄则为黄疸阴证。仲景以虚实分黄疸为阴阳二证，提纲挈领，为后世准确把握黄疸病的辨证论治奠定了基础。对其治疗原则，张仲景概括为

"诸病黄家，但利其小便"。

根据黄疸病机，主要有清热利湿、解表散邪、通下退黄、除湿祛瘀、化瘀通利、疏通气机、温中补虚等法，具体分述如下：谷疸发黄，症见寒热不食，食即头眩，心胸不安，久久发黄，治以清热利湿，方用茵陈汤主之；女劳疸，症见腹胀如水状，大便黑，时溏，治以除湿祛瘀，方用硝矾散；酒黄疸，症见心中懊侬或热痛，治以清热除烦、通下退黄，方用栀子大黄汤；黄疸若见脉浮，此为病在表，治以解表散邪、益气退黄，宜桂枝加黄芪汤；湿热化燥，腑气不通，症见少腹急，大便秘结者，治以润肠消瘀，方用猪膏发煎；湿热内蕴，表邪阻滞，症见发热恶寒，无汗身痒，身目发黄，黄色鲜明，舌苔黄腻，脉浮数或濡数，治以解表清热、除湿退黄，方用麻黄连翘赤小豆汤；瘀热互结，症见腹满，小便不利而赤，自汗出，治以化瘀通利，方用大黄硝石汤；黄疸气逆，症见腹痛而呕者，治以清胆退黄，方用小柴胡汤；虚劳黄疸，症见小便自利，治以温中补虚，方用小建中汤。湿热黄疸，湿重于热，症见小便不利，色偏于晦，兼见发热，肢体沉重，不欲饮水，舌淡胖苔黄腻，脉滑数，治以温阳利水、利湿退黄，方用茵陈五苓散。

六、胸　水

癌性胸水多由肺癌、乳腺癌等转移胸膜所引起。病人除有胸水的临床表现外，也可并见原发癌灶引起的症征。癌性胸水为渗液，增长迅速，不易控制和消除，如大量胸水压迫心、肺、纵隔，可引起呼吸循环功能不全甚至衰竭。目前，现代医学仍以胸腔内药物灌注、灌注＋化疗、放疗为常用治疗方法。榄香烯乳、鸦胆子油乳注射液胸腔灌注治疗，取得一定疗效。但本病总体疗效不佳，病人预后极差。癌性胸水可归属中医的悬饮范畴，其发病之因，可为吸入污秽之气或久吸烟毒，秽毒滞于体内，损伤脏腑；或正气虚弱，脏腑功能失调，致气血水运行不利；或情志所伤，气机不利，气血痰浊壅滞，均可导致痰浊瘀毒聚结，发生肿瘤。邪流胸胁，阻滞三焦，水饮积结，发为胸水。《金匮要略》云："病痰饮者，当以温药和之。""温药和之"为其根本治疗大法。

根据《金匮要略》方证，举隅如下：若肺气壅塞，症见气急憋闷、咳吐痰涎、动则气喘，舌淡苔薄黄、脉弦数，治以泻肺行水、下气平喘，方用葶苈大枣泻肺汤；痰热结胸，症见胸脘痞闷，按之则痛，咯痰黄稠，舌苔黄腻、脉滑数，治以清热化痰、宽胸散结，方用小陷胸汤；饮停心下，症见胸胁支满、头目眩晕，舌淡苔白腻、脉沉弦，治以温阳化饮、健脾利湿，方用苓桂术甘汤；大肠饮结，症见下利胶结不畅，虽利后反觉舒服，但心下仍坚满，按之似有物，肠间沥沥有水声，或便结不通，苔滑腻、脉沉滑或伏者，治以攻逐水饮、洁净肠腑，方用甘遂半夏汤；水饮积聚脘腹，症见肠间有声、腹满便秘、小便不利、口干舌燥，舌红苔薄黄、脉沉弦，治以泻热逐水、通利二便，方用己椒苈黄丸；悬饮停胸，症见咳唾引痛、呼吸困难、咳逆喘促不能平卧，脉沉而弦者，治以攻逐水饮，方用十枣汤；溢饮流注，症见头面、下肢或全身浮肿，畏冷乏力，无汗烦躁，口渴，舌淡苔白滑、脉浮紧，治以发汗解表、清热除烦，方用大青龙汤或小青龙汤；膈间支饮，其人喘满，心下痞坚，面色黧黑，其脉沉紧，得之数十日，医吐下之不愈，属虚者，治以补虚散饮，方用木防己汤，实者宜木防己汤去石膏加茯苓芒硝汤；水停心下，清阳不升，浊阴上犯，头目昏眩，舌淡苔白滑、脉弦紧，治以通脉泻热，方用泽泻汤；支饮内停，心下痞闷、呕吐不渴、痰饮咳嗽，舌淡苔白腻、脉弦滑，治以和胃降逆、消痰蠲饮，方用小半夏汤；水湿停聚，症见水肿身重、小便不利、心悸、吐涎沫而头眩，舌淡苔白滑边有齿痕、脉弦，治以温阳化气、利湿行水，方用五苓散；阳微饮逆，症见咳嗽呕恶，唾口燥，手足厥逆，气从小腹上冲胸咽，手足痹，其面翕热如醉状，因复下流阴股，小便难，时复冒，舌淡苔白滑，寸脉沉、尺脉微，治以温阳利水、平冲降逆，方用茯苓桂枝五味甘草汤。

七、腹 水

癌性腹水是晚期恶性肿瘤的常见并发症，具有顽固、量大、反复出现的特点，用传统的方法如利尿、补充白蛋白、抽液、腹腔内注药等治疗往往收效甚微，且会引起诸多的不良反应。癌性腹水是多年来一直困扰肿瘤临床工作者的一大难题。大量腹水的存在，严重者影响呼吸及消化功能，患者出现腹胀、腹痛、食欲减退、胸闷、呼吸困难、电解质紊乱，如得不到及时有效的治疗，病情常在短期内迅速恶化，出现恶病质，全身衰竭，预后很差。

气滞血瘀，症见腹部水胀坚满，胁肋攻撑疼痛，或痛如针刺，急躁易怒，面色暗黑，肌肤不荣，舌质紫暗或有瘀斑、瘀点，脉涩，治以理气化瘀、利水消肿，方用四逆散合桃核承气汤；脾虚气滞，症见腹水胀大，胁下胀满或疼痛，饮食减少，食后作胀，嗳气不适，便溏不爽，小便短少，舌淡苔白，脉弦，治以理气健脾、行气利水，方用厚朴七物汤；寒湿困脾，症见腹大胀满，按之如囊裹水，甚则颜面微浮，下肢浮肿，脘腹痞胀，得热稍舒，精神困倦，怯寒懒动，小便短少，大便溏薄，舌苔白腻，脉缓，治以散寒除湿、利水消肿，方用附子粳米汤合五苓散；湿热蕴脾，症见腹水坚满，脘腹痞胀，烦热口苦，渴不欲饮，小便短黄，大便秘结或溏滞不爽，舌红，苔黄腻或兼灰黑，脉滑数，治以清热化湿、利水消肿，方用茵陈五苓散合大柴胡汤；肝脾血瘀，症见面色暗黑，腹壁脉络怒张，胸壁颈项朱缕赤纹，胸胁疼痛，胁下肿块，手掌赤痕，唇色紫褐，但欲漱水不欲咽，大便色黑，舌质紫暗，脉细涩或芤，治以活血化瘀、化气利水，方用大黄䗪虫丸；脾肾阳虚，症见腹胀有水，朝宽暮急，面色苍黄或晄白，脘痞纳呆，神倦乏力，畏冷肢凉，或下肢浮肿，小便短少不利，大便溏薄，舌淡胖，苔白滑，脉沉迟无力，治以温补脾肾、化气利水，方用真武汤合五苓散；肝肾阴虚，症见腹大有水，青筋暴露，面色晦滞，唇紫，口燥咽干，心烦失眠，牙龈出血，时有鼻衄，小便短少，舌质红绛，苔少无津，脉弦细数，治以滋养肝肾、化气利水，方用猪苓汤合知柏地黄汤。

八、出　血

出血是恶性肿瘤的常见症状之一，其主要病因如下：①肿瘤组织浸润性生长，侵犯了肿瘤周围的毛细血管致使血管破裂出血；②肿瘤组织由于生长过度，血供不足，营养不良，发生自身坏死溃破而出血；③放射治疗损伤了血管壁，使血管壁纤维化，通透性增加，造成渗血和溢血；④放疗、化疗以后，骨髓造血功能受到抑制，血小板生成减少，或者放、化疗损害了肝功能，在肝脏合成的凝血因子量减少，都会造成出血；⑤恶性肿瘤病人的血液处于高凝状态，要消耗掉大量的血小板和凝血物质，也会造成出血或加剧出血倾向。许多种恶性肿瘤根据其肿瘤生长的不同位置，表现出不同的出血症状。比如肺癌病人有咯血；鼻咽癌病人鼻涕中带血；胃癌病人有呕血和黑便；直肠癌病人则便血，血色鲜红；膀胱癌病人有血尿；子宫和子宫颈癌阴道出血，或者白带中夹血等。血液肿瘤病人常常有大量出血，或者出血不止。当胃肠道肿瘤等侵犯较大的血管，或者肝癌后期食管下端和胃底静脉曲张、破溃等原因，可造成大量出血，甚至引起失血性休克，危及病人的生命。

考仲景治疗血证诸方，列举如下：若胃肺阴虚，虚火上炎者，症见咯血兼见咳唾涎沫，短气喘促，或气逆欲呕，口渴，咽喉干燥，舌红少苔，脉虚数，治以滋养肺胃、降逆止血，方用麦门冬汤；阴虚火旺者，症见咯血缓起，量不多，手足心热，口干少津者，方用百合地黄汤；肝郁气逆症见鼻衄、齿衄或痰中带血，头痛目赤，急躁易怒者，方用大柴胡汤；热伤脉络症见出血骤起、量多色鲜红，痰中带血，呕吐鲜血不止者，方用泻心汤；脾胃虚寒症见大便下血，或吐血、衄血，四肢不温，脘腹隐痛，面色萎黄，舌淡苔白，脉沉细无力者，治以温阳健脾、养血止血，方用黄土汤；湿热下注，症见大便下血，先血后便，舌红苔黄腻，脉滑数者，治以清热利湿、和营解毒，方用赤小豆当归散；水热互结，热伤血络，症见尿血，欲引水，或下利，咳而呕渴，心烦不得眠，舌红苔白腻，脉虚数者，治以滋阴清热、凉血止血，方用猪苓汤。

第七节 上工治未病，肿瘤重预防

"治未病"是中医预防医学思想的高度概括，在疾病的预防、诊治方面都有重要意义。"治未病"一词最早见于《内经》，如《素问·四气调神大论》指出："不治已病治未病，不治已乱治未乱。病已成而后药之，乱已成而后治之，譬犹渴而穿井、斗而铸锥，不亦晚乎！"强调在人体未发病之前，就应采取积极且有效的措施，防止疾病的发生。

治未病是仲景六经辨证体系中的重要内容，它贯穿于《伤寒杂病论》全书。张仲景对《内经》治未病内涵进一步发挥，其思想主要包括：①未病先防宜调养，《金匮要略·脏腑经络先后病脉证》云："若人能养慎，不令邪风干忤经络……更能无犯王法，禽兽灾伤，房室勿令竭乏，服食节其冷、热、苦、酸、辛、甘，不遗形体有衰，病则无由入其腠理。"指出疾病发生与自然、社会密切相关，要注意避灾趋吉、调心养身，才能减少发病。②初恙未盛早诊治，"适中经络，未流传脏腑，即医治之"，"四肢才觉重滞，即导引吐纳，针灸膏摩"。③已病渐盛防传变，杜绝疾病蔓延传变，即所谓"上工救其萌芽"。《金匮要略·脏腑经络先后病脉证》："夫治未病者，见肝之病，知肝传脾，当先实脾；四季脾旺不受邪，勿补之；中工不晓相传，见肝之病不能实脾，惟治肝也。"指出实脾而调肝，此为治未病之具体应用，这些思想对肿瘤预防具有重要的指导意义。

仲景治未病思想还体现在治病时及早抓住先机的截断疗法，如《伤寒杂病论》的截汗、截疟等法。伤寒营卫不和之自汗症，用桂枝汤治疗，其用药需于病人不热无汗之时，用之取汗，则邪去，卫和正安而愈。这是典型的治未病方法的巧妙应用，即所谓"先其时发汗则愈"。又如伤寒阳明、少阴三急下症，从所述病情来看，有的表面看似不甚危重，如255条之发热汗多，256条之腹满痛，320条之口燥咽干，322条之腹胀不大便等，然其热盛津伤之势已经显露，若不急下，则燥热燔灼，阴津衰竭随之而来，危殆立至。故急下之症多风险，急下之法则不必待病情危重后方可用。相反，要注意病势的发展变化，善于抓住险症的苗头，及早用之，使病情转危为安。

现代疾病预防学明确提出了三级预防的新概念。第一级预防是在发病前期，及时消除或阻断致病因素的作用和累积影响，防止疾病的发生，这是最积极、最有效的预防措施。第二级预防则是在发病期，及早、有效地进行治疗，减轻疾病的危害，阻止病情的进一步发展。第三级预防是在发病后期，采取有效的治疗措施，暂缓或避免疾病的恶化、致残或死亡，使机体逐步恢复健康。现代预防学的这一观点与张仲景未病先防、既病防变的思想是完全一致的。

因此，对当代医学界尚难治愈的恶性肿瘤，中医以"治未病"为中心，把"治未病"应用于中医肿瘤学领域，与现代肿瘤病学的三级预防有着异曲同工之妙。从肿瘤角度上来说，很多在发病过程中先经历一个癌前病变的过程，如食管上皮鳞状化生与食管癌、乙肝与肝癌、肠息肉与大肠癌，虽然癌前病变只有少部分发展成肿瘤，但在癌前病变阶段积极干预、治疗，将会减少肿瘤的发生。因此，在未患恶性肿瘤时，"治未病"就是防止恶性肿瘤的发生，应该加大对恶性肿瘤高危因素的宣传，让广大人民群众充分认识到这些高危因素，并逐渐减少或消除它们，从而显著地降低恶性肿瘤的发生率。大量临床实践报导，六味地黄丸能显著防治食管上皮鳞状化生，逆转食管上皮鳞状化生的病理变化，从而减少食管癌的发病机会。对于早期的恶性肿瘤，因正气渐衰，邪气旺盛，中医药治疗原则应该是祛邪与扶正并重，扶正是预防癌邪继续耗伤正气，并延缓疾病向中晚期发展。对于中晚期肿瘤患者，邪气壅盛，正气已衰，治疗应该以扶正为主要治疗原则，治疗目的是预防癌邪进一步耗竭正气。这种"先安未受邪之地"的主张用于防治肿瘤传变有一定临床价值。

　　肿瘤经手术、放化疗后，如何防止肿瘤侵袭及远处转移亦为治疗的关键，中医"治未病"思想可以发挥重要作用。手术、放化疗后，西医基本上已完成了整个治疗方案，实际上很难有效降低术后复发转移，不能明显延长生存期。而中医学认为，正气亏虚，余毒未尽，伏邪流注经络脏腑是肿瘤复发转移的病因病机，扶正祛邪乃是治疗的总纲。治疗上须注意两点：首先，应扶助机体正气，提高抗癌能力。癌毒深伏，易耗正气，手术、放化疗耗伤正气，若不及时扶正，则会造成脏腑功能虚损，正虚邪盛，癌毒失去抑制，易发生复发转移；再者，应全力祛邪，减少体内癌毒，并结合扶正，时时顾护正气。如此，扶正祛邪为一体，祛邪而不伤正，以期达到"养正积自消，邪去正方安"之目的。

　　综上，现代肿瘤治疗已逐渐进入中西医综合治疗时代，中医"治未病"思想源远流长，理论内容丰富、完整，是中医预防医学的精髓与核心，适用于恶性肿瘤防治中的各个阶段。其思想将会在现代预防医学中渗透、融合，更放异彩，发挥其不可忽视的作用，证明其不可磨灭的独特理论的正确性。

第八节　结　语

张仲景所著《伤寒杂病论》一书，不但系统论述外感急性病的辨证论治规律，而且深刻揭示常见病、多发病的发展规律，其中亦包括了常见的各种肿瘤及肿瘤相关性疾病。仲景以六经辨证与杂病辨治互为纵横，开创了辨证论治之先河，体现了中医"同病异治""异病同治"的内涵。经方也以"药少而精，出神入化，起死回生，效如桴鼓，配伍严谨，法度森严"为历代医家所推崇。仲景学术在肿瘤的治疗中有着重要的作用，对研究肿瘤证治提供了丰富的理论指导和研究空间。现代学者根据仲景思想，以经方化裁治疗肿瘤，不但可治疗原发肿瘤及其并发症，亦可用于肿瘤术后、放化疗中，起到增效减毒、延长生存期、提高患者生存质量的作用。

《伤寒杂病论》为我们提供了很多抗肿瘤的方证及方药，这些宝贵的资料值得继承和发扬。肿瘤证情复杂纷纭，常本虚标实，寒热错杂，痰瘀积聚胶着互结，互相影响，互为因果。治疗当全面把握肿瘤的各个发病阶段，辨病与辨证有机地结合，才能收到满意的疗效。而仲景六经辨证与杂病辨治思想，从辨证与辨病相结合的高度，深刻把握疾病的实质与证治规律，"知犯何逆，随证治之"，可为中医在肿瘤治疗中提供新的思路。

"大匠示人以法，而不令人巧"，仲景学术也是如此。正如仲景《伤寒杂病论》云："虽未能尽愈诸病，庶可以见病知源，若能寻余所集，思过半矣。"仲景之所以为医圣，其伟大之处不在于给予所有疾病具体的治疗方案，而在于留下一套系统的治疗思想，给后学者一把钥匙，打开疾病之门，这就是六经辨证与杂病辨治思想。只有把握了辨证论治的精髓，才能对变化无穷的病症应付自如。

第二章
历代医家学术思想与时方运用

第一节 概　　述

继张仲景之后，历代医家经过不断的实践，对某些肿瘤有了进一步的认识，如甲状腺肿瘤、乳腺肿瘤等，在治疗手段上也较为丰富。晋代皇甫谧总结秦汉以来针灸学成就而著成《针灸甲乙经》一书，书中载有大量的针灸方法以治疗肿瘤如噎膈、反胃等，并根据噎膈部位之不同而采用不同的针刺方法。葛洪所著《肘后备急方》论述了甲状腺肿及常见肿瘤的治疗，如书中记载用海藻"疗颈下结囊……成瘿者"，至今该药仍是治疗甲状腺肿瘤的常用药；又如："凡瘿坚之起，多以渐生。如有卒觉便牢大，自难治也。腹中症有结节，便害饮食，转赢瘦。"指出肿瘤有其发生、发展、恶化的典型过程。葛洪还发明了红升丹、白降丹等药品，开创了化学治疗的先河，这些丹剂药对体表、黏膜肿瘤的外治起到一个里程碑的作用，对后世痈疽、肿疡、瘿瘤、赘疣的治疗起了一定的推动作用。可见，中医肿瘤学在秦汉时期已初露端倪，为以后的中医肿瘤学说形成打下了基础。

隋代巢元方所著《诸病源候论》中论及肿瘤类疾病的共有 169 条，不但分门别类记载了许多肿瘤及其症状，如"癥瘕""积聚""食噎"等病症，而且详细论述其病因病机，其中将"噎膈"按其病因分为气、忧、食、劳、思五噎和忧、恚、气、寒、热五膈，为后世医家鉴别噎与膈奠定了基础。该书对"癥""瘕"的发生、发展过程及"乳石痈"症状进行了较为详细的描述，还根据不同情况将甲状腺肿瘤分类，对良、恶性肿瘤的鉴别有了早期认识。成功运用了肠吻合术、网膜血管结扎法等，在我国肿瘤学及外科手术发展史上具有重要意义。

至唐代，孙思邈所著《备急千金要方》首先按发病性质和部位对"瘤"进行了分类，并有对类似宫颈癌、乳腺肿瘤的记载，还擅长用僵蚕、全蝎、蜈蚣、蝉蜕等虫类药物防治肿瘤。王焘所著《外台秘要》载有甲状腺肿的地方性发病情况，用猪、羊等动物的甲状腺和紫河车等治疗，书中搜集了防治甲状腺肿的药方36首，其中含碘丰富者计有27方，还有以针灸等方法治疗肿瘤的记载。另外，唐太宗时所编的《晋书》记载了外科手术治疗"大瘤疾"的病例，藏医《四部医典》也载有以灸刺、药粉为主的"大痨肿痞证疗法"及"瘿瘤疗法"等，并取得较好的效果。

宋金元时期，由于医学流派之间的争鸣等原因，丰富了学术思想，充实了肿瘤学防治理论的内容。宋代东轩居士的《卫济宝书》中第一次提及"癌"字及其证治，把"癌"列为痈疽"五发"之一，提出以麝香膏外贴治疗"癌发"，并指出"五善七恶"的观察方法，这对肿瘤的诊治及判断预后均有一定指导意义。杨士瀛《仁斋直指附遗方论》一书对癌的症状、病性也进行了较为详细的描述，如"癌者，上高下深，岩穴之状，颗颗累垂"，认为癌症是"毒根深藏"造成的，为后世苦寒解毒法治疗癌症提供了理论依据，还提出了癌有"穿孔透里"和易于浸润、转移的性质。赵佶著《圣济总录》论述了体内气血的流结或某些不正常物质的滞留可能产生肿瘤，并载有类似肝肿瘤的肝着、肝壅、肝胀等病的证治。严用和《严氏济生方》记载了割治手术与药物结合治疗肿瘤的病例。窦汉卿《疮疡经验全书》对乳岩进行了细致的观察，描述其早期可治、晚期难治。陈择《三因极一病证方论》将瘿瘤进行了系统的分类，包括现今临床上的甲状腺瘤等颈前肿物及其他软组织良性或恶性肿瘤。金元时期，刘完素力倡寒凉用药以治疗火热病，对后世以清热解毒、清热泻火等法治疗肿瘤具有一定的指导意义，如用凉膈散治疗噎膈取得了较好的疗效。张从正《儒门事亲》一书力主祛邪而用攻法，但其在治疗噎膈、反胃等肿瘤类疾病时也非常重视辨证论治。李东垣提出"内伤脾胃，百病由生"的论点，并创立补中益气汤、通幽汤等，对于癌症患者有滋补强壮、扶正固本的作用。朱丹溪倡"相火论"，对反胃、噎膈等肿瘤类疾病的治疗，主张以"润养津血，降火散结"为主，并创立大补阴丸、琼玉膏等方。在《丹溪心法》中，对乳岩、噎膈、积聚痞块的形成、演变、预后和治疗等，进行了较为细致的描述。

明清以后的医家在实践中对各种肿瘤的认识和诊治积累了一些新的经验，使肿瘤学理论与研究得以进一步深入和完善。《景岳全书》较为全面地总结了前人关于肿瘤类疾病的病因病机，对积聚的辨证认识又深入了一步；将治疗积聚癥瘕的药物归纳为攻、消、补、散四大类；提出了对噎膈、反胃等病的不同治法；还提出及早治疗轻浅病证以防止噎膈等肿瘤类疾病的发生，对当今治疗肿瘤仍具有重要的指导意义。陈实功《外科正宗》对乳癌症状进行了细致描述，书中提及"坚硬，木痛，近乳头垒垒遍生疮瘤"等特征，并认为治疗肿疡、肿瘤类疾病要内外科并重，尤以调理脾胃为要。王肯堂对肿瘤类疾病也有较深入的认识，在《证治准绳》中记载了乳癌、噎膈等的病因病机及预后。《天工开物》和《本草纲目》还认识到职业病的防治问题。《本草纲目》中已载有治疗瘿瘤疣痣的药物如贝母、黄药子、海带、夏枯草等130余种，以及治疗噎膈的半夏、南星、三棱、莪术等利气化痰、开结消积药等。陈实功治疗茧唇（唇癌）时，用烧灼止血法，以达止血和消除肿瘤的目的。申斗垣《外科启玄·血瘤赘》记载采用割除法、药线结扎法治疗外突明显而根部细小的肿瘤、蒂状纤维瘤。《外科证治全生集》详细记载了内服、外敷药物以治疗乳癌、恶核、石疽等。

清代吴谦在《医宗金鉴》中认为如能早期发现，施治得法，癌疾也是可以控制而"带疾而终天"的。还认识到肿瘤生长的部位多与脏腑、经络有关，如指出"乳岩"属于肝脾病变；崩漏、带下等属于肿瘤者多属冲、任二脉病变；口腔肿瘤多属于心脾两经的病变；喉部肿瘤是由肺经郁热，更兼多语损气而成。说明只有辨明病所及与经络的关系，才有利于肿瘤的防治，并创制出许多行之有效的方药。《医宗金鉴·外科心法》痈疽七恶歌、逆证歌和阴证歌均细致地观察肿瘤情况，判断预后的辨证规律，丰富了肿瘤的诊断内容。另外，在明清时期，还有关于类似阴茎癌、舌肿瘤等的记载，清代高秉钧在其《疡科心得集》中描述了"肾岩翻花"的发病过程，还把"舌疳""失荣""乳岩""肾岩"列为四大绝症,可见当时的医家在临床实践中深刻认识到恶性肿瘤的不良预后。王维德《外科证治全生集》中用阳和汤、犀黄丸、千金托里散内服,蟾蜍外贴,确立了许多有效的治方。

在晚清时期,随着西方医学大量传入,"中体西用"的社会思潮影响深刻,医学界也开始尝试中西医汇通,对肿瘤的认识更趋深化。光绪年间成书的《按摩要术》认为积聚之症,"久而盘踞坚牢,以至元气日衰,攻补为难",大力提倡内外结合治疗。清末王清任所创立的"逐瘀汤"系列对后世活血化瘀法治疗肿瘤提供了有力的依据,为一大重要法则。唐容川所著的《血证论》《中西汇通医书五种》中所论"痞滞证"类似胃癌、肝癌、胰腺癌等,认为痞满、积聚、癥瘕等肿瘤类疾病与气血瘀滞脏腑经络有关,提倡活血化瘀治法。民国刘野樵《奇经直指》说:"诸癌厥惟肝癌为最毒,其结果多致积水,成大腹而死。"对癌症的演变过程也有了一定的认识和了解,刘氏用中药治疗肝癌、胃肠癌、子宫癌多例,均取得了较为满意的疗效。张锡纯所著《医学衷中参西录》在"治膈食方"中提出用参赭培元汤治疗膈证,阐释了食道癌与胃底贲门癌的病机证治,强调补中逐瘀法则,并附有若干详细验案,为当今防治肿瘤提供了思路。

新中国成立以来,中医学对肿瘤的认识有了进一步提高,中医肿瘤学的发展也非常迅速。从有关肿瘤的基础研究、流行病学及预防方面的研究、临床诊断和防治的进展等多方面进行了深入的研究。在我国的肿瘤临床治疗中,逐渐形成了一套中西医结合以取长补短、相辅相成、相互协调的独特治疗方法,可延长患者生存时间,改善生活质量。在增强放、化疗效果的同时提高机体免疫力,杀灭体内遗留的癌细胞,减低并防止放、化疗毒副作用。可以说,从预防到治疗,从基础到临床研究,都显示出了独特的优势和潜在的威力。使肿瘤的治疗效果有了明显的提高,不但在国内得到公认,在国际上也产生了巨大的影响。

第二节 刘完素——六气皆从火化，清热解毒为要

刘完素主要以《内经》为学术基础，其核心是对火热病机进行阐发，提出了"六气皆从火化"和"五志过极皆为热病"的观点，认为"风、寒、暑、湿、燥、火"六气都可以化生火热病邪。所创的凉膈散、防风通圣散、天水散、双解散等都是效验颇佳的著名方剂，至今仍被广泛应用于临床。

对于内科杂证，包括肿瘤，刘完素多发挥《内经》思想，使《内经》理论与临证更紧密结合，其提倡的清热解毒法为治疗肿瘤提供了宝贵的经验和思路。如《黄帝素问宣明论方·积聚门》认为，积聚"斯疾乃五脏六腑阴阳变化兴衰之制也，亢则害，承乃制，极则反矣"，故治疗遵循平亢调和为法。其论述积聚病机"世传冷病，然瘕病亦有热。或阳气郁结，佛热壅滞，而坚硬不消者，世传为寒瘕也。或坚痞，腹满急痛，寒主筋缩，故急主痛。寒极血凝泣，而反兼土化制之，故坚痞之腹满，或热郁于内，而腹满坚结，痛不可忍者，皆可为寒。误矣！误矣！"力辟寒冷病机之非，主"阳气郁结，佛热壅滞"之说。

据此，刘完素提出治疗热病以寒凉药为主，创立辛凉宣泄法、清热解毒法、通腑泄热法、养阴退阳法等四种大法。其中，刘完素用辛凉宣泄法不仅治疗外感热病，借其辛味发散、性凉清热之力，凡热邪郁结性疾病皆可运用，正如《素问玄机原病式·热类》中所云："且如一切佛热郁结者，不必止以辛甘热药能开发也。"对于热毒极深者，刘完素提出清热解毒法、通腑泄热法；对于里热炽盛，热盛伤阴者，刘氏提出养阴以退阳之法。

具体到肿瘤治疗上，刘完素亦有创见，如以玄胡丸治"积聚瘕，解中外诸邪所伤"，大延胡索散治"妇人经病，产后腹痛，腹满喘闷，瘕癖块，及一切心腹暴痛"，三棱汤治"瘕癖，积聚不散，坚满痞膈，食不下，腹胀"，消饮丸治"一切积聚癖气块，及大小结胸，不能仰按"，开结妙功丸治"佛热内盛，癖坚积肠垢，瘕积聚，疼痛胀闷，发作有时，三焦壅滞，二肠闭结，胸闷烦心不得眠，咳喘哕逆不能食，或风湿气两腿为肿胀，黄瘦，眼涩昏暗，

一切所伤，心腹暴痛，风热燥郁，偏正头疼，筋脉拘挛，肢体麻痹，走注疼痛，头目昏眩，中风偏枯，邪气上逆，上实下虚，脚膝麻木冷痛，不通气血"，五积丹"治心腹痞满，呕吐不止，破积聚者"等。又如噎膈之证，刘完素力倡三承气汤，"腹胀大如鼓，气为阳，阳为热，气甚则如是也"，强调清热为主。"结核，火气热盛则郁结坚硬如果中核，不必溃发，但令热气散则自消矣"，主用木香三棱丸、泥金丸等。

刘完素的火热论及其辨治法则，对后世医家治疗肿瘤提供了宝贵经验。中医肿瘤学认为，热邪久留体内，血遇热形成瘀血，津液遇热则炼成痰，热与痰、瘀等相结，内蕴形成热毒，热毒阻塞于经络脏腑而成肿瘤。同时，由于肿瘤的机械压迫，致使脏器的管腔、血脉受压或梗阻，造成脏器功能失调及气血循环障碍，则易发生感染。肿瘤细胞的代谢产物被机体吸收，也可见到热郁火毒的证候。另外，晚期肿瘤组织坏死、液化、溃烂而伴发炎症，出现火毒与肿瘤并存，常伴有局部肿块灼热疼痛、肿块增大、发热或五心烦热、口渴、尿赤、便秘或便溏泄泻、舌苔黄腻、脉数等热性证候。如肠癌之便脓血，子宫颈癌之带下臭秽、五色带下，肝癌多伴烦热、黄疸，肛管癌溃破流秽、溢臭难闻，白血病吐衄发斑等，此时的病机特点即中医所谓热毒蕴积，邪热瘀毒之候。

现代研究表明，清热解毒法具有消炎、杀菌、排毒、退热及增强免疫等作用。由于炎症或感染往往是促使肿瘤恶化和发展的因素之一，清热解毒法则能控制和消除肿瘤及其周围的炎症和水肿。因此，在肿瘤治疗中突出清热解毒法，也是阻止肿瘤恶化和发展的关键。另外，清热解毒药有增强肾上腺皮质功能的作用，从而提高化疗效果，抑制肿瘤发生和发展。清热解毒法在临床治疗肿瘤过程中得到广泛的应用，主要是通过清热解毒药物抑制肿瘤细胞核酸及蛋白质的合成，直接抑制肿瘤的生长。大量研究和临床观察证明，在确有杀灭肿瘤作用的中草药中，大多是清热解毒药。

综上可知，刘完素不墨守仲景《伤寒杂病论》之法，创立清热解毒治则，开创寒凉用药之先河，为火热病证的治疗做出了不可磨灭的贡献。刘氏"火热"病机理论及其治法在肿瘤治疗中的应用价值，值得进一步加以研究。

第三节 张从正——倡汗吐下三法，主邪去正自安

张从正的理论渊源，远则取法乎《内经》《伤寒论》，近则独宗于刘完素，并加以发展，主张"古方不能尽医今病"，提出"驱邪即所以补正"的理论，善用汗、吐、下三法治疗疑难病症，对肿瘤的认识和治疗独具特色。

张从正积聚理论的核心内容是攻邪，认为"《内经》一书，惟以血气流通为贵"。血气流通是正常生理状态，一旦病变则血气壅滞。若外邪不去，阻于体内，则气血愈为瘀滞。故张从正提出了"邪去正自安"的论点，认为"陈莝去而肠胃洁，癥瘕尽而营卫昌"。可见，张从正注重攻邪，从理论到治疗皆极力提倡"邪气加诸身，速攻之可也，速去之可也，揽而留之可乎？虽愚夫愚妇，皆知其不可也"。因此，治疗上应当"先论攻其邪，邪去而元气自复"。

张从正对《内经》五积六聚学说有深刻的认识。他指出，积聚的主要病因是内伤七情、外感六淫和饮食所伤。主要病机是"因受胜己之邪，而传于己之所胜，适当旺时，拒而不受，复还于胜己者，胜己者不肯受，因留结为积"，均可概括为一个"郁"字。故张从正在辨证上多偏于以邪实为主，他在《儒门事亲》中明确指出，"积之盛之，或因暴怒喜悲思恐之气"，把精神因素作为病因之一，即指出了精神因素与肿瘤发病的关系。这一关系，近年来越来越受现代肿瘤专家所重视。

在具体辨治上，张从正认为"风痰宿食，在膈或上脘，涌而出之"，或"寒湿痼冷，热客下焦，在下之病，可泄而出之"。即根据邪气性质、病变部位及具体症状的不同，吐下而治之，"不可畏攻而养病"，强调了驱邪的重要性。如在治疗"噎膈"时，根据《内经》"三阳结谓之膈"之论，认为乃大肠、小肠、膀胱三阳热结，"大肠热结则后不圊，小肠热结则血脉燥，膀胱热结则津液涸，故噎食不下"。在治疗上主张噎食当用下法，"或云：忧恚气结，亦可下乎？余曰：忧恚盘礴，便同火郁，太仓公见此皆下。法废以来，千年不复。今代刘河间治膈气噎食，用承气三汤，独超近代"。然后，详述其治疗

经验："假如闭久，慎勿徒攻，纵得攻开，必虑后患，宜先润养，小着汤丸，累累加之，关扃自透。其或咽噎，上阻涎痰，轻用苦酸，微微涌出，因而治下，药势易行。设或不行，蜜盐下导，始终勾引，两药相通，结散阳消，饮食自下。莫将巴豆，耗却天真，液燥津枯，留毒不去。"其论述精练老到、法度严密，足启人心智。

在治法上，张从正认为："病之一物，非人身素有之也，或自外而入，或由内而生，皆邪气也。邪气加诸身，速攻可也，速去可也。"根据邪气性质、病变部位及具体症状的不同，吐下而治之，"不可畏攻而养病"，强调了驱邪的重要性。另外，张从正认为凡病皆由邪气所致，而补药适足留邪资寇，而且补药久服，气味总有偏颇，所以应"以攻药居其先"，以祛除邪气，使气血流通为第一，也避免助邪伤正。现代肿瘤名家孙秉严也主张"破有瘀而不伤正，攻有毒而不中毒"，采用攻下法以保证二便通畅，避免蓄积中毒。临床上观察攻下法的作用，发现攻下法可以使体内诸种癌性毒素和废物随小便排出，久积燥屎应药荡涤而下，随着症状减轻，体内抗癌积极因素得到调动，从而更加有力地增强其他疗法的效果。

在各种肿瘤病证中，凡病邪在肠胃，燥屎内结，邪热相搏，以及停痰留饮、冷积、宿食、瘀血等邪正俱实之证均适用本法。但是，由于病证的寒热不同及其正气的盛衰各异，"泻下法"又有寒下、温下、峻下、缓下之别，以及"汗""下"兼用、"攻""补"兼施等，或者与其他治法配合运用之不同。"下法"治疗癌症患者，其病机为体内热毒炽盛或者寒积腑气不通，或是肝气横逆者，临床上运用"下法"均获得较好疗效。对肿瘤患者出现胸、腹水及消化道肿瘤发生梗阻症状者，运用"攻下法"，也有不同程度的改善。现代医学研究表明，中医下法既可影响机体的免疫功能，又可杀灭或抑制肿瘤细胞。临床实践证明，下法不啻为治疗恶性肿瘤的有效措施，也丰富了中医治癌的内容。

张氏攻下法为现代学者治疗肿瘤提供了重要思路，由此而引申出来的灌肠法运用广泛。临床所见，肿瘤内科疾病，或因消化道梗阻，如食管贲门癌、肠癌等致无法摄纳；或因病在下焦，如癌性腹水、急性肿瘤溶解综合征等，使内服药液难以直达病所；或因体质上寒下热、抗癌药苦寒败胃等诸多因素，使内服药液难以奏效。而灌肠法选用清热解毒、荡邪通腑、祛瘀消癥等药,助大肠腑气通降,使六腑通利,糟粕得除,邪有出路,又无伤正之虞,广泛用于消化系统肿瘤的辨证治疗。晚期消化道癌症,多表现为饮食不下、腹痛、大便不通等,皆因腑气不通而致,如直肠癌因"蕴毒内结"或"毒聚肠胃"致腑气不通,故"结而为肿……二便乖违",脓毒血便;肠癌腹腔化疗后急腹症,则为燥屎内结致腑气不通,表现为"阳明腑实"或"热结旁流",宜通降腑气为先;而食道癌呈现"湿痰死血阻塞胃口而成",张景岳认为"噎膈一证……伤阴则精血枯涸,气不行,则噎膈病于上,精血枯涸,则燥结病于下",故用通腑法,宜"急下存阴",此即《内经》的"病在上,取之下"之意;又如急性肿瘤溶解综合征,为敏感性肿瘤化疗后出现大量肿瘤细胞崩解,引起肾功能损害,因其主要表现为呕吐及小便不通,属"癃闭"范畴,故也用通降腑气法,为"吐之下之"之法,使水毒下利,浊阴得降,清阳得升。癌症的高热不退,辨证当属"内热",《素问·调经论》谓其病机为"热气熏胸中",而心肺居胸中,"肺与大肠相表里",在宣肺解表、清热解毒等法均未奏效时(包括强力大剂的抗生素),采用直肠内给药法,荡涤大肠燥结,使腑气得通,肺气肃降,水液输布,气机畅达,则内热得退。现代研究认为,保留灌肠给药一方面可以使药物直达病所,起到荡涤肠道积滞、改善局部血运、抗炎抗变态反应等作用。另一方面,直肠给药能有效避免肝脏的首过效应,防止或减少药物在肝脏被破坏,也防止胃肠消化液、消化酶等对药物的破坏,从而使药物的利用度得到了充分的发挥。

综上,张从正不但把攻邪疗法系统全面地引入肿瘤的治疗,并且对肿瘤理论有了继承和发展,其独特的辨治方法和遣方思路,至今在指导治疗肿瘤方面仍有着重要的意义。

第四节　李东垣——补中益胃气,养正积自消

李东垣提出了"内伤脾胃,百病乃生"的论点,指出脾胃为气血生化之源,阴阳升降之枢纽,强调脾胃升降失常是肿瘤发病的核心,同时强调治疗

肿瘤时胃气的重要性。张元素云："养正积自除，犹之满坐皆君子。纵有一小人，自无容地而出。今令真气实、胃气强，积自消矣。"李东垣继承张氏学术，指出肿瘤的治疗以扶正为主，"扶正固本"，正气复邪自消。如治疗"噎塞"，倡用辛甘助阳之品如黄芪、升麻等引胃气以治其本，加开塞之药如橘皮、青皮等以泄其标。其所创制的补中益气汤、调中益气汤、橘皮枳术丸等仍为临床治疗肿瘤所常用。

中医学认为，恶性肿瘤的发生发展与机体正气不足密切相关，正气不足贯穿在恶性肿瘤的始终，正气亏虚，阴阳失调，而瘤邪不能及时消散，长期停滞于体内，久而酿成瘤肿，所以，正气不足是恶性肿瘤的内在条件。周学海《虚实补泻论》曰："无论虚实补泻，总视胃气之盛衰有无，以为吉凶之主，即于邪盛正虚，攻补两难之际，亦惟有力保胃气而加以攻邪，方为上策。"缪仲淳曰："胃气一败，则百药难施。"故扶正固本思想，当贯穿肿瘤治疗始终，根据邪正虚实而甄选扶正药物的比例，从而增强机体内在抗病能力，决不能一味攻伐而耗伤正气。如明·张景岳提出"若积聚渐久，元气日虚，越攻越虚，就不死于虚，而死于攻"，此时应"所重在命，不在乎病"，"故凡此虚邪者，当从缓治，只宜专培脾胃，以固其本"。

可见，李东垣扶正固本的思想在肿瘤治疗中有其重要意义，也为现代学者所证实。实验研究表明，益气健脾的扶正药物具有增强和调节机体免疫功能、保护骨髓提高机体造血功能、增强消化吸收、改善物质代谢、阻止基因突变、抑制肿瘤细胞增殖、诱导分化、促使肿瘤细胞凋亡、抗肿瘤侵袭与转移、抑制肿瘤血管形成及肿瘤细胞端粒酶活性等作用。益气扶正法可以加强机体内在抗病能力，抑制癌细胞生长，再配合祛邪药物杀灭癌细胞，从而达到稳定或缩小癌肿，延长生命，甚至达到治愈疾病的目的。另一方面，手术的创伤、放化疗后的不良反应都可导致患者出现正气不足，益气扶正治疗不仅可以修复气血津液损伤，纠正内环境的失调，而且能够提高机体免疫功能，预防癌症的转移和复发。

李东垣的学术思想除了"补中益胃气，养正积自消"之外，于具体肿瘤治疗也颇多创见。其所著《兰室秘藏》辨治瘰疬，以经脉部位不同而拟方，如散肿溃坚汤"治马刀疮，结硬如石，或在耳下至缺盆中，或肩上，或于胁下，皆手足少阳经中。及瘰遍于颏，或至颊车坚而不溃，在足阳明经中所出。或二证疮已破，流脓水，并皆治之"，升阳调经汤"治瘰疬绕颈，或至颊车，此皆由足阳明胃经中来，若疮深远隐曲肉底，是足少阴肾经中来，乃戊脾传于癸肾，是夫传于妻，俱作块子坚硬，大小不等，并皆治之"，连翘散坚汤"治耳下，或至缺盆，或肩上生疮，坚硬如石，动之无根，名曰马刀，从手足少阳经中来也。或生两胁，或已流脓作疮未破，并皆治之"，救苦化坚汤"治瘰疬、马刀挟瘿，从耳下或耳后下颈至肩上，或入缺盆中，乃手足少阳之经分，其瘰疬在颏下，或至颊车，乃足阳明之经分，受心脾之邪而作也"等，其分部辨证详尽，遣方擅用引经药，注重气机升降，颇具特色。

综上，李东垣治疗肿瘤以"养正积自消"和"扶正固本"为大法，遣方用药则立足脾胃，注重补中益气、协调气机、分经辨治等。时至今日，其学术思想不仅对初中期肿瘤的治疗具有很好的指导意义，对晚期肿瘤患者改善生存质量，延长生存时间也具有十分重要的参考价值，从而达到"留人治病""带瘤生存"的目的。

第五节　朱丹溪——养阴降火平亢阳，祛痰行气开郁结

朱丹溪继承刘完素、张从正、李东垣诸家之说，融理学于医学中，结合临床实践，提出了"阳常有余阴常不足"及"相火论"等学说，其治杂病以气、血、痰、郁论治。治疗上力倡滋阴降火，使人体达到阴平阳秘的正常状态。

朱丹溪认为"百病中多有兼痰者，世所不知也"，且"痰之为物，随气升降，无处不到"，或贮于肺，或停于胃，或凝滞于胸膈，或聚于肠胃，或客于经络四肢等。其为病则为喘咳，为呕吐，为泄利，为嗳气，为嘈杂，为眩晕，为惊悸怔忡，为寒热痛肿，为痞满，为壅塞，为带下，为癫疝，为结核，为癥瘕积聚，为心腹块痛等。其治痰之法亦颇为详尽，除按湿、热、食积、风痰辨证选方外，也随证选用专药，如滑痰用竹沥，酒痰用青黛，湿痰用苍术、白术，热痰用青黛、黄芩、黄连，风痰用南星、白附子、猪牙皂角等，郁痰

用僵蚕、苦杏仁、瓜蒌等，食积痰用神曲、麦芽等，老痰用海浮石、半夏、瓜蒌等。朱丹溪亦强调"治痰当以顺气为先，气顺则一身津液自顺"，其所制祛痰诸方中，多配理气、行气之品，如陈皮、香附、枳壳、木香、枳实等。除用药伍用行气之品外，亦重视调理人体气机，行气开郁，以纠正七情之偏。

在肿瘤辨治上，朱丹溪提出"痰"与肿瘤的相关性，认为"凡人身上中下有块者多痰也"，"凡人身上有结核不痛不仁，不作脓者，皆痰湿也"，并形成"痰夹瘀血，遂成囊窠"的观点，虽然其所指并非全是肿瘤，但也将肿瘤包含在其中。而且丹溪认为"百病之中多有兼痰者"，指出"治痰法，实脾土，燥脾湿是其治本也"。并认为痰乃"虚火上炎，敛津为痰"，非内湿生痰，喜在滋阴降火的基础上加以二陈汤。还提出了"风痰多见奇证""胶固浊稠者，必用吐""痰在膈上，必用吐法，泻亦不能去"等新观点。另外，丹溪也提出"气血冲和，万病不生。一有怫郁，诸病生焉，故人身诸病，多生于郁"，认为六郁也是肿瘤的病因，并创"越鞠丸"治之。

我们将丹溪的"从痰辨治"理论广泛用于肿瘤辨治中，如恶性淋巴瘤、肺癌、脑瘤等虽证型不一，均不离于痰，故治疗随证而配合其他治法，如益气除痰、祛瘀化痰、温阳化痰、行气祛痰等，常取得较好疗效。如在对非小细胞肺癌的辨治中，运用益气除痰法治疗不仅可提高患者生存质量、延长患者生存期，还具有对化疗增效减毒的作用。在对 202 例病例临床观察中发现，益气化痰法可使Ⅲ、Ⅳ期 NSCLC 的中位生存期达到 9 个月，与化疗配合应用可达到 12 个月，表明中医药对晚期肺癌有较好的临床疗效。不同证型肺癌患者的生存分析表明，脾虚痰湿型患者中位生存期达到 13 个月，优于其他证型，提示有可能进一步提高对脾虚痰湿型患者的疗效。

朱丹溪同时也认为乳腺癌的成因是七情所伤，这种认识也是十分深刻的。"女子不得于夫，不得于舅姑，忧怒郁闷晰夕积累，脾气消阻，肝气横逆，遂成隐核，大如棋子，不痛不痒，数十年后方为疮陷，名为弥岩"，"以其疮形嵌凹似岩穴也，不可治矣"。但是"若于始生之际……施以治法，亦有可安之理"，强调了乳腺癌要早发现、早期治疗，并创制了"青皮甘草汤"以治之。另外，丹溪还以肿瘤的在上和在下的部位不同明确地将噎和膈区分开来，"在上近咽之下，水饮可行，食物难入，间或可食，入亦不多，名之曰噎。其槁在下，与胃为近，食虽可入，难进入胃，良久复出，名之曰膈，亦名翻胃"，并认为"名虽不同，病本一也"，故在治疗上都主用"润养津血，降火散结"加以活血化瘀为治疗大法。现今临床上治食管癌常用硇砂，肝癌常用鳖甲，宫颈癌常用三棱、莪术，皆有一定疗效，这些中药都是丹溪所主用之物，这都充分反映了丹溪对肿瘤治疗的见解的正确性。

朱丹溪在治疗肿块过程中，除内服汤剂外，还善于配合运用其他治法以加强疗效。如三圣膏、琥珀膏外贴，韭饼热熨，药末蜜丸食化及蜜导大便等。同时，也善用单味药物，取量大力宏、单刀直入之效，如治瘰病以桑椹子捣汁熬膏调服，或牡蛎为末、玄参捣膏为丸，服饮韭汁或牛乳；治腹部积聚取蜀葵根煎汤等，临床均有较好的疗效。

综上，朱丹溪治疗肿瘤提倡"从痰辨治"，随证辅以滋阴降火、行气开郁等，并兼用吐、下诸法。其学术思想颇多创见，其遣方用药灵活详尽，对后世治疗肿瘤提供重要参考，值得我们进一步研究探索。

第六节　陈实功——列证最详首重脾胃，论治最精内外兼治

明代医家陈实功继承和发展了著名医学家李沧溟的观点，主张"开户逐贼，使毒外出为第一"。在外科手术治疗上重视针刀、药蚀等法；内治以消、托、补为主，并根据病家的实际病况，采取内治或内治外治相结合的方法。为广后学，陈氏据自己40余年来丰富的临床经验和精湛的医学理论，在花甲之年编纂成中医外科学巨著《外科正宗》。该书集明以前外科成就之大成，从理论到实践都有独到见识，富有创新性和启发性，具有鲜明的学术特点和实用性。此书涉及外科疾病一百多种，首论病理，次叙证象，再论治法，并附以典型病例，最后又介绍了炼取诸药法。自唐至明的外科治法，此书大概已具，素有"列证最详，论治最精"之评价，是一部代表明代以前外科学伟大成就的重要文献。

《外科正宗》一书中除了对一般外科病症的论治外，对肿瘤的命名、分

类、病因病理、诊断、治法方药等方面也阐释详尽。在病名方面，陈实功继承了前人大多以肿瘤所出现的症状、体征为主予以命名的特点，并做了较为系统的论述。对肿瘤的良性与恶性，已有初步的分类。关于恶性肿瘤的记载主要有乳岩、瘿瘤、失荣、唇茧四病，对这些肿瘤的症状描述较符合临床表现。如论述乳岩"初如豆大，渐若棋子；半年一年，二载三载，不疼不痒，渐渐而大，始生疼痛，痛则无解，日后肿如堆栗，或如覆碗，紫色气秽，渐渐溃烂，深者如岩穴，凸者若泛莲，疼痛连心，出血则臭，其时五脏俱衰，四大不救，名曰乳岩。凡犯此者，百人百必死。"可见陈实功对乳房部的恶性肿瘤的认识已相当深入，对预后不良也有较正确的估计，同时还十分强调早期发现，早期治疗的重要性，指出"如此症知觉若早，服药调理尚可苟延岁月"。"失荣"病名始见于该书，陈氏指出："其患多生于肩之已上，初起微肿，皮色不变，日久渐大，坚硬如石，推之不移，按之不动，半载一年，方生阴痛，气血渐衰，形容瘦削，破烂紫斑，渗流血水。或肿泛如莲，秽气熏蒸，昼夜不歇，平生疙瘩，愈久愈大，越溃越坚，犯此俱为不治。"这些临床症状极似颈部原发性恶性肿瘤（如恶性淋巴瘤）和恶性肿瘤颈部淋巴结转移，以及恶性肿瘤晚期患者有恶病质症状。《外科正宗》有关肿瘤命名和分类的记载，大大丰富了肿瘤学的内容。

关于肿瘤的发病，陈实功认为其多与六淫外侵、情志内伤、饮食不节、房欲劳伤、正气亏虚等因素有关。陈氏指出："内因者，皆起于七情蕴结于内，又兼厚味膏粱熏蒸脏腑，房欲劳伤亏损元气，乃五脏受之，其病由此内发者。""外因者，皆起于六淫体虚之人。""不内外因，其病得之于饥饱劳役，喜怒不常，饮食者冷热不调，动作者勤劳不惜，以致脏腑不和，荣卫不顺，脾胃受伤，经络凝滞。"可见，陈实功对肿瘤的病因病理有较全面的认识。如对"乳岩"的病因，陈实功明确指出"忧郁伤肝，思虑伤脾，积想在心，所愿不得志者，致经络痞涩，聚结成核"。"失荣"的病因为："失荣者，先得后失，始富终贫，亦有虽居高贵，其心或因六欲不遂，损伤中气，郁火相凝，随痰失道停结而成。"强调了精神因素在肿瘤发病和发展中的重要意义。

对于肿瘤的治疗，陈实功十分重视顾护脾胃与调理气血，强调内治与外治相结合。陈氏认为："气血者，人之所原禀。"而脾胃是人体气血资生之源，故脾胃强者气血壮，脾胃弱者气血衰。他反复指出："脾胃者，脾为仓廪之官，胃为水谷之海。得土得昌，失土者亡。盖脾胃盛者，则多食而易饥，其人多肥，气血亦壮；脾胃弱者，则少食而难化，其人多瘦，气血亦衰。故外科尤以调理脾胃为要。"并认为"善养生者，节饮食，调寒暑，戒喜怒，省劳役，此则不损其脾胃也。如不然，则精神气血由此而日亏，脏腑脉络由此而日损，肌肉形体由此而日削，所谓调理一失，百病生焉。"强调了调理脾胃、维护胃气的重要性。肿瘤邪毒易消耗人体正气，致脾胃运化功能失常，因而健脾益气、调理脾胃功能是常用的治法。只有胃纳旺盛，中土健运，使生化之源不竭，气血充沛，才能耐受肿瘤邪毒的伤害，同时也有利于应用祛邪药物攻伐病邪。如治疗乳癌，陈实功以益气养荣汤结合清心静养调理，治肉瘤"当理脾宽中，疏通戊土，开郁行瘀，调理饮食，加味归脾丸是也"。对"乳岩""肉瘤"的治疗，较具体地反映了陈实功在治疗肿瘤中重视脾胃的学术观点。

陈实功除了重视内治以外，还十分重视外治法，主张内外治法并重，二者不可偏颇。总结并创制了许多著名的方剂及独特的外治膏药，尤其善用以毒攻毒法，至今仍在临床上广为应用。如治疗肿瘤的外用药太乙膏、阳和解凝膏、生肌玉红膏、三品一条枪、如意金黄散、珍珠散、枯瘤方、秘传敛瘤膏、飞龙阿魏化坚膏等。陈氏认为，肿瘤"形势虽出于外，而受病之源实在内也；及其所治，岂可舍于内而治外乎"？认识到肿瘤的形成内在因素起了决定性的作用，而治疗上则应内外治兼用，才能取得较好的疗效。如失荣的治疗，陈实功根据自己的临床经验创制和荣散坚丸内服，外用飞龙阿魏化坚膏，内外治并用，疗效较好。他说："予立二方，曾治数人，虽不获全愈，而不夭札速死者，诚缓命药也。"治茧唇，则内服清凉甘露饮，外用蟾酥膏贴敷，也有一定疗效。陈实功还发明了许多治疗肿瘤的外用药，如三品一条枪、枯瘤方、秘传敛瘤膏、阳和解凝膏等，丰富了肿瘤中医外治法的内容。有些外用药至今还在使用，如三品一条枪治疗宫颈癌、蟾酥膏治疗癌性疼痛等。

综上所述，陈实功《外科正宗》在肿瘤的命名、分类、病因病理、诊断、治法方药等方面都有宝贵的论述，积累了丰富的临床经验，这些理论知识和实践经验都是非常可贵的，对当今肿瘤基础和临床研究仍有重要的指导意义。

第七节　张锡纯——顾护脏腑气血为先，专攻病根结聚之处

　　张锡纯是民国时期中西医汇通学派的代表人物之一，近代中国中医学界的医学泰斗。其"衷中参西"思想的基本内涵是"以中医为本，参考西法用西药，探索中西汇通之法"。他认为："西药用药在局部，是重在病之标也，中医用药求原因，是重在病之本也。究之标本，原宜兼顾。若遇难治之证，以西药治其标，以中药治其本，则奏效必捷，而临证也确有把握。"衷中参西汇通中西医的思想使张锡纯找到全新的治学观点和方法。第一是抛弃崇古泥古、故步自封的观点，敢于创新，不全于故纸中求学问。从文献出发汇通中西医基本理论，并不足以解决当时的临床问题。这方面的与古为新主要得益于他的第二种观点和方法，即反对空谈的观点，崇尚实验方法。张锡纯虽无利用仪器进行实验室研究的条件，而他却能充分利用自己长期临证实践的条件，尽一切可能通过切身体会去寻求知识，开创了中西医结合先河，不仅在理论上谋求契合点，更在临床上做深入实践。

　　张锡纯所著《医学衷中参西录》对许多疑难病症的论治有独到之处，对于"瘤"的理、法、方、药形成了自己的思想，其精髓可概括为"顾护脏腑气血，专攻病根结聚之处"。张氏注重益气，而在补益之时，又能做到补而不滞。如张氏论述噎膈病，将中气不足作为噎膈的主要病机，认为"系中气衰弱，不能撑悬贲门，以致贲门稚如藕孔，痰涎易于壅滞。因痰涎塞滞，冲气更易上，所以不能受食"。故在治疗上注重大补中气，"中气旺盛则胃气能降，冲气随之降矣"，拟参赭培气汤，方中以人参为主药。此外，张锡纯治疗妇女经闭不行或产后恶露不尽结为癥瘕，拟理冲汤一方，该方亦用于一切脏腑癥瘕积聚之证。方中以黄芪、党参、白术、怀山为主药，复加三棱、莪术，其用意为参芪能补气，得三棱、莪术流通之则补而不滞，而元气愈旺；元气既旺，愈能鼓舞三棱、莪术之力以消癥瘕。

　　由此可知，张锡纯论治肿瘤，总以顾护脏腑正气为先。这种学术思想，

对于现代中医治疗肿瘤极具借鉴意义。肿瘤常表现为局部为实、全身为虚、虚实夹杂、错综复杂。早期邪实为主，治疗当以消癥为主，然亦不可徒攻破以伤正气；中期邪正相争，应攻补兼施；晚期邪实正虚，治当据邪正盛衰而甄选攻补之法，以期取得邪正平衡，达到带瘤生存的目的。再如肿瘤术后，攻补并备，扶正祛邪，以防止复发及抗转移；肿瘤放、化疗后，应以扶正为主，随证佐以清热解毒、化痰祛瘀等法，以解放、化疗后遗留之毒。虽然各期正邪不同，攻补之法比例各异，亦不忘顾护正气，留得一分正气，则有一丝生机。

张锡纯治疗肿瘤，还善用破药以活血化瘀。如张氏治疗噎膈、癥瘕常用破血之药，如三棱、莪术、水蛭等。他认为癥瘕及噎膈之顽症乃瘀血所致，当用破血之药，而一般医者认为此类药物药性猛烈。恐破血动血，不敢轻易用之。张锡纯则认为"能破癥瘕者乃三棱、莪术之良能"，"水蛭性和平，而具有善化瘀血之良能"。在应用时又将破血药与参芪合用以保护气血，则瘀血去而气血不至耗伤。张氏用药，瘀血轻者用桃仁、红花，见效缓慢者用三棱、莪术，若再不见效则用生水蛭研末服用。他之所以敢大胆使用破血之药，是基于对其药性的准确把握，发挥其善破癥瘕、擅除瘀血之特长，而在组方用药上又时时顾护气血，并非图一时之功。从张氏思想引申，现代医学的手术、放化疗、微创等，广义上亦可纳入中医的攻邪之法，为我所用，切不可实为虎狼而摒弃。中医扶正抑瘤，与之结合能发挥更大作用。

张锡纯治疗癥瘕、积聚，善用活血、破血之品，却慎用理气药。他认为此类药耗散气血，而治疗癥瘕却远不如三棱、莪术。"若论耗散气血，香附犹甚于三棱、莪术，若论消磨癥瘕，十倍香附亦不及三棱、莪术也"。他批评"世俗医者，观其临证调方，漫不知病根于何处，惟是混开混破。恒集若香附、木香、陈皮、砂仁、枳壳、厚朴、延胡、灵脂诸药，或十余味或数十味为一方，服之令人脏腑之气皆乱，常有本病可治，服此等药数十剂而竟不治者"，尖锐地指出滥用理气药耗伤脏腑气血，促使病情加重。张锡纯治疗肿瘤，既敢用破药，又注意顾护脏腑之正气，做到邪去而不伤正。他组方用药常是攻补兼施。如理冲汤治疗脏腑癥瘕、积聚，以党参、黄芪、白术、怀山药补益脏腑，以三棱、莪术破瘀，视病人体质强弱而增减用量。他认为"元气既旺，愈能鼓舞三棱、莪术之力以消癥瘕"，"人之脏腑，一气贯通，若营垒连络，互为犄角，故用药攻病，宜确审病根结聚之处。用对症之药一二味专攻其处"。因此，他用药常是药专力猛，直取病所，同时又注意保护脏腑。在药性配伍上，做到润燥相宜，在理冲汤方中，既用温燥之参芪诸温热药，又配以天花粉、知母等凉润之品；在参赭培气汤中，既用人参大补元气，又用天冬、知母滋阴润燥，体现气能生津、津能固气之用意，时时注意保护脏腑的阴阳平衡，以防浮火虚热丛生，脏腑之气受损。

综上所述，张锡纯治疗肿瘤的思想及用药具有匠心独运之处，具有重要的临床实用价值。其衷中参西的观点开创学术新风，也为我们现代中西医结合治疗肿瘤提供参考和借鉴，值得我们深入探讨。

第八节 察病机而定治则，审病势以拟方药

中医学认为，肿瘤是一种全身性疾病，它的病因是多种多样的，概括起来主要为外因和内因两方面。外因为六淫、伤食等邪毒郁积；内因为脏腑经络失调、阴阳气血亏损，使正气先虚。在外邪作用下，机体形成气郁、痰滞、湿聚、血瘀、蓄毒等病理状态，而正气虚促使邪毒久聚成块而产生肿瘤。针对上述病理状态，历代医家积累了丰富的经验，创立了有效的方剂，根据"高者抑之，下者举之，有余折之，不足补之，坚者削之，客者除之，劳者温之，结者散之，留者攻之，燥者濡之，急者缓之，散者收之，损者温之，逸者行之，惊者平之……适事为故"的原则，大体上可用八法概之，即汗、吐、下、和、温、清、消、补。八法在现代中医肿瘤治疗中的运用应有所侧重，灵活变通，如汗、吐法，由于肿瘤为内伤杂病，除非兼杂太阳表证使用汗法，痰涎壅盛偶用吐法，素来在肿瘤的辨治中，此二法较少使用。其他方法，则根据体质的强弱、病情的缓急、病性的寒热、正邪相争情况而辩证地应用，诸法可分可合，临证灵活变通。可将恶性肿瘤的常用治疗方法归纳为八类，详述如下。

一、清热解毒法

热邪与火毒是恶性肿瘤的病因之一，处于极期的肿瘤病人常呈阳证和热证。如宫颈癌见五色带下臭秽；肝癌见烦热黄疸，邪热迫血妄行则吐血或便血；肺癌出现脓血痰；结肠癌见脓血便；白血病见吐血发斑，并伴见发热口渴、五心烦热、溺黄便结、舌红苔黄、脉弦滑数等。其局部转移病灶或体表癌块亦现红、热、肿、痛之"阴痛"症状，肿物溃破则流血渗液腥臭，症情险恶，溃而难收，历代医家称为"恶疮""毒物"。以上诸种临床表现，皆为热邪结聚，或邪毒郁久化热所致，治宜清热解毒。

应用清热解毒法治疗肿瘤时，可根据肿瘤部位、兼症而甄选相应方剂。如头面部肿瘤症见头面红肿焮痛、目不能开、咽喉不利、舌燥口渴、舌红苔白兼黄、脉浮数有力等，此为风热疫毒上攻头面，气血壅滞，治以清热解毒、疏风散邪，方用普济消毒饮；肺癌症见身有微热、咳嗽痰多，甚则咳吐腥臭脓血、胸中隐隐作痛、舌红苔黄腻、脉滑数等，证属热毒壅滞，痰瘀互结者，治以千金苇茎汤；肝癌或胆管细胞癌症见头痛目赤、胁痛、口苦、耳聋、耳肿，或泌尿生殖器肿瘤症见阴肿、阴痒、筋痿、阴汗、小便淋浊，或妇女带下黄臭、舌红苔黄腻、脉弦数有力者，此为肝经实火上炎或湿热下注，均可用龙胆泻肝汤。若从肿瘤兼症而分，肿块红肿焮痛、身热凛寒属热毒壅聚，气滞血瘀痰结者可用仙方活命饮；放疗后出现口腔黏膜反应，症见疼痛、红斑、溃疡等，可用普济消毒饮；肺部感染者，症见咳嗽痰多、色黄质稠、胸闷痛者，可用千金苇茎汤；宫颈癌症见阴道流恶臭水及不规则阴道流血，量时多时少，有时突然大出血，证属肝胆湿热下注者，方用龙胆泻肝汤等。总之，临床用清热解毒法应随证而变化，以气分实热为主者重在泻火；以血分实热为主者偏于凉血；邪热蕴郁成瘀者宜配合活血化瘀药，热灼为痰聚而成积者又宜兼化痰散结之品。

清热解毒方药有较广泛的药理效应，部分药物在体内或体外有直接或间接抑杀肿瘤细胞的作用；部分药物尚能影响机体内分泌系统、提高机体免疫功能，如增强肾上腺皮质功能，提高巨噬细胞或淋巴细胞的功能，这些机制有助于解释某些清热解毒药对化学治疗和放射治疗有一定的增效作用。此外，本类方药多有较广泛的抗菌效果，有消炎、退热、散肿排毒或中和毒素的作用。通过动物实验，观察感染瘤株及未感染瘤株动物的生长情况，发现炎症和感染是促使肿瘤扩散恶化的条件之一，由于这类方药能控制肿瘤周围炎症的其他感染，在一定程度上亦有助于减轻症状、控制肿瘤的发展。这类药物如青黛含靛蓝 5%～8%、靛玉红 0.1%，以及靛棕、靛黄、鞣酸、β‑谷甾醇、蛋白质和大量无机盐。动物实验表明，靛玉红对动物移植性肿瘤有中等强度的抑制作用，对肺癌的抑制率为 43% 左右，对小鼠乳腺癌亦有一定的抑制作用。慢性粒细胞性白血病患者长期大量服用靛玉红后，机体的细胞免疫功能均能随症情的好转恢复到正常水平；原来体液免疫低下的病人服用靛玉红后亦可恢复正常。靛玉红还可使慢粒病人血液中 CAMP 的含量随治疗显效而上升，缓解期时可接近正常水平。

二、温阳散寒法

肿瘤是在脏腑功能失调后癌毒蓄留，复又感受六淫、七情、劳伤及饮食不调等致病因素作用下发生发展的，而脏腑功能有赖于阳气温煦，阴血有赖于阳气推动，阳气不足则脏腑功能衰弱，津液精血停滞，阳气虚复又易遭受寒邪侵犯，日久有形之癥而成。如《灵枢·水脏》云"寒气客于肠外，与卫气相搏，气不得荣，因有所系，癖而内著恶气乃起，息肉乃生"，指出寒邪留着而成癥。巢元方《诸病源候论》中提出"积聚者，由寒气在内所生也。血气虚弱，风邪搏于脏腑，寒多则气涩，气涩则生积聚也"，明确指出了"寒气在内"是积聚形成的原因之一。肿瘤发展到晚期往往兼有阳虚证候，如畏寒肢冷、气短而喘、神疲乏力、少气懒言、面色白、浮肿、小便清长、大便溏薄、脉沉迟等，或为水气病，或为恶性积液。阳虚寒证责之于心、脾、肾，温阳亦当辨温通心阳、温补心肾。肿瘤病人温阳不仅仅是治疗阳虚，还可增强脏腑功能，促进气血运行、津液代谢。临床运用温阳散寒法治疗恶性肿瘤，以中晚期肺癌、肝癌及肿瘤并发症为多。

温法，又称祛寒法，是用温热性药物以祛除寒邪、补益阳气的一种治法。其主要作用是回阳救逆、温中祛寒，消除沉寒阴冷等。清代名医王维德在《外科证治全生集》中指出："大者名恶核，小者名痰核，与石疽初起相同。然其寒凝甚，结毒根最深，却不易溃。未溃之前，忌贴凉膏，忌服凉药，内服阳和丸、犀黄丸可消。"其创制的阳和丸，由肉桂、麻黄、炮姜炭等温热类药物组成。明·薛己在《口齿类要》中也指出："（治疗唇茧）大要审本症，察兼症，补脾气，生脾血……若患者忽略，治者不察，妄用清热解毒之药，或用药线结去，反为翻花败症矣。"可见，肿瘤的治疗并非独用寒凉之剂。

温阳散寒方剂根据功效可以分为温中祛寒方、回阳救逆方、温经散寒方等。温中祛寒代表方剂如附子理中丸可用于胃癌、大肠癌等消化系统肿瘤症见脘腹冷痛、手足厥寒、呕吐泄泻，或吐利转筋、舌淡苔白、脉沉细，证属脾胃沉寒痼冷，脾肾虚寒者；当归建中汤主治虚羸不足证，可用于消化系统肿瘤症见腹中隐痛不已、吸吸少气，或小腹拘急挛痛引腰背、不能饮食者。回阳救逆代表方剂如回阳救急汤主治寒邪直中三阴，真阳衰微证，症见四肢厥冷、神衰欲寐、恶寒蜷卧、吐泻腹痛、口不渴，甚则身寒战栗，或指甲口唇青紫，或吐涎沫，舌淡苔白、脉沉微甚或无脉，可用于晚期肿瘤危象出现休克、心力衰竭或氩氦冷冻消融所致冷休克等属亡阳欲脱者。温经散寒代表方剂如暖肝煎有温补肝肾、行气止痛之功，主治肝肾虚寒证，症见睾丸冷痛，或小腹疼痛、畏寒喜暖、舌淡苔白、脉弦沉迟，可用于睾丸生殖细胞肿瘤、肾癌、前列腺癌、阴茎癌等泌尿系统肿瘤证属肝肾虚寒者；阳和汤主治阴疽，症见漫肿无头、皮色不变、疼痛无热、口中不渴、舌淡苔白、脉沉细或迟细，可用于骨髓瘤、骨肉瘤、乳腺癌或骨转移等属阳虚痰凝者。

现代研究指出，温阳散寒药可通过抑制肿瘤细胞增殖与微血管形成，诱导肿瘤细胞分化与凋亡，逆转肿瘤细胞的生物学行为改变，提示阴阳对细胞的生长与分化具有调节作用，为温阳散寒法治疗恶性肿瘤提供了科学依据。

三、活血化瘀法

气血是人体生命活动的物质基础，运行于脏腑经络、四肢百骸，升降出入，流畅无阻，气血相辅相成，气为血帅，血为气母，如气郁、气滞、气聚等皆能凝血成瘀，出现积聚肿块。《素问·举痛论》谓："寒气客于小肠膜原之间，络血之中，血泣不得注于大经，血气稽留不得行，故宿昔而成积。"明·董宿原《奇效良方·积聚门》谓："气上逆，则六输不通，温气不行，凝血蕴里不散，津液凝涩渗著不去，而成积矣。"清·王清任《医林改错》指出："今请问在肚腹能结块者是何物？若在胃结者，必食也，在肠结者，燥粪也……肠胃之外，无论何处，皆在气血……结块者，必有形之血也。血受寒则凝结成块，血受热则煎熬成块。"说明肿瘤的形成与气滞血瘀有关。由于血行不畅，瘀血凝滞，"不通则痛"，患者每有固定性疼痛，疼痛时间较持续而顽固；因血行不畅或局部郁血故可见颜面晦暗，指甲及皮肤粗糙无光泽，舌质瘀暗、舌面瘀点或瘀斑、舌下脉络郁滞等，脉象弦缓或弦涩有力，甚则可摸到包块，是为血瘀证，宜用活血化瘀法治疗。本类药常与行气药同用；又血遇寒则凝滞，对寒凝血瘀者宜配温里药以温通血脉；气为血帅，气行则血行，对气虚成瘀者，宜配合补气药以加强祛瘀作用。

活血化瘀方剂根据功效可以分为补气通络、行气活血、通窍活血、温阳祛瘀、泄热逐瘀、消癥散瘀等。补气通络代表方为补阳还五汤，适用于气虚血瘀证，如肿瘤化疗后出现化疗神经系统毒性反应，主要表现为指（趾）尖端麻木、神疲乏力、小便频数或排尿困难、舌暗淡、苔白、脉缓无力等，属气虚血瘀者可用补阳还五汤；行气活血代表方为血府逐瘀汤，主治气滞血瘀证，症见头痛、胸痛、失眠、心慌、呃逆等，常见于颅脑肿瘤、胸部肿瘤等；通窍活血代表方为通窍活血汤，适用于头发脱落、头晕痛、久聋等头面瘀血证，常见于头面部肿瘤，如颅内肿瘤、鼻咽癌等；温阳祛瘀代表方为温经汤、少腹逐瘀汤等，适用于腹部及妇科肿瘤证属寒凝血瘀者；泄热逐瘀代表方为桃核承气汤、下瘀血汤等，可用于盆腔部肿瘤、消化道肿瘤等证属瘀热互结者；消癥散瘀代表方为大黄䗪虫丸、桂枝茯苓丸，广泛用于各类肿瘤包块坚硬不移者。

临床研究表明，活血化瘀方药可以促进新陈代谢，改善血液循环，增加血管通透性，软化结缔组织，消炎止痛，可能改善实体瘤局部的缺氧状态，提高对放射治疗的敏感性。如从中药温莪术中提取的抗肿瘤药物榄香烯，其主要有效成分是 β- 榄香烯，是我国自行开发研制的国家二类非细胞毒性的广谱抗肿瘤新药。基础及临床实验等研究结果表明，β- 榄香烯具有抗瘤谱广泛、疗效确切、不良反应轻微等突出优点，且有抗病毒、升高白细胞、提高机体免疫功能的作用。目前在临床广泛用于恶性浆膜腔积液、肺癌、消化道肿瘤、脑瘤及其他浅表性肿瘤的治疗。

国外研究资料指出，由于肿瘤周围有大量纤维蛋白沉积，并形成纤维蛋白网格，使抗癌药物和免疫活性细胞不易深入瘤内。因而癌组织周围纤维蛋白的积聚是癌细胞得以在体内停留、生长、发展，最后形成癌块或转移灶的重要因素之一。有些活血化瘀方药具有增强纤维蛋白溶解性和降低纤维蛋白稳定性的作用，从而可能防止或破坏肿瘤周围及癌灶内纤维蛋白的凝集。通过改善肿瘤组织的微循环及增加血流量，使抗癌药物、免疫淋巴细胞到达肿瘤部位，发挥抗癌作用，并能提高抗体水平，增强机体免疫力，从而有助于减轻症状，消除肿块。

四、除痰散结法

中医学里痰的概念较为广泛，狭义的痰指咳嗽咯出的痰液（外痰）；广义的痰除了有形的痰之外，还包括无形之痰（内痰），是多种疾病的致病因素之一。痰的产生与脏腑功能失调有密切关系，《医宗必读》谓："脾土虚弱，清者难升，浊者难降，留中滞膈，瘀而成痰。"痰证在全身各处皆可出现，且其症状变化多端，是谓"顽痰生百病"，《杂病源流犀烛》指出："痰之为物，流动不测，故其为害，上至巅顶，下至涌泉，随气升降，周身内外皆到，五脏六腑俱有。"肿瘤亦每与"痰滞作祟"有关，临证常见痰热在肺则咳喘吐脓血（如肺癌）；在食管、胃脘则呕哕痰涎、饮食难进（如食管癌、胃癌）；流窜皮下组织则成痰核、瘰疬、瘿瘤、乳石痈（如淋巴结核、颈部淋巴结转移癌、淋巴肉瘤、甲状腺肿瘤、乳腺癌等）；痰饮泛滥、痰热瘀结经络则足肿、腹水或黄疸（如肝癌）等，并伴见脘腹满闷、痰涎难咳出、舌苔白厚或腻浊、脉滑，治宜化痰软坚、除痰散结。

痰的成因很多，从其性质来讲，可分为湿痰、燥痰、热痰、寒痰、风痰、老痰、痰瘀等，《景岳全书》告诫"见痰休治痰"，"善治者，治其生痰之源"，乃为正本清源之法。若肺热熏蒸生痰者宜清热除痰；燥邪伤肺，阴液被烁，津灼成痰者宜润燥除痰；脾不健运，水饮留滞，蕴湿成痰者宜健脾化痰；肾司开阖，肾虚水泛，聚湿成痰者宜温肾化痰；又气郁易生痰，老痰多气滞，《济生方》谓："人生气道贵乎顺，顺则津液流通，决无痰饮之患。"故除痰散结药中常加入理气之品以调畅气机；再则痰与血同属阴，易于交结凝聚，《丹溪心法》谓："痰夹瘀血，遂成窠囊。"《张氏医通》谓："痰夹死血，随气攻注，流走刺痛。"此等"窠囊之痰"即为痰积夹瘀血胶着之顽痰，在肿瘤的痰证中甚为常见，故除痰散结药每每与活血化瘀药同用，以增强疗效。

除痰散结法又可分为燥湿化痰、清化热痰、润燥化痰、温化热痰、化痰息风等。燥湿化痰代表方为二陈汤、导痰汤、涤痰汤、茯苓丸、温胆汤等，可用于肿瘤见咳嗽痰多、色白易咯、恶心呕吐、胸膈痞闷、肢体困重，或头眩心悸、舌苔白滑或腻、脉滑等症，亦可用于颅脑肿瘤证属痰湿阻滞，蒙蔽清窍者。清化热痰代表方为清气化痰丸、清金降火汤、清金化痰汤、柴胡陷胸汤、滚痰丸等，可用于肺癌、食管癌见咳嗽痰黄、黏稠难咯、胸闷痞闷甚则气急呕恶、舌质红、苔黄腻、脉滑数，证属痰热蕴肺者。润燥化痰代表方如贝母瓜蒌散，可用于肿瘤见燥痰咳嗽，咳嗽呛急、咯痰不爽、涩而难出、咽喉干燥哽痛、苔白而干等症；又如放射性肺炎，乃放疗后火毒灼液成痰，而致津伤痰凝，治宜润燥化痰，亦宜贝母瓜蒌散。温化热痰代表方如苓甘五味姜辛汤、冷哮丸等，可用于肺癌见咳嗽痰多、色白清稀、舌苔白滑、脉弦滑，证属寒饮停肺者。化痰息风代表方如半夏白术天麻汤、定痫丸、五生丸等，可用于颅脑肿瘤见眩晕、头痛、胸膈痞满、痰多呕恶、舌苔白腻、脉弦滑，甚者手足抽搐、目斜口歪等证属风痰上扰者。

现代药理实验证明，除痰散结方药多数有不同程度的抑杀肿瘤细胞的功效，善于消散囊肿及多种良性肿瘤，亦可能有减少或控制恶性肿瘤周围炎症分泌物的作用。如法半夏的块茎含挥发油、少量脂肪、多种氨基酸、麻黄碱、胡芦巴碱，以及药理作用与毒芹碱相似的生物碱等，还分离出一种结晶性蛋白质——半夏蛋白Ⅰ。从掌叶半夏块茎生物碱中提取分得1-乙酸基-β咔啉、烟酰胺等9个化合物，近年来又分得掌叶半夏碱甲、乙、丙和胡萝卜素苷。药理实验表明，掌叶半夏的烯醇或水浸出液，对动物实验性肿瘤和Hela细胞都具有明显的抑制作用。从水溶部分得到的胡芦巴碱对小鼠肝癌（HCA）亦有明显抑制作用，其所含的β-谷甾醇及类似物也有抑瘤作用，并能明显促使癌细胞逐渐脱落而使癌体缩小或消失，对宫颈癌有效，且局部清洁作用明显。

五、以毒攻毒法

肿瘤在体内表现为积聚癥瘕，盘根错节，留着不去，肿块与日俱增，当邪气炽盛之时，宜用消瘤攻坚、通利破积之峻药，以荡涤积滞，推陈致新，消散瘤块，《素问·至真要大论》谓"坚者削之……结者散之，留者攻之"是也。消瘤破积法属于下法，张子和在《儒门事亲》中提出"凡积聚陈莝于中，留结寒热在内"者，宜用下法，下法能使"陈莝去而肠胃洁，癥瘕尽而荣卫昌"。消瘤破积药多数气厚力猛，药性峻烈，《素问·五常政大论》谓"能毒者以厚药，不胜毒者以薄药"，故本法适于各类肿瘤初、中期肿块明显、形体壮实、正气未虚者。

由于肿瘤的形成每与热毒留着、瘀血结聚有关，故消瘤破积方药常适当配伍清热药或祛瘀药以加强泄热、溃坚之功效。代表方剂如海藻玉壶汤用于治疗瘿瘤初起，或肿或硬而未破者，有清热消瘿、软坚散结之功，可用于甲状腺癌证属痰热蕴结者；消瘰丸有养阴解毒、开郁散结之功，可用于治疗瘰疬、痰核、瘿瘤属痰火郁结者；蟾酥丸功在解毒消肿、辟秽疗疮、活血定痛，可用于疗毒恶疮、痈疽发背、附骨痈疽、乳痈乳发及无名肿毒等；小金丸主治阴疽初起，皮色不变、肿硬作痛等症，广泛用于各类肿瘤如骨肿瘤、乳癌、多发性骨髓瘤等，有散结消肿、化瘀止痛之功；舒肝溃坚汤主治瘰疬、上石疽、乳癖、乳岩、失荣等病症，有散结溃核、祛痰托瘤之功，可用于甲状腺癌、鼻咽癌、乳腺癌等属肝郁血瘀、痰凝毒结者。

由于本法所用方药功效峻猛且多有毒，对人体的正气有一定的损害，给药时应严格掌握分量与疗程，当病邪已去大半，机体日渐亏虚时应注意兼顾正气，要权衡邪正的盛衰，使祛邪与扶正有机地结合起来。对于某些邪盛正虚、标急本缓的患者，非祛邪而不能保正时，纵然形体虚衰，亦可短暂使用消瘤破积法。《素问·六元正纪大论》谓："有故无殒，亦无殒也，大积大聚，其可犯也，衰其大半而止，过者死。"

以毒攻毒法的代表药物主要为虫类药，其药力峻猛，可以破血逐瘀、软坚散结，已被广泛应用于临床各种瘕积痞块和疑难杂症。近年来研究发现，很多虫类药有显著的抗癌抑癌作用，而且在攻克癌症方面不断取得进展。如在虫类药物中，全蝎消肿散结、息风止痉、镇静止痛；蜈蚣解毒散结、通络止痛、息风止痉；斑蝥破血散结、攻毒发泡、破癥瘕、通血闭；守宫（壁虎）息风止痉、化瘀散结止痛。现代药理研究表明，全蝎的水提取物对结肠癌细胞、醇提取物对人体肝癌细胞等有抑制作用，日本学者证实全蝎在试管内（Ehrlich 腹水细胞）显示出抗癌活性；蜈蚣在体外对人体肝癌及胃癌细胞有抑制作用，对小白鼠肝肿瘤体亦有抑制作用，对 S、L、D（Dunning 白血病模型）、艾氏腹水癌 W 有抑制作用；体外试验证明守宫水溶液可抑制人体肝癌细胞的呼吸作用；体外实验中斑蝥的水、醇或丙酮提取物能抑制 Hela 细胞和人的食管癌、贲门癌、胃癌、肝癌细胞的代谢，对小鼠 s 有抑制作用，实验观察到斑蝥素主要影响了癌细胞的核酸和蛋白质的合成。从虫类药提取有效成分制成的中成药在抗肿瘤中也发挥了重要作用，如华蟾素为大蟾蜍干皮加工制成的中药制剂，其主要成分为甾族强心苷元、吲哚生物碱类及其他生物碱、蝶啶类等，其中主要活性成分为蟾毒灵（bafalin）、脂蟾蜍配基（resibufogenin）、华蟾酥毒基（又称华蟾毒精 cinobufagin）等。随着对华蟾素药理作用的深入研究，已证实华蟾素具有抗病毒、消炎止痛、调节免疫、抗肿瘤作用。

在运用虫类药物抗癌治疗中，首先要灵活辨证，善于发挥；或配合温阳驱寒，或配合理气活血，或配合补气益气，或配合祛瘀散结。其次要注重辨病，精于药理；邪毒结于体内为肿瘤根本，毒邪深，非攻不可，故用虫类药物借其性峻力猛以攻邪，在正气尚能耐攻的情况下，借其毒性以抗癌。再次要审时度势，适可而止；肿瘤病人正气多已损伤，而虫类药物多有较大毒性，其治疗不能一味猛烈攻伐，应根据患者的体质状况和耐受能力，灵活掌握药物用量，处理好局部与整体的关系，才能达到预期的治疗目的。

六、扶正补虚法

《素问·刺法论》指出"正气存内，邪不可干"，强调了正气对疾病的发生和防御的重要意义。恶性肿瘤发病迅猛，邪毒嚣张，症情险恶，病人多具有进行性消瘦乃至恶病质的特点，并出现阴、阳、气、血偏虚的见症。人体气血阴阳有着相互依存的关系，阳虚者多兼气虚，气虚又易导致阳虚，气虚和阳虚常表示机体功能的衰退；阴虚者每兼血虚，而血虚又易导致阴虚，血虚和阴虚常表示体内精血津液的损耗。扶正培本就是指扶助人体的正气，调节阴阳、气血的不平衡，它可以提高患者抵御肿瘤的能力，控制肿瘤的发展。《医宗必读·积聚》说："积之成者，正气不足，而后邪气踞之。"早在宋元期间成书的《卫生宝鉴》卷十四云："养正积自除……令真气实，胃气强，积自消矣。"扶正补虚法的应用除了辨阴阳气血之亏外，还要辨虚在何脏而采取相应的治法，故《难经·十三难》说："治损之法奈何？然损其肺者，益其气；损其心者，调其营卫；损其脾者，调其饮食，适其寒温；损其肝者，缓其中；损其肾者，益其精。此治损之法也。"辨治恶性肿瘤应注意祛邪不忘扶正，扶正与祛邪结合。扶正之中以健脾和胃为要，脾胃是人体正气化生的源泉，《中藏经》谓："胃者，人之根本，胃之壮，五脏六腑皆壮也。"对于癌症患者来讲，健脾益气和调理脾胃是扶正补虚的重要内容，必须时时顾及"胃气"，《医宗必读》指出："胃气一败，百药难施。"《脾胃论》强调："则元气之充足，皆有脾胃之气无所伤，而后能滋养元气。若胃气之本弱，饮食自倍，则脾胃之气既伤，而元气亦不能充，而诸病之所由生也。"张仲景在《金匮要略》中概括为"脾旺不受邪"。癌症患者每有脾不健运，食欲不振的通病，加之肿瘤耗精劫血，更加促使机体虚衰，只有脾胃健运，使生化之源不竭，才能耐受祛邪药物之攻伐，《内经》谓"安谷者昌，绝谷者亡"是也。

扶正补虚法的运用，必须仔细分辨体内阴、阳、气、血的孰盛孰衰，决不能不分阴阳、气血的盛衰而采用面面俱到的"十全大补"，要把扶正与祛邪辩证地统一起来，扶正是为祛邪创造必要条件，要以中医辨证论治的原理与方法来权衡扶正与祛邪之间的轻重缓急。临床所见的恶性肿瘤以气虚及阴虚较为常见，故益气养阴法也比较常用。然而，癌症的病情较复杂，变化也较迅速，在疾病的不同时期要分清主次，故《内经》着重指出"谨察阴阳，以平为期"，强调了辨证的重要性。如肿瘤经放射治疗后，常可出现"火毒内攻"或"阴虚火旺"之证，见口鼻燥热、咽干喜饮、小便短黄、心烦纳少、舌红少苔、脉象细数等证候，治宜养阴清热，或养阴润燥；有时出现口渴而不喜饮、倦怠乏力、短气纳呆、白细胞减少、脉数而无力等脾虚或脾气虚兼有肾阴虚的证候，此时就应少用寒凉肥腻之品，宜予补脾益气，或益脾气、养肾阴两者兼顾，每每强调使用血肉有情之品以饮食调养，重用参、芪之类以益气培本。总之，有是证而用是药，但由于"阳生阴长，阳杀阴藏"，"孤阴不生，独阳不长"，故在补阳时避免耗阴，在养阴时防止碍阳。不仅如此，《景岳全书》还说"善补阳者，必于阴中求阳，则阳得阴助而生化无穷；善补阴者，必于阳中求阴，则阴得阳升而泉源不竭"，就是这个道理。

扶正补虚方剂依其各自不同的功效可分为补气、补血、气血双补、补阴、补阳、阴阳双补、气血阴阳并补等七类。补气以四君子汤、参苓白术散、补中益气汤、玉屏风散、生脉散、人参蛤蚧散等为代表方；补血以四物汤、当归补血汤、归脾汤等为代表方；气血双补以八珍汤、十全大补汤、人参养荣汤等为代表方；补阴以六味地黄丸、左归丸、左归饮、大补阴丸、一贯煎、百合固金汤、沙参麦冬汤、二至丸为代表方；补阳以肾气丸、右归丸、右归饮、十补丸等为代表方；阴阳双补以地黄饮子、龟鹿二仙胶等为代表方；气血阴阳并补以炙甘草汤、补天大造丸等为代表方。在肿瘤治疗中，宜随证而甄选对证之剂，如四君子汤、参苓白术散等可用于治疗化疗后恶心呕吐、腹泻、消化不良、术后胃肠功能紊乱等；补中益气汤用于治疗肿瘤性发热证属气虚发热等；归脾汤可用于化疗后骨髓抑制及癌症慢性消耗；补中益气汤、玉屏风散等可用于化疗后表虚自汗；六味地黄丸可用于放射性肺炎、化疗后肾功能损害等；沙参麦冬汤可用于治疗鼻咽癌放疗损伤及肺癌证属津液亏虚者；一贯煎主治肝肾阴虚、肝气不舒证，症见胸脘胁痛、吞酸吐苦、咽干口燥、舌红少津、脉细弱或虚弦等，抑可用于肺癌并咯血、肝癌癌性发热；百合固金汤功在养阴润肺、化痰止咳，适用于肺癌、放射性肺炎等证属肺肾阴虚、虚火上炎者。

根据传统中医理论，现代研制多种扶正中成药，在肿瘤治疗中应用广泛，对提高患者生存质量发挥重要作用。如中成药贞芪扶正颗粒是由女贞子、黄芪等组成的中药复方制剂，其主要功效是提高免疫力，对 NK 细胞、T 细胞亚群、LAK 细胞、巨噬细胞有调节作用；对干扰素、白介素 –2、肿瘤坏死因子等均有一定影响。即具有明显提高机体细胞免疫和体液免疫功能，抑制肿瘤发展，促进机体恢复的作用。另外，还能够升高白细胞，保护骨髓，其作为放化疗辅助用药可减低化疗药物毒副作用。由临床观察结果可见，贞芪扶正颗粒对放化疗骨髓抑制所致白细胞、血小板和血红蛋白的降低有不同程度的拮抗作用，对消化道及全身毒性反应症状如厌食、恶心、呕吐、乏力等有较好的减轻作用，这对于肿瘤患者完成放化疗方案，提高生存质量，保证或提高其疗效是十分有利的。

临床资料及实验证明，中医扶正培本与增强或调整机体免疫功能有关。对细胞免疫、体液免疫均有促进作用；且能调整垂体—肾上腺系统功能；有的还能增加细胞中环磷酸腺苷含量，调节环磷酸腺苷与环磷酸鸟苷比值，从而抑制肿瘤的生长。本类方药与化学药物及放射治疗结合起来应用于临床，可起到相辅相成的作用，在放、化疗大量杀灭肿瘤细胞以后使用扶正补虚药，可以保护和提高机体免疫功能，减少放射线和化学药物对骨髓、胃肠道等各个系统的毒副作用。

七、理气消积法

气为一身之主，升降出入有序，内而脏腑，外而肌腠，周行全身，以维持人身正常生理功能。《素问·举痛论》说："百病生于气也。"若因情志失常，或寒温失节，或劳倦太过等因素，均可使气机升降失常，可致痰饮、食积、血瘀留滞不散，而变生百病。历代医家认为，实体癌肿每由气滞不畅，血瘀不行，凝滞不去，日久而酿为瘤块不移。如《灵枢·水胀》云："石瘕生于胞中，寒气客于子门，子门闭塞，气不得通，恶血当泻不泻，衃以留止，日以益大，状如怀子。"《灵枢·百病始生》："若内伤于忧怒，则气上逆，气上逆则六输不通，温气不行，凝血蕴裹而不散，津液涩渗，着而不去，而积皆成矣。"又脾胃为仓廪之官，主运化水谷精微。若脾失健运，食积内停，气机失畅，可致升降失职，出现脘腹胀痛、恶食呕逆、泄泻等症；脾胃虚弱，运化无力常可致食积内停，而食积内阻常损伤脾胃，脾胃虚则饮食无味，食少而难消。肿瘤患者每因肿瘤消耗，正虚体羸，尤其是经手术、放化疗后，脾胃功能受损，常可见脘腹胀痛、呕逆嗳气、食少纳呆等症，故在治疗肿瘤中当须理气以开郁行血、消痰化饮，俾气血和谐则瘤块有可消之机。

理气消积法主要归于中医八法中的"消法"，具有疏畅气机、化积导滞、调整脏腑之功。理气消积方剂主要分为行气、降气、消食导滞、健脾消食等。行气剂代表方如越鞠丸，主治六郁证，症见胸膈痞闷、脘腹胀痛、嗳腐吞酸、恶心呕吐、饮食不消、舌红苔白腻、脉弦滑，可用于消化道肿瘤，或者其他肿瘤经手术、放化疗后出现消化道症状者；柴胡疏肝散主治肝气郁滞证，症见胸胁疼痛、胸闷喜太息、情志抑郁或易怒，或嗳气、脘腹胀痛、苔薄白、脉弦，可用于肝胆肿瘤，或者其他肿瘤患者情志抑郁者；四磨汤主治肝气郁结证，症见胸膈胀闷、上气喘急、心下痞满、不思饮食、苔薄白、脉弦，可用于胸部肿瘤、消化道肿瘤证属气滞兼有气逆者；瓜蒌薤白白酒汤主治胸痹、胸阳不振、痰气互结证，症见胸部闷痛，甚至胸痛彻背、喘息咳喘、短气、苔白腻、脉沉弦或紧，可用于胸部肿瘤或化疗所致心脏毒性等；半夏厚朴汤主治梅核气，症见咽中如有物阻，咯吐不下，或咳或呕，苔白滑、脉弦滑，可用于食管癌、肺癌、胃癌等证属痰气交阻者；枳实消痞丸主治脾虚气滞，寒热错杂证，可用于消化道肿瘤症见心下痞满、不欲饮食、倦怠乏力、舌苔腻而微黄、脉弦者。降气剂代表方如苏子降气汤主治上实下虚之咳喘证，症见咳喘痰多、短气、胸膈满闷，或腰疼脚软、肢体浮肿，苔白腻、脉弦滑，可用于肺癌、食管癌证属痰涎壅盛者；定喘汤主治痰热内蕴，风寒外束之哮喘，可用于肺癌症见喘咳痰多气急、痰稠色黄，或微恶风寒，苔黄腻、脉滑数者；旋覆代赭汤主治胃虚痰气逆阻证，可用于消化道肿瘤或化疗后症见心下痞硬、嗳气不除，或反胃呕逆、吐涎沫，舌淡苔白滑、脉弦而虚者；橘皮竹茹汤主治胃虚有热之呃逆，可用于腹部肿瘤术后、化疗后或幽门不全梗阻等症见呃逆而干呕、虚烦少气、口干、苔红嫩、脉虚数者。消食导滞剂代表方如保和丸，主治食积证，可用于肿瘤患者消化不良症见脘腹痞满胀痛、嗳腐吞酸、恶食呕吐，或大便泄泻，苔厚腻微黄、脉滑者；枳实导滞丸、木香槟榔丸主治湿热食积证，可用于胃癌、大肠癌症见脘腹胀痛、下痢泄泻、里急后重，或大便秘结、小便短赤，苔黄腻、脉沉有力者。健脾消食剂代表方如健脾丸，主治脾虚食积证，症见食少难消、脘腹痞满、大便溏薄、倦怠无力、苔腻而微黄、脉虚弱，可用于消化道肿瘤或其他肿瘤放化疗后消化道副作用等。

现代学者研究证明，理气化积药有抗肿瘤作用。如叶加等将 2×10^6 个瘤细胞接种于小鼠右腋皮下，24 小时后以理气药（以八月札、广木香、佛手为主组成）灌胃治疗，生理盐水对照。小鼠尾静脉注射 LPS 20μg/10.2m 后 1.5 小时取血清备检。实验中以理气药作为诱导剂，促使体内 Mφ 增生和活化，以产生大量内源性 TNF，LPS 为释放剂，使 Mφ 分泌 TNF 重血清。结果表明，理气药有较好的诱导荷瘤机体产生 TNF 的作用。实验还发现，小鼠荷瘤后脾脏 NK 细胞活性明显降低，荷瘤后用理气药治疗 2 周，其脾脏 NK 细胞活性明显高于对照组，说明理气药能促进荷瘤机体 NK 细胞活性上升，提高机体非特异性免疫功能，从而达到抗肿瘤作用。容小翔等研究认为，消食药如山楂可增强人体免疫力，实验表明其有明显增强家兔体液免疫及细胞免疫功能的作用，对血清溶酶含量、血液血凝抗体滴度、心血 T 淋巴细胞玫瑰花环形成率及心血 T 淋巴细胞转化率均有显著的增强作用；并可抑制黄曲霉素 B_1 的诱变效应，消除亚硝酸盐的作用。可见，山楂对部分癌肿，尤其是消化道肿瘤有一定的防治作用。

八、外治抗癌法

外治法是运用药物和手术配合一定的器械等直接作用于病人体表某部、九窍或病变病位，以达到祛病目的的一种治疗方法。外治法的渊源久远，始于马王堆汉墓帛书中的《五十二病方》，至《内经》，便有"内者内治，外者外治"的提法，开始了针砭、按摩、烟熏、猪膏、外用等外治法，其中有治筋急用"马膏膏法"及"桂心渍酒以熨寒痹""白酒和桂以涤风中血脉"的记载。《周礼·天官》也提出"凡疗疡以五毒攻之，以五气养之，以五药疗之，以五味节之"，郑玄注五毒："今医人有五毒之药，合黄蜇、置石胆、丹砂、雄黄、矾石、磁石其中，烧三日夜，其烟上着，以鸡羽扫取以治疡。"至汉代，张仲景在《伤寒论》中便较系统地记叙了用药摩、润导、烙、沥、洗、熏、坐、浸脚等各种外治法及创制相应方药。到了明清时期，中医的外治法已较为成熟，有薛己的《外科枢要》、王肯堂的《疡科准绳》、陈实功的《外科正宗》等，而以《外科正宗》"列证最详，论治最精"。李时珍《本草纲目》详载膏药可治痈疽（包括肿瘤）、风湿痹痛等症，常选用金石矿物类及芳香走窜类药物，辨明机体的寒热、虚实，药物亦配以温、凉之性，通过外治之法，可以化散其毒，不令壅滞，消肿溃坚。而吴师机的《理瀹骈文》，则被认为是第一部内病外治的专著，主张用外治法通治内外诸病，每证用药，都以膏药薄贴为主，选择性地配以点、嗅、敷、熨、熏、浸、洗、罨、擦、坐、嚏、烙、刮痧、火罐、推拿等数十种外治方法，经"月阅症四五千人，岁约五六万人"，"始知膏药能治病，无殊汤药，用之得法，其响立应"。并提出"外治之理，即内治之理，外治之药，即内治之药，所异者法耳"。历代医家总把肿瘤诸疾归属外科类，属"疮疡""肿疡"等范畴，因此，外治法对于肿瘤的治疗作用便备受重视。

本法指运用药物直接作用于病人体表某部或病变部位，以达到消瘤抑癌的目的，部分肿瘤在中医学属痈疽疮疡肿毒的范畴。外治药物于患处具有徐徐持续释放药力的独特性能，并能渗透肌肤，深达病所，使药力较为持久地停留于病灶，连续发挥治疗作用。吴师机论及膏药的作用时说："一是拔，一是截，凡病所结聚之处，拔之则病自出，无深入内陷之患；病之经由之处，截之则邪自断，无妄行转变之虞。"

外治抗癌法的常用剂型有以下几种：①散剂：如皮癌净、信枣散（皆含信石等药），外敷治疗皮肤癌及宫颈癌；青黛粉外涂治疗慢性粒细胞性白血病肝脾肿大、癌症合并带状疱疹等。②膏剂：各类消肿止痛膏药，包括提取抗癌中草药有效成分制成的软膏（如野百合碱、秋水仙碱、蓖麻毒蛋白等），用以外贴体表肿瘤、唇癌、皮肤癌等。③栓剂、棒剂及药钉：用腐蚀性或有抗癌作用的中药做成药栓、药棒或药钉（可用雄黄、信石、莪术、掌叶半夏、鸦胆子等药做成），塞入子宫颈管、肛管或钉入瘤块，用以治疗子宫颈癌、肛管癌或体表肿瘤。④水剂：大部分抗肿瘤中草药皆可煎水洗或湿敷，适于浅表肿瘤在全身用药时的配合使用，部分肛管癌或妇科肿瘤亦可用鸦胆子、苦参、穿心莲等煎液保留灌肠或阴道冲洗。把以上内治各法与外治抗癌法结合起来，可以相得益彰，吴师机亦强调说："总之，内外治皆足防世急，而以外治佐内治，能两精者乃无一失。"

外治法在肿瘤治疗中应用广泛，可有效控制癌性胸腹水。如王义君等自拟散水方，组成：生水蛭 5g，蜈蚣（带头足）5 条，牵牛子 10g，枳实 30g，甘遂 10g，薏苡仁 20g。经过对 44 例患者的临床观察及统计，应用该方后，2剂内腹水量减少，腹围缩小者 5 例，占 11.36%；3 剂者 9 例，占 20.45%；4

剂以上者 10 例，占 22.72%。证实中药外治法治疗癌性腹水有一定的近期疗效，且应用方便，病人易于接受。施用时须结合支持疗法，如予以高糖、能量、氨基酸、白蛋白等以培固其本源。张亚声报道，取生大黄、香白芷、枳实、山豆根、石打穿等芳香开窍、破坚消癥中药研成细粉，密封包装待用，作为基质，以十枣汤（甘遂、大戟、芫花）等为主药，煎浓汁为溶剂，应用时将基质与溶剂两者调和，加少许冰片调成膏状，备用。每次取药粉 60g 溶入 50mL 溶剂调成膏，每次外敷 2 ～ 4 小时，每日用 1 次，每用 2 天停 1 天，外敷部位以背部肺俞及病变处为主。临床治疗恶性胸水 34 例，其治愈率 20.5%，显效率 44.1%，总有效率 88.2%。表明十枣汤对改善患者临床症状效果十分明显，可控制恶性胸水增长速度，明显提高患者的生存质量。

又如通过外治法还可减轻放化疗毒副作用，如杨祖贻等针对放疗所致皮肤炎，用紫草油涂抹照射部位皮肤，每日 2 ～ 3 次，直至症状完全缓解。对肿瘤病人因多程化疗导致免疫功能低下而发生的带状疱疹，采用中药冰片 20g，青黛 50g，生大黄 50g，研细加适量芝麻油调成糊状外敷，每日 1 ～ 2 次，多可在 2 ～ 3 日内控制病情。蒋云等用苦参汤（苦参 30g，蛇床子、金银花、菊花、黄柏、石菖蒲、白芷、地肤子各 15g）煎汤漱口或冲洗口腔，治疗恶性肿瘤患者口腔霉菌感染，总有效率为 93.94%。王世彪等用升白膏（附子、黄芪、穿山甲、当归、鸡血藤等药研为细末加黄酒 100mL，鲜姜汁 100mL，倒入锅中加热，煎熬至酒干成黏稠状，然后与冰片 2g 混合，捣如膏），以灸脐法为主治疗化疗所致白细胞减少症，其升高白细胞的总有效率为 91.99%。

综上，经过长期的医疗实践，证明外治法具安全有效、适应证广、简便价廉的优点，更重要的是，可用于"不肯服药之人，不能服药之症"，可治愈"大方脉"所不能解决的病。癌症痼疾，因于气血瘀毒胶结，肿块非峻猛药难以化开，却又往往正虚邪实，不胜攻伐，仅靠内服药物难以胜任，故临证时内服药物与外治法并举，对于各类躯干及体表可摸到明显包块的肿瘤，肌肤无溃破者，使用外治法与内服药相结合，能够减少痛苦，提高疗效，收到"殊途同归"的效果。

第九节 结 语

历代医家在继承《内经》《难经》及仲景等经典基础上，在实践中对各种肿瘤的认识和诊治积累了一些新的经验，形成自身独特的学术特色，为治疗肿瘤提供理论依据和方法留下了丰富的经验方，使肿瘤学理论与研究得以进一步深入和完善。

四大经典是源头，各家学说是支流。中医肿瘤学上承先圣，下启后学，源远流长。从《内经》的扶正祛邪、调和阴阳，张仲景的六经辨证、杂病辨治，到刘完素的清热解毒，张从正的攻邪消癥，李东垣的补土养正，朱丹溪的养阴祛痰，陈实功的内外兼治，叶天士的虫类搜剔，吴师机的外治攻瘤，王清任、唐容川的活血祛瘀，张锡纯的扶正攻破等，经过历代医家不断地探索创新，治疗体系日趋完备。纵观历代医家学术体系，皆勤求古训、博极医源，而不囿旧说、力倡新见，开拓了新的治疗手段，中医学术才得以不断发展。他们不仅留下宝贵的治疗经验，更是闪烁着求索创新的科学精神，为后学者树立了丰碑。

"路漫漫其修远兮，吾将上下而求索"，探索肿瘤治疗的道路崎岖波折，面对癌症这一顽固的全球公敌，我们要"发皇古义，融会新知"，不但要全面继承前人的经验，更要开拓创新，进一步完善中医肿瘤学的治疗体系。还须吸收现代先进的治疗方法和技术，中西医有机结合，才能不断地提高疗效，造福世界人民。

下篇

临证治验

宣肺开窍益气阴，祛痰散结消毒瘀——鼻咽癌治验

鼻咽癌是原发于鼻咽黏膜上皮的恶性肿瘤，鼻咽位于颅底和软腭之间，连接鼻腔和口咽。肿瘤常侵犯邻近的腔窦、颅底或颅内，其常见临床症状是鼻塞、回缩性血涕、单侧性耳鸣、颈部淋巴结肿大、复视、头痛等。在中医学中，属"真头痛""上石疽""失荣""鼻渊""控脑砂"等范畴。

一、文献述略

1. 病位

《灵枢·经脉》云："肝足厥阴之脉，起于大指丛毛之际，上循……上贯膈，布胁肋，循喉咙之后，上入颃颡，连目系，上出额，与督脉会于巅。"考其循行路线，"颃颡"与现代"鼻咽"解剖部位相吻合。鼻咽往上入颅中凹出眶上裂至额部；往下入咽后颈侧淋巴结，这也是鼻咽癌颅内侵犯及淋巴道转移的常见途径。

2. 症状

《素问·厥论》云："鼻渊者，浊涕流不止也，传为衄衊、瞑目。"又如清·吴谦《医宗金鉴》曰："鼻窍中时流黄色浊涕……若久而不愈，鼻中淋沥腥秽血水，头眩虚晕而痛者，必系虫蚀脑也，即名控脑砂。"其描述颇似鼻咽癌血涕。明·陈实功《外科正宗》载："失荣者……其患多生肩之已上，初起微肿，皮色不变，日久渐大，坚硬如石，推之不动，半载一年，方生阴痛，气血渐衰，形容瘦削，破烂紫斑，渗流血水，或肿泛如莲，秽气熏蒸，昼夜不歇，平生疙瘩，愈久愈大，越溃越坚。"又《医宗金鉴》曰："石疽生于颈项旁，坚硬如石色照常，肝郁凝结于经络，溃后法根据瘰疮。"这些描述均与鼻咽癌颈淋巴结转移极为相似。

3. 病因病机

明·陈实功《外科正宗》云："失荣者……或因六欲不遂，损伤中气，郁火所凝，隧痰失道停结而成。"认为鼻咽癌为情志内伤，中气耗伤，火郁炼痰

而成。

明·张三锡《医学准神六要》谓："至如酒客膏粱，辛热炙煿太过，火邪炎上，孔窍壅塞，则为鼻渊。鼻中浊涕如涌泉，渐变鼻蟹、衄血，必由上焦积热郁塞已久而生。"指出鼻咽癌内有湿热，蕴结于肺，肺失宣降，可致鼻塞、咳嗽；火热上蒸，灼液成痰，痰浊外泄则见鼻涕腥臭；热伤肺络，迫血离经则见涕血或鼻衄。

清·吴谦《医宗金鉴》曰："石疽生于颈项旁，坚硬如石色照常，肝郁凝结于经络，溃后法依瘰疬疮。"认为此证系因"情志所伤，肝阳久郁，恼怒不发，营亏络枯，经道阻滞，如树木之失于荣华，枝枯皮焦故名也"。

4. 证治

历代医家对治疗上石疽、失荣等病症积累了丰富的经验，其组方多以清热消肿、化痰软坚、理气散结、和营通络等为法，并创制了内外治疗的有效方。内服方如小金丹、和荣散坚丸、香贝养荣汤、六神丸、阳和汤、清肺饮、海藻玉壶汤、消瘰丸等，外用则有飞龙阿魏化坚膏、阳和解凝膏等膏剂。

5. 预后

宋·窦汉卿《疮疡全书》提到上石疽，曰："溃即放血，三日内毙。"指出鼻咽癌溃烂后出血，此为死症。明·陈实功《外科正宗》云："失荣者……其患多生肩之已上，初起微肿，皮色不变，日久渐大，坚硬如石，推之不动，半载一年，方生阴痛，气血渐衰，形容瘦削，破烂紫斑，渗流血水，或肿泛如莲，秽气熏蒸，昼夜不歇，平生疙瘩，愈久愈大，越溃越坚。犯此俱为不治。"指出鼻咽癌颈淋巴结转移，预后不佳。清·吴谦《医宗金鉴》认为："生于耳前后及项间，初起形如粟子……接之石硬无情，推之不肯移动，如钉着肌肉是也。"并言："此证为四绝之一，难以治疗。若犯之者，宜戒七情，适心志；更以养血气、解郁结之药常常服之，庶可绵延岁月，否则促之命期矣。"

现代研究认为，鼻咽癌在实体恶性恶性肿瘤中预后相对较好，单纯放射治疗的 5 年生存率在 50% ～ 60% 之间，5 年的累积复发率为 20% ～ 30%，多项研究表明，临床分期、颈部淋巴结转移情况、治疗方法等对鼻咽癌的预后影响较大。总体来说，早发现、早治疗、根据患者病情合理选择有效的治疗手段是提高鼻咽癌生存期的根本途径。

二、临证发微

鼻咽癌病因分内因、外因两个方面，外因多由热毒壅肺、肝郁痰凝、血瘀阻络所致，内因则多和正气不足，气阴两虚有关。鼻咽癌以放疗为其主要治疗手段，故主要病机特点在于阴津亏损，瘀毒阻络。早期当以攻邪为主，中期当攻补兼施，晚期当以补虚为主，三者均需贯穿解毒通络治法。总体治疗大法为宣肺开窍以养气阴，祛痰散结而消毒瘀。

1. 宣肺开窍以养气阴

鼻咽癌发病多与肺、肾二脏功能失调相关。因肺开窍于鼻，或木火刑金，灼津为痰，痰瘀阻肺；或因肺虚外感，外毒犯肺，肺失宣降，痰瘀毒邪入损肺络，结滞鼻窍而成此病。热邪内蕴于肺则致上焦肺气不宣，故见鼻塞、咳嗽；火热上蒸，灼液成痰，痰浊外泄则见鼻涕腥臭；热伤脉络，迫血离经则出现涕血或鼻衄。明·张三锡《医学准神六要》中明确指出："至如酒客膏粱，辛热炙煿太过，火邪炎上，孔窍壅塞，则为鼻渊。鼻中浊涕如涌泉，渐变鼻齆、衄血，必由上焦积热郁塞已久而生。"临床辨证常以肺肾阴虚为本，热毒痰瘀为标，临证时须抓住其主要病机，在灵活运用清热解毒、除痰散结、通络祛瘀等治法的同时，始终注意宣肺开窍、养阴生津。

放射治疗是鼻咽癌的重要治疗手段。在中医范畴内，放疗属火邪热毒，热郁化火，灼津耗液。肺为娇脏，寒热皆所不宜，热毒灼烁，则肺阴亏耗，肾水源竭，故患者会出现口干、口腔黏膜溃破、颈部皮肤溃疡、吞咽困难、味觉缺失、食欲减退等症状。临床选药多用滋养肺肾之品，有金水相生之妙，治肺为主，佐以治肾。常选用增液汤、生脉散加减，从麦冬、天冬、沙参、玄参、白茅根、天花粉、玉竹等药物中遴选一二来滋养肺阴；同时，辅以清热解毒之法，如蒲公英、夏枯草、金银花、连翘、野菊花、石上柏、鱼腥草、黄芩等药物；并加用桔梗、北杏仁、苍耳子、辛夷花、白芷、藁本、木通等宣降肺气、辛通鼻窍。

根据患者所处放疗阶段的各自特点，分别予以辨证用药。放疗之初，因火毒热盛，损伤肺络，肺失宣降，用药宜注重清热解毒、宣肺开窍，常选用蒲公英、夏枯草、金银花、连翘、野菊花、石上柏、黄芩、鱼腥草等清热解毒，选用桔梗、北杏仁、苍耳子、辛夷花等宣肺开窍；而放疗之后，火毒之邪灼伤阴津，炼津为痰，日久成瘀，治宜养阴生津、祛瘀软坚。治疗之道强调"存得一分津液，便有一分生机"，始终着眼于"保胃气，存津液"，常以北沙参、麦冬、玄参、天花粉、生地黄等养阴生津。若见胃脘灼热嘈杂、口干而饮水不解等，此属胃阴亏伤，治宜甘凉清热、养阴生津，如石斛、葛根、芦根、生地之属；至肿瘤晚期，脏腑羸弱，肾阴亏损，正如叶天士《外感温热篇》云"若如枯骨色者，肾液枯也"，"热邪不燥胃津，必耗肾液"，治宜大补阴血，选用龟板、鳖甲、生地、玄参、肉苁蓉、女贞子、墨旱莲、桑椹子、制首乌等。

2. 祛痰散结而消毒瘀

失荣之病，痰浊常与瘀毒相兼致病。明·陈实功谓："失荣者……或因六欲不遂，损伤中气，郁火所凝，隧痰失道停结而成。"临证中注意化痰祛瘀与解毒通络并用，参照《医学衷中参西录》消瘰丸及《外科正宗》海藻玉壶汤加减处方，常以猫爪草、夏枯草、浙贝母、生牡蛎、海藻、山慈菇、辛夷、苍耳子为基本方进行加减，方中以猫爪草、夏枯草、浙贝除痰散结，以山慈菇、牡蛎、海藻、辛夷、苍耳子解毒通络。

随证加减如下：寒痰凝滞者加白芥子、细辛、麻黄、肉桂等温阳散结；痰湿蕴结者加法半夏、苍术、薏苡仁、陈皮、猫爪草、浙贝母等化痰祛湿；火毒郁肺者加蒲公英、连翘、野菊花、鱼腥草、石上柏、瓜蒌、土茯苓等泻火解毒；阴津亏虚者选用麦冬、沙参、玄参、天花粉、石斛、生地等滋阴生津；气郁痞满者加木香、枳壳、八月札、郁金等理气化痰通滞；脾气虚弱者以黄芪、党参、白术、云苓益气健脾；肝肾亏虚者加女贞子、墨旱莲、桑椹子等；癥积肿块者加皂角刺、昆布、三棱、莪术等软坚散结，桃仁、红花等活血化瘀，并常以僵蚕、守宫、地龙、露蜂房等虫类药物以搜痰剔络、攻坚破击。

三、验案举隅

案1

陈某，男，65岁，普宁人。门诊号：4673463。2010年2月3日初诊。

主诉：鼻咽癌综合治疗 2 年 5 个月。

病史：患者 2007 年 7 月体检时发现 EBV 升高，行鼻咽镜活检，病理示：未分化型非角化性癌。2007 年 7 月 3 日 PET/CT 示：鼻咽癌，鼻咽部病灶代谢活跃，右咽后及右颈淋巴结代谢活跃，T9 转移瘤，（T3N2M1，Ⅳ期）。2007 年 7 月 10 日于中山大学附属肿瘤医院行鼻咽部放疗（原 68Gy/30F，双颈 30Gy/25F），"DDP+C255" 方案化疗共 4 个疗程。2007 年 10 月 9 日行 T9 放疗（40Gy/20F）。2008 年 12 月 5 日 PET/CT 示：T2、T4 及右髂骨转移。服用 xeloda 化疗 2 个疗程。2009 年 4 月行 PET/CT 示：C2、T2、L3、L5 及髂骨转移。于 2009 年 4 月 21 日行 "西妥昔单抗 + 奈达铂" 化疗 4 个疗程，并以择泰抑制骨转移所致骨质破坏。2009 年 8 月 19 日至 9 月 17 日于北京三〇一医院行骨转移灶外照射治疗（70Gy/25F）。放疗期间出现Ⅲ度骨髓抑制，予升白、升血小板治疗后情况稳定。放疗后未出现头痛、口干、耳鸣等症，为求中医药治疗就诊。

初诊时症见：右侧头痛，头晕、耳鸣，咽喉不利，口干，痰多，纳呆，寐欠佳，大便干，小便可，舌淡红苔薄白，脉沉细。

中医诊断：失荣。

西医诊断：鼻咽癌骨转移放化疗后（T3N2M1，Ⅳb 期）。

辨为肺郁痰阻，脾肾亏虚证。治以宣肺化痰、兼补脾肾。

处方：桔梗 10g，甘草 6g，钩藤（后下）15g，白芷 10g，岗梅根 15g，山楂 20g，厚朴 10g，枳实 15g，守宫 6g，地龙 10g，山慈菇 15g，露蜂房 10g，茯苓 25g，制首乌 20g，补骨脂 20g。14 剂，日 1 剂，水煎服。

2 月 24 日二诊：诸症稍减，仍感头痛，偶有头晕、耳鸣。遵前法，处方：桔梗 10g，甘草 6g，岗梅根 15g，山楂 20g，厚朴 10g，枳实 15g，守宫 6g，地龙 10g，山慈菇 15g，露蜂房 10g，制首乌 20g，补骨脂 20g，麦冬 15g，莪术 15g，石菖蒲 15g，杜仲 15g。

3 月 17 日三诊：症状明显改善，以上方加减宣肺化痰，随证辅以益气养阴、健脾补肾等法。

患者继续服药半年余，情况稳定，偶有耳鸣，头左侧枕部偶有疼痛，程度较前减轻，惟感口干口苦，鼻腔干燥，纳眠差，吞咽较困难，心悸，大便干结，小便短赤，舌红瘦小，苔少，脉弦细。2010年11月3日行PET/CT示：鼻咽癌综合治疗后，全身未见明显异常代谢活跃灶。"患者出现咳嗽、痰白、胸闷，辨为肺郁痰瘀，津液亏虚，治以宣肺化痰、散结祛瘀为主，辅以滋肾养阴，处方：炙麻黄10g，杏仁10g，甘草6g，守宫6g，地龙10g，枸杞15g，山楂15g，麦冬15g，黄精30g，茯苓25g，浙贝15g，鱼腥草30g，僵蚕10g，杜仲20g，丹参20g，蒲公英30g。日1剂，水煎服。

上方服14剂后患者症状改善，后患者坚持门诊复诊，以宣肺化痰、益气养阴、健脾补肾等法随证处方，情况稳定。随访至2014年7月，患者发病至今7年，放疗后以中医药治疗4年余，症状改善，无特殊不适，生活如常人。近期体重增加5kg多，多次检查未见复发及转移，KPS评分90分。

按： 鼻咽癌Ⅳb期患者综合治疗后5年生存期仅为40%。患者发病时已见骨转移，经放化疗及靶向治疗后，病情仍见反复。初诊时患者已经多次放化疗，肿瘤虽暂时得以控制，然体质下降，生活质量差。症见：右侧头痛，咽喉不利，口干，痰多，纳呆，寐欠佳，大便干，舌淡红苔薄白，脉沉细。综合四诊，辨为肺郁痰阻，脾肾亏虚证。盖肺主一身之气，肺失宣降，则治节失职，痰湿内蕴，气滞不行，脉络阻滞。头为诸阳之会、上清之府，痰湿上犯，故见头痛、耳鸣；咽喉为肺之门户，肺气闭郁，痰湿阻滞，津液不能上承，可见咽喉不利、口干痰多；肺气不展，痰湿困阻，脾失健运，可见纳呆；肾藏精而主骨髓，因肾精亏耗，髓海空虚，发为耳鸣；痰湿扰心，心神失宁，故寐欠佳；肺与大肠相表里，肺失宣降，痰湿困阻，肠道津液难于化生，濡润不足则见大便干。故治以宣肺行气、化痰散结为法，方中桔梗、甘草为桔梗汤，有宣肺化痰之功，复加守宫、地龙、山慈菇化痰散结，露蜂房祛风止痛，钩藤平肝息风，白芷化痰通络，岗梅根利咽生津，厚朴、枳实行气通滞，山楂消食运脾，补骨脂、制首乌补肾养血。诸药共呈攻补兼施、润燥相合之功。2010年2月24日诊时诸症均减，药已中的，故遵前法，后均以宣肺开窍、祛痰散结、益气养阴之法随证加减。纵观此例患者，为鼻咽癌晚期，放化疗仅为姑息治疗，复发几率极大，加之反复放化疗，导致体质亏虚，难以承受，而以中医药治疗后，既改善了症状，提高了患者机体免疫力，又使治疗得以坚持，肿瘤得以控制。由此可见，中医药结合现代医学治疗鼻咽癌，可以明显提高患者的生存质量，防止复发。

案 2

卢某，男，48 岁，广州人。门诊号：3253582。2008 年 9 月 23 日初诊。

主诉：鼻咽癌放化疗后 1 个月。

病史：患者 2008 年 2 月初开始出现左侧耳鸣，左颈部鸽子蛋大小包块，无疼痛。1 月后包块出现疼痛、增大，偶有涕血。2008 年 4 月 14 日于广州医学院荔湾医院取鼻咽部组织，病理示：非角化性未分化型癌。2008 年 4 月 16 日于南方医院行纤维鼻镜示：鼻咽部黏膜隆起形成肿物，表面呈结节状，左侧咽隐窝消失。CT 示：左侧咽隐窝消失，左咽旁间隙变窄，蝶窦受侵犯，左侧颅底骨破坏。查体：左中颈部可触及一约 4cm×4cm 大小肿物，质中，活动度可，边缘尚清，无压痛，局部皮肤无红肿、溃疡，外鼻无畸形，双侧各组鼻道未见脓性分泌物，鼻咽部可见约 2cm×2cm 新生物，左侧咽隐窝消失。于 4 月 22 日予"氟尿嘧啶 + 顺铂"方案化疗 1 个疗程，5 月 19 日始予"鼻咽部 + 颈淋巴区"照射（剂量为 18Gy/qf/11d），并配合同期原方案化疗。前后共化疗 5 个疗程，末次化疗于 2008 年 8 月结束。

初诊时症见：神清，精神可，口干，夜间明显，伴耳鸣，余无不适。纳眠可，小便调，大便 2～3 日一行，尚成形。舌光红少苔，脉弦细。

中医诊断：失荣。

西医诊断：鼻咽非角化性未分化型癌放化疗后（T4N1M0，Ⅳa 期）。

辨为肺肾阴虚，痰瘀内结。治以滋阴益肾、祛瘀解毒为法。

处方：桔梗 10g，甘草 6g，麦冬 15g，桑椹子 20g，浙贝 15g，土鳖虫 6g，葛根 20g，八月札 15g，山慈菇 15g，补骨脂 15g，连翘 15g，桑寄生 20g。日 1 剂，水煎服。

2008 年 10 月 27 日诊：上方加减服 1 月余，口干缓解。近来感轻微鼻塞，鼻腔少量黄白黏性分泌物，无咽痛，偶有少量黄白痰，偶有头晕头痛，纳眠可，二便调。舌红少苔，脉弦细。遵前法，治以益气养阴、化痰祛瘀为法，方用生脉散加味。处方：太子参 30g，麦冬 15g，五味子 10g，钩藤（后下）15g，葛根 20g，山萸肉 15g，桑椹子 15g，桑寄生 20g，黄芩 10g，守宫 6g，白芷 10g，甘草 6g。日 1 剂，水煎服。

2008年12月29日诊：上方加减服2月余，已无头痛头晕，鼻腔黄白黏性分泌物较前减少，腹部偶有不适，嗳气，无反酸，纳眠可，二便调。舌红苔薄白，脉弦细。继续以滋肾益阴、化痰祛瘀为法，守前方，减钩藤、葛根，加用浙贝母、桃仁加强化痰祛瘀。

药后诸症均减，此后患者坚持每2周前来复诊，流鼻涕较前改善，偶诉嗳气，腹部不适。予益气养阴、补肾益肺、化痰祛瘀、解毒散结为法处方，随诊加减。2009年1月15日复查CT示：①鼻咽癌放化疗后改变，未见明显复发；②双侧少许上颌窦炎左侧慢性中耳乳突变。查EBV-LgA：阳性。2010年5月7日复查CT示：鼻咽癌放化疗后改变，未见明显复发。患者于2014年7月16日复查鼻咽＋颅底MR示：鼻咽癌放疗后改变，鼻咽部右后壁黏膜增厚，建议随访；双侧颞叶轻度放射性脑损伤，建议复查。患者诉偶有阵发性头痛外，余无明显不适。患者发病6年余，情况稳定，生活如常人，KPS评分＞80分。

按： 此例患者为鼻咽癌Ⅳa期，初诊时已经放化疗。根据其口干、舌红少苔、脉弦细等症，辨为肺肾阴虚，痰瘀内结证，故治以滋阴益肾、祛瘀解毒为法，方中桔梗宣肺化痰，补骨脂、桑寄生、桑椹子补益肝肾，麦冬滋肺养阴，浙贝、山慈菇、八月札、土鳖虫化痰祛瘀，葛根养阴升津，甘草调和诸药。2008年10月有27日诊时口干缓解，鼻腔见少量黄白黏性分泌物，偶有少量黄白痰，偶有头晕，舌红少苔，脉弦细。辨为气阴两虚，痰湿内盛证，故治以益气养阴，佐以化痰散结。方用生脉散益气养阴，复加钩藤平肝息风、葛根升阳解痉以治头晕；黄芩燥湿化痰，山萸肉、桑椹子、桑寄生补益肾阴，甘草调和诸药，此时正虚明显，宜以益气养阴为主，稍佐散结排脓，扶正而邪自去。2008年12月29日诊时鼻腔黄白黏性分泌物较前减少，已无头痛头晕。方证相合，故可见效。此诊见腹部偶有不适、舌红苔薄白、脉弦细。辨证同前，继续以滋肾益阴、化痰祛瘀为法治疗。此例根据患者各时期证候变化，灵活辨证用药，以益气养阴、补肾益肺、化痰祛瘀，解毒散结为法随证加减，肿瘤得以控制，体现出中医整体观及辨证论治之特色。

案3

王某，男，61岁。门诊号：3156659。2004年10月12日初诊。

主诉：鼻咽癌放化疗后 2 周。

病史：患者 2004 年 7 月因鼻塞、耳鸣而至广东省人民医院就诊，确诊为鼻咽非角化型癌（Ⅱ期），行放疗 40Gy/70F，并行"氟尿嘧啶＋顺铂"方案化疗 1 个疗程，CT 检查肿物缩小出院，放疗结束 2 周后就诊。

初诊时症见：精神疲倦，口干，口腔溃疡，右耳耳鸣，时咳嗽，痰多难咯，纳呆，寐欠佳，小便调，大便干结。查体：全身浅表淋巴结未扪及肿大，舌暗红苔白，脉细数。

中医诊断：失荣。

西医诊断：鼻咽非角化型癌（T2N1M0，Ⅱ期）。

辨为气阴两虚，痰热蕴结证。治以益气养阴、清肺化痰为法。

处方：太子参 20g，麦冬 15g，五味子 10g，地龙 10g，菊花 15g，红花 10g，石上柏 30g，葛根 20g，夏枯草 20g，山慈菇 15g，鱼腥草 30g，蒲公英 30g。日 1 剂，水煎服。

10 月 19 日二诊：上方服 7 剂后，口干减轻，口腔溃疡稍减，仍耳鸣鼻塞，偶有痰中带血，胃纳一般，寐欠佳，大便畅快。舌暗边有齿印，苔白厚，脉细滑。治以清热化湿、祛瘀散结为法。处方：桔梗 10g，僵蚕 15g，北杏仁 10g，桑叶 15g，土茯苓 15g，车前子 15g，菊花 15g，夏枯草 20g，玄参 15g，金银花 15g，丹参 20g，甘草 6g。日 1 剂，水煎服。

10 月 27 日三诊：上方服 7 剂后诸症稍减，遵前法，以清热化湿、祛瘀散结为法随证加减。

至 2006 年 6 月，患者出现左侧颌下淋巴结肿大，CT 提示：颈动脉鞘外见肿大淋巴结影，大小约 2cm×1.5cm，考虑肿瘤转移待排。住院行 CT 引导下左颈部淋巴结 P53 腺病毒注射液（今又生）注入术，并配合中药治疗。

2006 年 6 月 15 日诊：双腮部肿胀，仍鼻塞，右耳耳鸣，口干无口苦，纳差乏力，眠稍差，二便调。查体左颈部多个淋巴结肿大，部分融合成块，质硬。舌淡胖苔薄白，脉弦。辨为痰凝血瘀证，治以化痰祛瘀、解毒通络为法。处方：土鳖虫 6g，桃仁 10g，猫爪草 30g，夏枯草 20g，守宫 6g，地龙 10g，茯苓 25g，法半夏 10g，苍耳子 15g，辛夷花 15g，浙贝 15g，薏苡仁 30g，桔梗 10g，苍术 15g。日 1 剂，水煎服。

上方服用 1 个月后患者双侧面颊肿胀消失。随访至 2011 年 2 月，患者情况稳定，KPS 评分 90 分。后患者失访。

按： 此案为鼻咽非角化型癌，初诊时已经放化疗，放疗后热毒明显，热郁化火，火热灼津，炼津成痰。所谓壮火食气，阴精皆为之耗，肺为娇脏，亦经受烁，故咳呛痰逆，痰火上升，郁阻耳道，清阳不能舒展，则耳鸣；痰热蕴结，秽浊之气郁积口咽，热腐成脓，则口腔溃疡；气阴两虚，则精神疲倦、口干、纳呆、寐欠佳、大便干结之症见矣。故治以益气养阴、清肺化痰为法，方用生脉散双补气阴，复加鱼腥草、蒲公英、夏枯草、石上柏清热解毒，菊花散风清热，葛根升阳生津，山慈菇化痰散结，地龙通络化痰，红花活血祛瘀。二诊时，口干减轻，口腔溃疡稍减。阴液既和，正气尚盛，则以祛痰散结、活血化瘀为主法，冀其肿物消散。后患者颈部淋巴结出现转移，拟法化痰祛瘀、软坚散结，常用桔梗、薏苡仁、茯苓、夏枯草、山慈菇、猫爪草、海藻等药物进行加减。病程日久，脏腑之气渐衰，治疗常用扶正抑瘤之法，佐以桑寄生、女贞子、山萸肉、太子参等药物滋阴益肾。该案灵活运用解毒、通络、软坚、养阴等四法治疗鼻咽癌，取得了良好疗效，达到了提高患者生存质量、延长其生命的作用。

四、结语评述

鼻咽癌是来自鼻咽部黏膜上皮的恶性肿瘤，在欧美国家较为少见，好发于亚洲，尤以我国广东、广西、福建、台湾等省份高发，有"广东癌"之称。其病因目前尚未完全明确，可能与遗传易感性、EB 病毒、环境因素等相关。鼻咽癌综合治疗后的 5 年生存率为：Ⅰ期 95%，Ⅱ期 80%，而Ⅲ期 62%，Ⅳ期 40%。总的来说，早发现、早治疗、根据患者情况合理选择有效的治疗手段是提高鼻咽癌生存期的根本途径。

放射治疗是鼻咽癌最主要的治疗方法，放射治疗配合化学治疗可提高鼻咽癌的疗效。鼻咽癌若早期进行足量的放疗，可达到根治的效果。然放疗可有近期和远期的毒副作用，其放射性的损伤严重影响患者的生存质量。中医药治疗可以使放疗计划按时、按计划完成，提高治愈率，避免放疗疗程的延长，减轻放疗中、放疗后的放射性损伤。中医认为放射线为"热毒"之邪，易耗津伤气，致口干、咽干、咽痛、耳鸣耳聋及声嘶等，益气养阴解毒法可有效地减轻此副作用及放疗后遗症；中药应用活血化瘀类药物，可改善微循环、阻止肿瘤组织的纤维蛋白聚集，使乏氧情况得到改善，起到放疗增敏作用，提高临床疗效；同时，中药具有协同抗癌作用，治法以宣肺开窍、益气养阴、软坚散结、化痰祛瘀等为主，辨证用药，可配合放化疗协同治疗鼻咽癌。

晚期鼻咽癌患者，经过一段时间的放疗或化疗，体质越来越差，免疫功能低下，对放、化疗的耐受性也越差，被迫终止放、化疗，或经过放、化疗无效且有远处转移，或放疗后复发不能再次接受放疗者，给予中医药治疗能取得较好的效果。治疗以扶正祛邪为总原则。鼻咽癌的主要病理特点为热结、痰阻、血瘀、津亏，故鼻咽癌的辨治总以清热解毒、化痰祛瘀、益气养阴为主。病至晚期，由阴损阳，由气及血，则须滋肺肾之阴、益气养血。总体来说，中医药结合现代医学治疗鼻咽癌，可以明显提高患者疗效及生存质量。

疏肝健脾兼调冲任，四逆逍遥一以贯之——乳腺癌治验

乳腺癌是乳腺导管和乳腺小叶上皮细胞在各种致癌因素的作用下发生癌变的疾病。临床以乳腺肿块为主要表现，是女性最常见的恶性肿瘤之一，男性甚少见。在历代中医文献记载中，类似于"乳岩""乳石痈""妒乳""石奶""翻花奶"等病症。

一、文献述略

1. 症状

隋·巢元方《诸病源候论·乳石痈候》中曾描述"石痈之大，微强不慎大，不赤微痛热……但结核如石"，对本病的特征做了概括的描述。宋·陈自明《妇人大全良方》中已将乳痈和乳岩相区别，提出乳岩初起"内结小核，或如鳖棋子，不赤不痛，积之岁月渐大，岩崩破如熟榴，或内溃深洞，血水滴沥，此属肝脾郁怒，气血亏损，名曰乳岩，为难疗。""用益气养荣，加味

逍遥、加味归脾，可以内消，若用行气迫血之剂，则速其亡。"明·陈实功《外科正宗》对其临床特点做了形象而详尽的描述："初如豆大，渐若棋子；半年一年，二载三载不痛不痒，渐渐而大，始生疼痛，痛则无解，日后肿如堆栗，或如覆碗，色紫气秽，渐渐溃烂，深者如岩穴，凸者如泛莲，疼痛连心，出血则臭，其时五脏俱衰，四大不救，名曰乳岩。"

2. 病因病机

元·朱丹溪《丹溪心法·痈疽》："乳房，阳明所经；乳头，厥阴所属。乳子之母，不知调养，怒忿所逆，郁闷所遏，厚味所酿，以致厥阴之气不行，故窍不得通，而汁不得出，阳明之血沸腾，故热盛而化脓。"并载乳痈方："青皮、瓜蒌、橘叶、连翘、桃仁、皂角刺、甘草节，破多加参、芪……入酒服。"明·陈实功《外科正宗》曰："忧郁伤肝，思虑伤脾，积想在心，所愿不得志，致经络痞涩，聚结成核。"提出情志所伤为主要病因，与肝、脾、心三脏关系最为密切。明·薛立斋曰："乳岩乃七情所伤，肝经血气枯槁之证，不赤不痛，内有小核，积之岁月渐大，内溃深烂，为难治。因肝脾郁怒，气血亏损故也。"清·高秉钧《辨乳癖乳痰乳岩论》："夫乳岩之起也，由于忧郁思虑，积想在心，所愿不遂，肝脾气逆，以致经络痞塞结聚成核。"清·吴谦《医宗金鉴·乳岩心法要诀》指出："此证由肝脾两伤，气郁凝结而成。"此外，古人注意到乳岩的发生与冲任失调相关，余听鸿《乳岩类案绎注》曰："冲脉任脉皆起于胞中。任脉循腹里，上关元，至胸中。冲脉挟脐上行，至胸中而散，冲任为气血之海，上行则为乳，下行则为经。"说明冲任二脉是乳汁与月经的联系纽带。宋·赵佶《圣济总录·卷二十·痈疽门·乳痈》中指出："妇人以冲任为本，若失于调理，冲任不和，或风邪所客，则气壅不散，结聚乳间，或硬或肿，疼痛有核。"说明了冲任不和是本病发生的病理基础之一。

3. 证治

对于乳岩的辨证论治，古人认为其起病主要是由肝郁脾伤、冲任不和所引起，所以主要从肝脾、冲任论治。故治疗当疏肝解郁、补运脾土。首先应当调整心态、怡情悦性，以调理气机，平衡脏腑功能。如清·吴谦《医宗金鉴·乳岩心法要诀》云："初宜服神效瓜蒌散，次宜清肝解郁汤……致损胃气，即用香贝养荣汤。或心烦不寐者，宜服归脾汤；潮热恶寒者，宜服逍遥散。"明·薛立斋曰："乳岩……治法：痛寒热初起，即发表散邪，疏肝清胃为主，宜益气养荣汤、加味逍遥散，可以内消。若用行气破血，则速其亡矣。"冲任二脉的充盛与否与脾肾先后天之本的状态有着密切联系，古人认为"病在冲任二脉，责之肝、脾、肾三经"，多以疏肝解郁、健脾养血、补肾填精为法调和冲任。

4. 预后

乳腺癌早期，正气未衰，邪气未盛，若此时"便能消释病根，使心清神安，然后施之以法，亦有可安之理"，即可带病延年。随着病情进展，正气渐虚，邪气已盛，病至晚期，明·陈实功《外科正宗》明确指出："凡犯此病者，百人必百死，知觉若早，姑用清肝解郁汤，或益气养荣汤，患者再加清心静养，无罣无碍，服药调理，只可苟延岁月。"

二、临证发微

乳腺癌的发病以肝脾两伤、冲任失调为本；以气滞、痰凝、血瘀为标。其中，肝郁脾虚和冲任失调是乳腺癌致病的两个重要因素。临证大法为"疏肝健脾兼调冲任，四逆逍遥一以贯之"。

1. 疏肝健脾，兼调冲任

乳腺癌发病多"肝脾两伤，气郁凝结"。其病以正虚为本，气郁、痰浊、瘀毒为标。主要是由于素体正气不足，脏腑功能低下，加之因七情郁结，肝失调达，或情志不遂，阴血暗耗，皆可使肝气郁滞，横逆犯脾，木盛乘土，则脾失健运，清阳不升，浊阴不降，留于中焦，滞于膈间，生湿聚痰，结于乳络而变生乳岩。对此，古代论述颇多，宋·陈自明在《妇人良方大全》中指出其病机在于"肝脾郁怒，气血亏损"。元·朱丹溪《格致余论》提出"妇人忧怒抑郁，脾气消阻，肝气横逆"的病因病机。且就中医经络学说而言，乳房为足阳明胃经所司，乳头为厥阴肝经属，足见其发病与肝、胃两经密切相关。

因此，疏肝健脾、理气化痰是临床治疗晚期乳腺癌的基本大法。疏肝理气，使肝气调达、气机调畅，则血瘀、痰凝等病理产物得以消散；健脾以扶正，顾护后天之本，使气血生化有源，扶助正气、调整阴阳，增强体质，提高机体抗癌能力，防止复发、转移，以达到"正气存内，邪不可干"的目的。

同时，除肝郁脾虚外，冲任不和亦为乳腺癌之重要病机。女子的生理特性以冲任为本，冲为血海，任主胞胎，为阴脉之汇，下司月水而主胞胎，冲脉之气上散于胸中，任脉之气上布于膻中，共主乳房发育。冲任气血充盈是女性生理活动的基本物质基础。《圣济总录》明确指出冲任不和可致乳岩："妇人以冲任为本，若失于将理，冲任不和……则气壅不散，结聚乳间，或硬或肿，疼痛有核。"冲任二脉与阳明胃经、厥阴肝经及肾脉密切相关，因冲任均受气于阳明，脾胃健旺，则气血生化有源；足厥阴肝经与冲脉督脉交汇于颇颡，精血相通；而胞脉系于肾，冲脉又与肾脉相并而行。且肾藏精，为先天之本，肝藏血，为女子之先天，故肾精亏损，亦可致肝血不足，导致冲任失调，百病蜂起。

故调和冲任，"责之肝、脾、肾三经"。我们主张以补养肝肾、健脾养血为法，根据阴阳不同辨证用药。肝肾阴虚者，常用龟板、鳖甲、女贞子、枸杞子、桑椹子等；阳虚者则加淫羊藿、肉苁蓉、鹿角胶、覆盆子、菟丝子等；若阴阳两虚者，则用龟鹿二仙胶阴阳双补。其补益肝肾之要，温而不燥、润而不寒；并辅以当归、鸡血藤、丹参等以活血补血，酌加茯苓、山药、木香、八月札、山楂等健脾胃运化。

2. 四逆逍遥，一以贯之

肝脾两伤、冲任失调为乳腺癌发病之本；气滞、痰凝、血瘀为标。临床上虚实夹杂，总不离乎疏肝健脾，故常用四逆散、逍遥散以疏肝行气，随证加减。

四逆散出自《伤寒论》，其组成：柴胡、芍药、枳实（壳）、甘草。《伤寒论》第 318 条："少阴病，四逆，其人或咳，或悸，或小便不利，或腹中痛，或泄利下重者，四逆散主之。"此种四逆与阳衰阴盛之四肢厥逆有本质区别。正如明·李中梓云："按少阴用药，有阴阳之分。如阴寒而四逆者，非姜、附不能疗。此证虽云四逆，必不甚冷，或指头微温，或脉不沉微，乃阴中涵阳之证，惟气不宣通，是为逆冷。"究其四逆散证，乃肝气郁结、经脉挛急。《素问·调经论》云："五脏之道，皆出于经隧，以行血气，血气不和，百病乃变化而生，是故守经隧焉。"而肝主筋膜，若肝气郁结，经隧挛急，影响血气流通，阳气不能随血达于四末，故四肢逆冷；肝病及肺，肺系挛急，肺气不利，则咳嗽气急；病及于心，脉络紧张，血运不利，故悸；病及于肾，则小便不利；肝胆自病，胆道痉挛，则腹中痛；肝木克土，传导失常，则下利后重。故以柴胡疏解肝郁，升清阳以使郁热外透；芍药养血敛阴，与柴胡相配，一升一敛，使郁热透解而不伤阴；枳实行气散结，以增强疏畅气机之效；炙甘草缓急和中、调和诸药。近世方书将其列入和解剂中，作为调和肝脾之剂加以阐发，功可透邪解郁、疏肝理脾，在肿瘤临床应用中极其广泛。盖此方调肝以治经隧，疏通五脏气机，血气调和则诸症皆消。

逍遥散出自《太平惠民和剂局方》，组成：柴胡、当归、白芍、白术、茯苓、生姜、薄荷、炙甘草，是疏肝解郁、养血健脾之代表方，主治肝郁脾虚血弱证。逍遥散组方之义，实由四逆散化出。故临证遣方，寓四逆散、逍遥散于一炉，所谓四逆逍遥一以贯之也。若肝郁气滞重者，加香附、郁金等；肝郁化热，烦躁易怒者，加丹皮、山栀子、蒲公英等清肝泄热；肝血郁滞，乳房肿块者，加三棱、莪术、夏枯草、鳖甲、牡蛎等；热毒内蕴，结肿破溃，或溃烂翻花者，合五味消毒饮加减；肝肾不足，腰膝酸软者，选用女贞子、墨旱莲、桑寄生、桑椹子、熟地黄、牛膝、山茱萸、杜仲等补肾强腰；气血亏虚甚者，加黄芪、党参、鸡血藤、制首乌等；上肢水肿者，加桂枝、益母草、桑枝、路路通等；潮热盗汗者加地骨皮、龙骨、牡蛎、糯稻根等；失眠多梦者以合欢皮、夜交藤、素馨花、酸枣仁、远志、郁金等；脾胃不和、心烦喜呕者加用法半夏、黄芩、竹茹等和胃止呕。临证化裁，不可尽述。

3. 调神疏郁，怡情养心

中医历来强调情志对人体健康及康复的影响，不良情志可导致脏腑功能失常，气机运行失调。元·朱丹溪《格致余论·乳硬论》认为乳岩由“忧怒郁闷，昕夕积累，脾气消阻，肝气横逆”而成，明·陈实功《外科正宗》提出情志所伤的主要病因，与肝脾心三脏关系最为密切，“忧郁伤肝，思虑伤脾，积想在心，所愿不得志，致经络痞涩，聚结成核”。故治疗过程中应重视乳癌患者的情志调养，乳癌患者多有悲观、忧虑、郁闷、烦躁、紧张等情绪，会使康复过程延长甚至使病情恶化，而常采用语言疏导、心理暗示、解惑释疑等方法对病人情绪进行疏导，让病人树立起对疾病和生活的信心。如发现对患者利好的消息，比如肿瘤的组织学类型属预后效果较好，举荐治疗效果良好的患者进行抗癌心得交流等，使其树立起配合治疗的信心；与患者谈论使他们高兴的话题，以喜胜忧，喜为心之志，喜则气和志达，营卫通利。鼓励患者积极参加适当的体育锻炼及社交活动，分散患者注意力，让患者感受到来自社会及家庭的关爱、产生归属感等。通过这些手段帮助患者消除顾虑，丢掉思想包袱，减轻其心理压力。如《素问·上古天真论》所言："恬淡虚无，真气从之，精神内守，病安从来。"如能使患者保持心态平和，必有助于身体康复。

三、验案举隅

案1

陈某，女，52 岁。门诊号：000685275。2013 年 3 月 6 日初诊。

主诉：左乳癌术后 10 年余，发现肝转移 1 年余。

病史：患者 2002 年因发现左乳肿块于芳村区妇幼保健医院门诊行肿块切除术，术后病理为浸润性小叶癌。后于 2002 年 6 月 7 日行左侧乳癌改良根治术。术后病理切片淋巴结未见癌转移，雌激素受体阳性。后中山大学孙逸仙纪念医院病理科会诊病理回报：乳腺肿物，符合硬化性腺病，但部分组织结构不清，建议追踪观察。术后患者行 6 疗程"氟尿嘧啶 + 阿霉素 + 环磷酰胺"方案化疗。至 2012 年 2 月 17 日于中山大学附属第一医院行上腹部 MRI 检查示：①肝多发行转移瘤，肝左叶门脉癌栓未排；②胸腰椎体异常信号灶，考虑为转移瘤。2012 年 2 月 23 日行肝穿刺病理示：肝脏转移性乳腺浸润性导管癌，Ⅱ级，ER（+++），PR（+），考虑乳腺癌肝转移。患者于 2013 年 3 月 2 日开始行"紫杉醇白蛋白结合型 200mg 静脉输液，d1+ 替吉奥胶囊 2 片口服，每日 2 次，d1 ～ 14"方案化疗，因肝功能损害明显，于 3 月 5 日暂停替吉奥胶囊。现为求进一步中医药治疗前来门诊就诊。

初诊时症见：精神疲倦，消瘦，身目黄染，腹部胀痛，活动后气促，口干口苦，纳差，小便黄，近期体重较前明显下降。舌暗红苔黄腻，脉细滑。

中医诊断：乳癌。

西医诊断：左乳腺癌术后复发并肝、骨转移（TxNxM1，Ⅳ期）。

因癌毒侵袭，药物损伤，脾胃运化功能失常，湿热内生，熏蒸肝胆，以致肝胆失于疏泄，胆汁外溢，上注肝目，下注膀胱，辨证当属肝胆湿热，脾虚失运。故门诊以清肝利湿、健脾和胃为法。

处方：柴胡15g，大黄10g，蒲公英30g，黄芩15g，川楝子15g，白芍15g，党参15g，茯苓25g，守宫6g，栀子15g，泽泻15g，绵茵陈20g，薏苡仁30g，山慈菇15g，甘草6g。7剂，水煎服。

2013年3月13日二诊：患者精神状态改善，身目黄染较前明显减退，胃纳欠佳，腹胀，伴隐痛，仍口干口苦，腰背部酸痛，大便偏溏。舌暗红苔白，脉细滑。辨证同前，予减大黄、黄芩、栀子，加猫爪草、肿节风、牡丹皮等以活血散结、清热养阴。处方：柴胡15g，白芍15g，枳实15g，猫爪草30g，肿节风15g，牡丹皮15g，蒲公英30g，川楝子15g，党参15g，茯苓25g，守宫6g，绵茵陈20g，薏苡仁30g，山慈菇15g，甘草6g。14剂，水煎服。

2013年3月27日三诊：患者精神体力明显改善，黄疸基本消退，并于3月23日再行"紫杉醇白蛋白结合型+替吉奥胶囊"方案化疗，未出现明显不良反应，复查肝功较前好转。现自觉纳差，稍有腹胀，余尚可。舌淡暗苔白，脉细滑，舌底脉络曲张。以疏肝行气、健脾化瘀为法拟方。处方：柴胡15g，白芍15g，土鳖虫6g，焯桃仁10g，甘草6g，熟党参15g，茯苓25g，枳壳10g，红豆杉6g，猫爪草15g，肿节风30g，莱菔子20g，墨旱莲15g，醋鳖甲20g，薏苡仁30g，当归15g。

服药后患者腹胀、纳差较前改善，后一直门诊就诊，并后续完成4个疗程"紫杉醇白蛋白结合型+替吉奥"方案化疗。2012年8月22日，在CT引导下行经皮肝肿瘤氩氦冷冻消融治疗术。2013年3月22日，查上腹CT示：肝S8段肿瘤冷冻消融治疗后改变，腰椎多发骨转移；肝硬化，脾大。

因无力耐受进一步化疗以及介入治疗，2013年至今坚持单纯中医药治疗，至2014年10月复查上腹部CT：肝脏S4段肿瘤冷冻消融治疗后改变，S4段肿瘤完全坏死，未见存活，余肝内多发转移瘤存活，对比2014年7月30日CT旧片，基本同前。胸腰椎多发转移。至2015年5月，患者自乳腺癌术后复发合并肝多发转移已3年余，以中医药治疗为主，克服了化疗带来的毒副作用，取得了良好的带瘤生存疗效。

按：本例为左乳腺癌术后复发并肝、骨转移患者，分期属Ⅳ期，因无法耐受化疗毒副作用，出现肝功能损伤、药物性黄疸而停用化疗。初诊时疲倦、消瘦、身目黄染、腹部胀痛、活动后气促、口干口苦、纳差、小便黄、舌暗红苔黄腻、脉细滑。辨证当属肝胆湿热，脾虚失运。故治疗以清肝利湿、健脾和胃为法，以茵陈蒿汤进行加减。二诊时患者精神状态改善，身目黄染较前明显减退，舌暗红苔白，脉细滑。辨证治法同前，减大黄、黄芩、栀子，加猫爪草、肿节风、牡丹皮等以活血散结、清热养阴。三诊时患者黄疸消退，并恢复化疗，过程顺利。辨证属肝郁脾虚，痰瘀互结，以疏肝行气、健脾化瘀为法拟方进行诊治。患者坚持中医药治疗，不仅克服了化疗带来的毒副作用，而且在疾病发展过程中起到了良好的减毒增效、扶助正气、抑制肿瘤的作用。

案 2

刘某，女，54 岁。门诊号：710450。2006 年 8 月 15 日初诊。

主诉：左侧浸润性导管癌术后 4 月余。

病史：患者于 2006 年 4 月因发现左乳肿物至外院就诊，提示"左乳癌"。于 4 月 12 日行左乳腺癌改良根治术。术后病理示：浸润性导管癌，肿物约 0.8cm×1.0cm，WHO 分级Ⅱ级，ER（＋），PR（＋），Her-2（＋＋）。Fish 检测（＋）。于 4 月 18 日至 8 月 1 日行"环磷酰胺 800mg+ 泰素帝 140mg+ 法玛新 160mg"方案化疗共 6 个疗程，拟开始内分泌治疗。

初诊时症见：疲倦乏力，夜寐欠佳，午后潮热，盗汗，腰膝酸软，纳呆，口干口苦，大小便调。舌红绛干苔少，脉细数。

中医诊断：乳岩。

西医诊断：左侧浸润性导管癌（T1N0M0，Ⅰ期）。

辨为肝郁火旺，肝肾亏虚证。治以滋养肝肾、疏肝理气为法。

处方：柴胡 15g，白芍 15g，枳壳 15g，甘草 6g，知母 15g，黄柏 15g，郁金 10g，女贞子 15g，麦冬 15g，花粉 15g，桑寄生 20g，桑椹子 20g。日 1 剂，水煎服。

8 月 24 日二诊：服上方 7 剂后，夜寐及腰膝酸软感好转，无口干口苦，但仍潮热盗汗，咽中有痰，大便滞下，小便调。舌暗红苔白干，脉弦细。治以疏肝解郁、清泻虚热、调和营卫为法。处方：柴胡 15g，白芍 15g，枳壳 15g，甘草 6g，桂枝 10g，地骨皮 15g，浙贝 15g，糯稻根 15g，龙骨（先煎）30g，生牡蛎（先煎）30g，半枝莲 15g，女贞子 20g，桃仁 10g。日 1 剂，水煎服。

9 月 7 日三诊：服上方 14 剂后，咽中有痰感，夜寐欠安。舌暗红苔白，脉细。予减地骨皮、糯稻根、龙骨、牡蛎等，加八月札 15g，猫爪草 30g，玄参 15g，桔梗 10g。日 1 剂，水煎服。

此后患者坚持每 2 周前来复诊，均无明显不适，并以上方加减服药。随访至 2015 年 4 月，患者发病 8 年，术后化疗后以中医药治疗 7 年余，情况稳定，无明显不适，多次复查均未见异常，生活如常人，KPS 评分 90 分。

按： 此例为左侧浸润性导管癌患者，免疫组化提示 Her-2（++）。Her-2 是乳腺癌重要的预后指标，提示肿瘤侵袭性强，预后较差。患者初诊时见疲倦乏力、夜寐欠佳、纳呆、口干口苦等症，参合舌脉，舌红绛干、苔少、脉细数，辨证为肝郁火旺，肝肾亏虚。盖肝肾亏虚，精血不能化生，手术及化疗耗伤气血，则精血愈亏，人以精血为本，亏则无以养神，气血不能营养周身，故见疲倦乏力、纳呆；肝郁化火，则口干口苦见矣；《内经》云"卧则血归于肝"，阴血不足则夜寐欠佳。故治以滋养肝肾、疏肝理气为法，方用四逆散疏肝解郁，复加郁金疏肝清心，知母、黄柏清热泻火，麦冬、花粉养阴润燥，女贞子、桑寄生、桑椹子补益肝肾。二诊时，已无口干口苦，夜寐好转。然近来出现潮热汗出、咽中有痰、大便滞下，舌暗红苔白干、脉弦细。此为肝肾阴虚，虚火旺盛，阴液不固，故治以疏肝养阴、清泻虚热、调和营卫，方用四逆散疏肝解郁，复加地骨皮清泻虚热，桂枝、白芍调和营卫，糯稻根、龙骨、生牡蛎敛津止汗，半枝莲、浙贝清热散结，桃仁活血化瘀，女贞子补益肝肾。三诊时，虚汗得止，咽中有痰感，夜寐欠安，余无明显不适，舌暗红苔白、脉细，此为阴液已和，痰瘀仍在，故减地骨皮、糯稻根、龙骨、牡蛎等退虚热、敛津液之品，加八月札、猫爪草、桔梗加强行气散结、宣肺化痰之力，复加玄参滋养阴液。此例治疗始终以疏肝理气、调补肝肾为本，辅以祛瘀散结、清热化痰为法，收到显著效果。乳癌患者多因冲任失调，易并发潮热盗汗、月经失调、失眠多梦等兼症。以疏肝解郁、补益肝肾、调理冲任随证加减，多有良效，且起到对乳癌术后患者预防复发、改善生活质量的作用。

案3

陈某，女，53岁。住院号：272747。2010年5月28日初诊。

主诉：发现左乳肿物2月余。

病史：患者于2010年3月发现左乳房肿物，无明显疼痛，无乳头溢液。后于2010年5月12日行PET/CT检查，提示：考虑左侧乳腺癌（大小约7.7cm×3.4cm×7.5cm），并左侧颈部、左锁骨上、双侧腋窝、纵隔淋巴结转移，多发骨转移，右肺下叶数个结节影，考虑转移。"2010年5月26日，行左乳肿物穿刺术，术后病理示：左乳房浸润性癌，小叶癌可能性大。免疫组化示：ER（－），PR（－），Her-2（+++）。为求进一步治疗就诊。

初诊时症见：患者精神尚可，左侧枕部头痛，左上臂浮肿，睡眠欠佳，梦多，无乳房疼痛，无红肿渗液等不适，纳可，大小便调。近期体重无明显变化。舌暗红苔薄白，脉沉弦。

中医诊断：乳岩。

西医诊断：左乳腺癌并肺、骨转移，多发淋巴结转移（T3N3cM1，Ⅳ期）。

辨为肝脾两伤，痰湿蕴结。治以疏肝健脾、除瘀散结为法。

处方：柴胡10g，白芍15g，当归15g，白术15g，猪苓25g，川芎10g，郁金10g，酸枣仁（打碎）30g，泽泻15g，益母草30g，桃仁15g，半枝莲15g，守宫6g，地龙10g，甘草6g。服药7剂。

2010年6月5日二诊：患者服药后左枕部疼痛及上肢水肿较前好转，已于6月1日开始行"赫赛汀+紫杉醇白蛋白型+卡铂"化疗，配合唑来膦酸抑制骨转移所致骨质破坏。现精神疲倦，时觉胸闷，无明显胸痛，左上肢轻度浮肿，梦多，舌暗红苔薄白，脉弦细。治疗以解郁安神、行气宽胸、祛瘀散结为法。处方：柴胡15g，白芍15g，枳壳15g，桃仁10g，郁金10g，酸枣仁（打碎）15g，莪术15g，桔梗10g，山慈菇15g，半枝莲15g，薤白15g，猫爪草30g，丹参30g，党参15g，甘草6g。予14剂煎服。

2010年6月19日三诊：患者胸闷缓解，左上肢水肿基本消退，睡眠改善，时有潮热，腰骶酸软，口干，舌质红苔少，脉弦细。此乃肝肾不足，冲任不和。以补益肝肾、调和冲任为主法。处方：茯苓25g，守宫6g，地龙10g，枳壳15g，怀牛膝15g，杜仲15g，三七10g，黄精30g，枸杞子15g，川芎15g，麦冬15g，甘草6g。

后患者坚持中西医结合治疗，予多程化疗及靶向药物治疗，于2013年3月19日复查CT，结果示：左侧乳腺癌切除术后改变，术区未见明显异常；上颈部多发小淋巴结肿；左侧少量胸腔积液；多发骨转移，T9椎体压缩性骨折。至2013年9月，患者确诊急性双表型白血病，予行相关方案化疗。2015年3月头颅MR示：左侧小脑扁桃体异常信号。结合病史考虑转移瘤，用药后基本控制。患者为晚期乳腺癌全身多发转移，坚持中西医结合治疗，肿瘤控制情况良好。随访至2015年5月，发病已5年余，KPS评分80分。

附影像学资料：见附录一·图1。

按：患者就诊时已发现左乳腺癌并肺、骨转移，多发淋巴结转移，属晚期病人，为求中医治疗前来门诊。初诊时患者左侧枕部头痛，左上臂浮肿，睡眠欠佳，梦多，无乳房疼痛，无红肿渗液等不适，纳可，大小便调。舌暗红苔薄白，脉沉弦。辨证属乳岩，肝脾两伤、痰湿蕴结，因情志不遂，肝失调达，气机郁滞，加之脾失健运，清阳不升，浊阴不降，留于中焦，生湿聚痰而变生乳岩。故治疗以疏肝健脾、除痰散结为法，以逍遥散进行加减，方中以柴胡、白芍等疏肝行气，白术健脾培土，当归、川芎、地龙活血通络，泽泻、益母草、半枝莲等利湿消肿，酸枣仁、郁金安神解郁等。二诊时患者头痛及上肢水肿情况较前消退，但觉胸闷梦多，此为肝气不舒，痰气内阻，故予四逆散调和肝脾，桃仁、猫爪草、薤白、丹参等活血宽胸，辅以山慈菇、半枝莲、莪术等祛痰散结。三诊时患者时有潮热、腰骶酸软、口干、舌质红苔少、脉弦细，此乃肝肾不足，冲任不和。因冲为血海，任主胞胎，为阴脉之汇，故调和冲任"责之肝脾肾三经"。治疗以补养肝肾、健脾养血为法，予怀牛膝、杜仲、黄精、枸杞子等滋养肝肾、调和冲任。患者坚持中医药治疗3年余，乳腺癌控制良好，生存质量提高。

案4

李某，女，74岁。住院号：79129。2007年5月15日初诊。

主诉：右乳肿物切除术后 5 年余，反复腰背疼痛半年余。

病史：患者 2002 年因右乳腺肿物行右乳房切除术。术后病理：右乳腺浸润性导管癌，腋窝淋巴结（0/6）；免疫组化：ER（++），PR（+），CerB-2（+++），PCNA（+++）。当时未行化疗及内分泌治疗，至 2006 年底出现腰背部疼痛。2007 年 1 月 9 日在广州市第一人民医院行全身骨照影示：第 1、2、11 胸椎，第 1～5 腰椎，右髂前上棘骨质代谢异常增高。结合临床，考虑为乳腺癌骨转移可能性大。予内分泌治疗后症状稍好转。5 月 10 日相关抗原：CEA 5.4μg/L，CA19-9 48.1U/mL。

初诊时症见：腰部酸软，颈部及左背部疼痛，耳鸣如蝉，口干口苦，大小便正常。舌淡红苔薄白，脉沉细滑。

中医诊断：乳岩。

西医诊断：右侧浸润性导管癌术后骨转移（Ⅳ期）。

辨为痰瘀毒结，脾肾不足证。治以祛瘀解毒，兼补脾肾。

处方：柴胡 15g，白芍 15g，枳壳 15g，甘草 6g，土鳖虫 6g，桃仁 10g，厚朴 10g，莪术 15g，八月札 15g，守宫 6g，僵蚕 10g，怀牛膝 15g，山萸肉 10g。水煎服，日 1 剂。

5 月 29 日二诊：上方服 14 剂后，精神良好，腰背部酸软疼痛较前减轻，双下肢轻度浮肿，纳眠可，大小便调。舌暗红苔薄黄，脉沉细滑。处方：柴胡 15g，白芍 15g，枳壳 15g，甘草 6g，土鳖虫 6g，桃仁 10g，守宫 6g，山慈菇 15g，田七 6g，泽泻 15g，女贞子 20g，山萸肉 10g。水煎服，日 1 剂。同时予三苯氧胺口服进行内分泌治疗，静滴唑来膦酸缓解骨转移造成的骨质破坏。

6 月 12 日三诊：半个月后前来复诊，诉疲倦乏力，双下肢浮肿消退，右手臂及肩部稍疼痛，口干口苦，纳差，大小便调。舌淡红胖，苔白干，脉细滑。治以疏肝解郁、祛瘀解毒、补益肝肾为法。处方：柴胡 15g，白芍 15g，枳壳 15g，甘草 6g，土鳖虫 6g，桃仁 10g，女贞子 20g，墨旱莲 20g，怀牛膝 15g，杜仲 15g，山慈菇 15g，云苓 25g，蜈蚣 3 条，泽泻 15g。日 1 剂，水煎服。

患者坚持每 2 周前来复诊，偶诉腰背部略疼痛，余无明显不适。予疏肝理气、调和冲任、祛瘀解毒为法进行加减服药。患者多次复查示未见复发及新增转移灶，骨转移情况较前无明显变化，相关抗原 CEA 及 CA19-9 均阴性。随访至 2015 年 5 月，患者右乳肿物手术后 13 年，发现骨转移后 8 年，坚持中医药治疗，情况良好，生活如常人，KPS 评分 90 分。

按：本例乳腺癌患者就诊时已发现骨转移，属肿瘤晚期，且病理检查提示 CerB-2 基因过度表达，CerB-2 是一种原癌基因，在人乳腺、卵巢、肺、前列腺等肿瘤的发生发展中有重要作用，过度表达可致肿瘤的发生，并提示肿瘤恶性程度高、病情进展迅速、易发生淋巴结转移。本例患者乳腺癌术后以中医药治疗及内分泌治疗为主，收效显著，体现中医药简、便、廉、验之优势。林丽珠教授认为，肝肾不足、余毒未清、余毒旁窜是乳腺癌术后骨转移的关键病机，治当补益肝肾、祛瘀解毒，根据各时期虚实而有侧重。患者初诊时症见右腰部、颈部及左背部疼痛，耳鸣，口干口苦，此为痰瘀毒结，脾肾不足证，治以祛瘀解毒为主法，兼顾补脾益肾，故以四逆散合下瘀血汤加减，选用山慈菇、守宫、僵蚕、土鳖虫、蜈蚣等药物解毒散结。叶天士云："久则邪正混处其间，草木不能见效，当以虫蚁疏逐。"虫类药擅走窜，逐瘀破积、通络散结力强。后随证加以补益肝肾之剂，选用桑椹子、怀牛膝、山萸肉、女贞子、墨旱莲等。

案 5

柯某，女，51 岁，广州人。门诊号：3282880。2005 年 9 月 29 日初诊。

主诉：双乳肿物术后 9 月余。

病史：患者 2002 年发现右乳肿物，当地医院诊为乳腺囊肿，当时未行特殊治疗。2004 年 10 月发现右乳肿物增大，左乳出现新生肿物。遂于中山大学附属二院检查，诊为乳癌。后于 2004 年 12 月行双侧乳腺癌改良根治术，术后病理示：左（1、2）均为乳腺浸润性导管癌，右同左。免疫组化：ER（+++），PR（+++），CerB-2（+）。术后予 CEF 方案（环磷酰胺 + 表柔比星 + 氟尿嘧啶）化疗 6 个疗程，第 2、3 疗程之间配合放疗，末次化疗为 2005 年 6 月。化疗后以内分泌治疗，口服他莫昔芬。2005 年 9 月 20 日查 CEA 10.5μg/L，情况稳定。既往患者 2002 年发现多发性子宫肌瘤、慢性宫颈炎，行腹式子宫切除术。

初诊时症见：神清，精神可，汗出较多，纳尚可，入睡困难，小便调，大便 2～3 天一行。舌红苔薄白，脉弦细。

中医诊断：乳岩。

西医诊断：双侧乳腺浸润性导管癌术后化疗后（TxN0M1，Ⅳ期）；子宫切除术后。

辨为肝郁脾虚，冲任失调证。治以疏肝健脾、调理冲任为法。

处方：柴胡 15g，白芍 15g，枳壳 15g，甘草 6g，半枝莲 15g，山慈菇 15g，桔梗 10g，厚朴 15g，八月札 15g，麦冬 15g，五味子 10g，酸枣仁 15g。日 1 剂，水煎服。

2005 年 12 月 15 日二诊：以上方加减服 40 余剂，现纳眠可，晨起觉咽干，大便稍干结，余无特殊不适，舌暗红苔少，脉弦细。辨为肝郁血瘀，阴虚火旺证，治以疏肝祛瘀、清热养阴法。处方：柴胡 15g，白芍 15g，枳壳 15g，甘草 6g，知母 15g，黄柏 15g，土鳖虫 6g，厚朴 15g，苦参 10g，郁金 10g，玄参 15g，葛根 20g。日 1 剂，水煎服。

2006 年 3 月 2 日三诊：以上方加减服 2 月余，现夜寐稍差，余无特殊不适，纳眠可，二便调，舌淡暗苔薄白，脉弦滑。处方：柴胡 15g，白芍 15g，枳壳 15g，甘草 6g，半枝莲 15g，山慈菇 15g，桔梗 10g，八月札 15g，麦冬 15g，郁金 10g，素馨花 15g，合欢花 15g。日 1 剂，水煎服。

患者后坚持门诊中医治疗，以四逆散化裁，随证加以疏肝行气、益气养阴、调理冲任、散结祛瘀之品，情况稳定，无明显不适。随访至 2015 年 5 月，患者发病 10 年余，术后化疗后坚持中医药治疗 8 年余，肿瘤未见复发及转移，生活如常人，KPS 评分 90 分。

按： 乳岩发病之机，前贤多有阐发，多为肝气郁结、充任失调，故治疗以疏肝解郁、调和冲任贯穿始终，辅以健脾养血、散结祛瘀。此例患者初诊时症见：汗出较多，入睡困难，大便难，舌红苔薄白，脉弦细。综合四诊，辨为肝郁脾虚、充任失调证，治以疏肝健脾、调理冲任为法，用四逆散加味。方中复加半枝莲、山慈菇解毒散结，厚朴、八月札行气通滞，五味子酸敛止汗，酸枣仁宁心安神，桔梗宣肺以通便，麦冬养阴润燥。2005 年 12 月 15 日诊时纳眠可，晨起觉咽干，大便稍干结，舌暗红苔少，脉弦细。辨为肝郁血瘀、阴虚火旺，故守前法方用四逆散加味，增强疏肝祛瘀、清热养阴之功。

后继续以四逆散化裁，随证加以疏肝行气、调和冲任、散结祛瘀之品，以收全功。

案 6

周某，女，44 岁，广州人。门诊号：3701375。2007 年 2 月 8 日初诊。

主诉：左乳癌浸润性导管癌术后半年余。

病史：患者 2006 年 8 月因双乳肿痛于我院行左乳微创切除术，术后病理示：左乳癌浸润性导管癌，Ⅱ级低分化。免疫组化：ER（－），PR（－），P53（＋＋），CerB-2（－）。8 月 14 日行左乳改良根治术，病检未见淋巴转移。术后行 CEF 方案（环磷酰胺＋表柔比星＋氟尿嘧啶）化疗 6 个疗程，并口服法乐通内分泌治疗。

初诊时症见：夜间恶寒，下腹隐痛，纳可，眠欠佳，小便调，大便干结，日一行。舌淡苔薄白，脉沉细。

中医诊断：乳岩。

西医诊断：左乳癌腋窝淋巴结转移综合治疗后（TxN1M0，Ⅱa 期）。

辨为寒凝血虚，肝郁气滞证。治以温经散寒、疏肝行气为法。方用当归四逆汤加减。

处方：当归 10g，桂枝 10g，柴胡 15g，白芍 15g，枳壳 15g，甘草 6g，生牡蛎 30g，生龙骨 30g，郁金 10g，厚朴 10g。日 1 剂，水煎服。

2007 年 3 月 15 日诊：上方服 14 剂后诸症均减，守方随证加减。续服 20 余剂后恶寒消失，小腹隐痛减少，大便干结，小便可，纳眠可，舌淡红，苔薄白，脉细滑。3 月 7 日复查相关抗原五项均正常。遵前法，处方：柴胡 15g，白芍 15g，枳壳 15g，甘草 6g，香附 10g，桃仁 10g，莪术 15g，郁金 10g，益母草 30g，红花 10g，三七 6g，云苓 25g。日 1 剂，水煎服。

2007 年 3 月 22 日诊：上方服 7 剂后，小腹隐痛基本消失，纳眠可，二便调，舌淡红，苔薄黄，脉弦细。方用四逆散加减：柴胡 15g，白芍 15g，枳壳 15g，甘草 6g，香附 10g，桃仁 10g，墨旱莲 20g，紫草 30g，益母草 20g，党参 15g，三七 6g，八月札 15g。日 1 剂，水煎服。

药后诸症均减，患者继续门诊治疗，以四逆散加减。2007 年 4 月 12 日开始服用法乐通，多次复查相关抗原五项未见异常。随访至 2015 年 5 月，患者自发病至今 8 年余，以手术、化疗配合中药综合治疗，情况稳定，无特殊不适，生活如常人，检查未见复发，KPS 评分 90 分。

按：此例为三阴性乳腺癌患者。三阴性乳腺癌总体预后较差，因为其本身具有较高的侵袭性、术后复发转移风险高、疾病进展快、内脏转移风险高等特点，并且缺乏内分泌治疗、抗 Her-2 靶向治疗的机会。《伤寒论·辨厥阴病脉证并治》第 351 条云："手足厥寒，脉细欲绝者，当归四逆汤主之。"此条文方证为营血虚弱，寒凝经脉，血行不利。盖素体血虚而又经脉受寒，寒邪凝滞，血行不利，阳气不能达于四肢末端，营血不能充盈血脉，遂呈手足厥寒、脉细欲绝等症。当归四逆汤有温经散寒、养血通脉之功，后世医家发挥颇多，凡寒凝血虚者均可用之。此例患者初诊时症见夜间恶寒、下腹隐痛、大便干结、舌淡苔薄白、脉沉细。证属寒凝血虚，肝郁气滞。故治以温经散寒、疏肝行气为法，方用当归四逆汤去细辛、通草、大枣，合柴胡、枳壳为四逆散以疏肝解郁，复加生牡蛎、生龙骨以潜阳宁神，加厚朴行气止痛，郁金活血化瘀。2007 年 3 月 15 日诊时药后恶寒消失，小腹隐痛减少，纳眠可，舌淡红苔薄白，脉细滑。中医认为"冲为血海，任主胞宫"，因肝气郁滞，津血不足，气虚血弱，冲任二脉空虚，气血运行失常，此诊虽寒气已散，肝郁仍在，冲任失调，气滞血瘀，故去温阳辛燥之品，以四逆散疏肝解郁，加香附、桃仁、郁金疏肝解郁、调和冲任，加益母草、莪术、红花、三七以增行气活血之功，复加云苓益气健脾。2007 年 3 月 22 日诊时小腹隐痛基本消失，纳眠可，二便调，舌淡红，苔薄黄，脉弦细。此为肝热阴虚，故方用四逆散疏肝解郁，复加党参、墨旱莲益气养阴，紫草清热凉血，香附、八月札、桃仁、益母草、三七行气活血。药后诸症均减，以四逆散化裁收功。患者 2007 年 4 月 12 日开始行法乐通内分泌治疗，该药适用于治疗绝经后妇女雌激素受体阳性或不详的转移性乳腺癌。常见的不良反应为面部潮红、多汗、子宫出血、疲劳、恶心、皮疹、瘙痒、头晕及抑郁等，根据临床表现，多属肝郁脾虚、冲任失调，故以四逆散化裁疏肝健脾、调和冲任，患者基本未见上述不良反应，可见中医在防止内分泌不良反应中发挥重要作用。此案辨证用药以疏肝解郁之法贯穿始终，根据仲景"知犯何逆，随证治之"之旨，初为温阳，后以养阴，盖法随证变，寒温迥异，攻补不同，非可胶柱鼓瑟，此乃辨证论治之道也。

案 7

莫某，女，47 岁，广州人。门诊号：3295708。2006 年 6 月 15 日初诊。

主诉：发现左乳腺癌 1 年余，术后 1 月余。

病史：患者 2006 年 5 月 10 日因发现左乳肿物 1 年余，在外院行改良根治术。术后病理示：左侧乳腺组织可见浸润性导管癌残留，乳头导管内见癌浸润，腋下淋巴转移（0/12）。免疫组化：ER（+），PR（++），CerB-2（-），PCNA（++），P53（-）。2006 年 5 月 19 日行"艾素 120mg，d1+吡柔比星 100mg，d2"方案化疗 1 个疗程。2006 年 6 月 2 日查乳腺 B 超示：右侧乳腺增生并多发囊肿，右乳外下限可扪及肿物 2 个，大小约 1cm×1cm，3cm×4cm，质中，活动度可，边界清。

初诊时症见：疲倦，头晕，尤以晨起为重，无口干口苦，纳一般，易饥，晨起有反酸感，寐尚可，二便调。舌淡苔白厚，脉濡滑。

中医诊断：乳岩。

西医诊断：左乳癌腋窝淋巴结转移（TxN1M0，Ⅱa 期）。

辨为肝胃不和，脾虚痰聚证。治以健脾化痰、疏肝和胃为法。

处方：党参 15g，白术 15g，茯苓 25g，甘草 6g，竹茹 15g，法半夏 10g，八月札 15g，木香 10g，当归 10g，怀牛膝 15g，鸡内金 10g，乌贼骨 30g。日 1 剂，水煎服。

2006 年 8 月 8 日二诊：上方服 7 剂后疲倦、头晕好转，诸症均减。患者于 6 月 20 日及 7 月 19 日在市第二人民医院共行化疗 2 个疗程，方案同前。化疗后出现活动后气促、易疲、纳一般、口气秽臭、寐欠佳、二便调、舌淡苔薄白、脉弦细。方用四逆散合四君子汤加减：柴胡 15g，白芍 15g，枳壳 15g，甘草 6g，党参 15g，白术 15g，茯苓 15g，八月札 15g，酸枣仁 15g，山楂 20g，山萸肉 15g，麦冬 15g，女贞子 20g。7 剂，日 1 剂，水煎服。

2006 年 8 月 31 日三诊：患者于 8 月 17 日～18 日于市第二人民医院行化疗第 4 个疗程，方案同前。化疗后出现双下肢乏力、干咳、喉间痰难咯、纳一般、寐欠佳、多梦易醒、二便调、舌淡苔薄白、脉弦滑。方用四逆散合四君子汤加减：柴胡 15g，白芍 15g，枳壳 15g，甘草 6g，党参 15g，白术 15g，茯苓 15g，八月札 15g，守宫 6g，桔梗 15g，山萸肉 15g，补骨脂 20g，桑寄生 20g。7 剂，日 1 剂，水煎服。

2006 年 11 月 16 日四诊：药后诸症基本消失，后患者于 9 月 19 日、10 月 24 日行化疗共 2 个疗程，方案同前。就诊时纳眠可、小便调、大便不畅，两日一行。舌淡暗苔薄白，脉沉细。处方：柴胡 15g，白芍 15g，枳壳 15g，甘草 6g，生苡仁 30g，白术 15g，茯苓 15g，泽泻 15g，茜根 15g，茵陈 30g，当归 10g。日 1 剂，水煎服。

上方服 7 剂后大便不畅改善，守方加减续服 14 剂后诸症均消，无明显不适。后患者于 2006 年 12 月开始配合他莫昔芬口服内分泌治疗 9 个月，中药以疏肝健脾、补益肝肾、调理冲任等法随诊处方。随访至 2015 年 5 月，患者发病 9 年，术后以中医药配合化疗、内分泌治疗，症状改善，多次复查未见肿瘤复发及转移，情况稳定，KPS 评分 90 分。

按： 此例患者为左乳癌腋窝淋巴结转移术后，初诊时已行 1 个疗程化疗，症见疲倦、头晕，尤以晨起为重，无口干口苦，易饥，晨起有反酸感，寐尚可，二便调。舌淡苔白厚，脉濡滑。综合四诊，辨为肝胃不和，脾虚痰聚证。治以健脾化痰、疏肝和胃为法。方用四君子汤益气健脾，八月札、当归、木香疏肝行气，复加竹茹、法半夏化痰降逆，山楂消食运脾，乌贼骨制酸和胃。二诊时，患者已完成第 3 个疗程化疗，化疗后症见活动后气促、易疲、口气秽臭、寐欠佳、舌淡苔薄白、脉弦细。此为脾虚肝郁，肝肾亏虚证。方用四逆散疏肝行气，四君子汤益气健脾，复加八月札疏肝行气，酸枣仁养肝安神，山萸肉、麦冬、女贞子滋阴以养肝肾，山楂消食健脾。后继续以疏肝健脾、补益肝肾为法随证加减，配合化疗及内分泌治疗，起到增效减毒之功。此例患者自发病至今已 9 年，以中西医结合治疗，肿瘤未见复发及转移，疗效显著，有力地体现了中医在治疗乳腺癌中改善患者生存质量、延长生命的重要作用。

四、结语评述

乳腺癌是女性最常见的恶性肿瘤之一，严重威胁着妇女的健康及生命。随着手术方式的改进，以及以紫杉醇、阿霉素为基础的多药联合化疗、辅助放疗、内分泌治疗及以曲妥珠单抗为基础的分子靶向制剂的应用，乳腺癌患者的生存率明显提高，死亡率呈现下降趋势。在传统的影响乳腺癌患者预后的临床因素中，腋淋巴结转移数目、原发肿瘤大小和 TNM 分期一直被认为是乳腺癌患者的独立预后指标。其中，腋淋巴结转移数目更是被认为是最重要的预后指标。据中山大学肿瘤医院可手术乳腺癌 6263 例资料分析，淋巴结阴性和阳性的术后 5 年生存率分别为 80% 和 59%，0～Ⅰ、Ⅱ 和Ⅲ期的 5 年生存率分别为 92%、73% 和 47%，至于不可手术的患者 5 年生存率多数报告在 20% 以内。因此，就目前诊治水平来讲，要提高乳腺癌治愈率的关键在于早期发现、早期诊断、早期正确治疗。

三阴性乳腺癌，即 ER（－），PR（－）和 CerB-2（－），总体预后较差，占全部乳腺癌的 10%～15%，三阴性乳腺癌发病率为 7%～19%。三阴性乳腺癌本身具有较高的侵袭性、术后复发转移风险高、疾病进展快、内脏转移风险高等特点，并且缺乏内分泌治疗、抗 Her-2 靶向治疗的机会。同时，若 ER（－）、PR（－），而 Her-2（＋＋＋），Her-2 过度表达可致肿瘤发生，提示肿瘤恶性程度高，病情进展迅速，易发生淋巴转移，此类患者预后不良。通过结合中医药治疗，可在抑制肿瘤生长、复发、转移等方面起到积极的作用。

随着医学模式由生物医学向生物 - 心理 - 社会医学转变，乳腺癌的治疗进入了综合模式。临床研究表明，中医药在减少并发症、减毒增效等方面发挥了重要作用。中医认为，乳腺癌发病与肝、脾、肾等脏腑功能失常关系密切，病机可概括为内虚与毒聚，内虚是冲任失调，肝、脾、肾等脏腑功能衰退，毒聚为痰浊凝结，瘀毒郁积，聚结成块。治疗重视疏肝理气、健脾化痰及调和冲任。通过以上数个病案可以看出，中医药治疗不仅能较好地改善乳腺癌患者睡眠欠佳、潮热盗汗、忧郁多思等并发症状，还可以通过扶正培本、活血化瘀、清热解毒、化痰祛湿中药治疗抗肿瘤复发转移，提高患者免疫力及生存质量，延长其生存期。

乳腺癌患者的人际敏感因子、负性生活事件频度及应激强度均高于正常人，患者常常要面对女性特征缺损带来的巨大的负面影响，容易出现抑郁、焦虑等不良情绪反应。术后抑郁状态极大影响疾病的恢复，某种意义上，减轻患者的一份痛苦就等于增加机体的一份抗癌力量，正常平和的心态是最终使疾病获得好转的前提和基本保证。因此，我们应该积极开展乳腺癌患者术后健康教育，鼓励患者面对现实，调整心态，缓解忧郁的心理状态，使患者以正性情绪去克服负性情绪，更好地促进身心健康，提高生活质量。抑郁症属中医"郁证"范畴，为情志不舒、气机郁滞所致，主要表现为心情抑郁、情绪不宁、胁肋胀痛或易怒善哭、咽中如有异物、失眠等，主要病因病机为情志所伤，肝气郁结，五脏气机不和。临床可以逍遥散或柴胡加龙骨牡蛎汤为基础方，根据气血阴阳偏虚的不同，分别予以健脾和胃、益气养血、滋肾养肝之法进行调治。

益气除痰肺脾同治，化瘀散结气血兼顾——肺癌治验

肺癌又称"支气管肺癌"，是发生于支气管上皮、支气管黏液腺、细支气管上皮及肺泡上皮等肺部的肿瘤。在中医古籍的记载中，散见于"肺积""息贲""肺痿""咳嗽""痰饮""咯血""积聚""肺痈""胸痛"等病症资料中，尤与"肺积""息贲"相似。

一、文献述略

1. 病位

《素问·奇病论》云："病肋下满，气逆……病名曰息积。"又《难经》云："肺之积，名曰息贲，在右肋下，覆大如杯。久不已，令人洒淅寒热，喘咳，发肺壅。"均较早指出其肺癌病位所在，并提出与其症状相似的病名，即肺积、息贲。

2. 症状

肺癌主要临床症状为咳嗽、咯血、胸痛、气促。如《素问·咳论》云："肺咳之状，咳而喘息有音，甚则咯血。"《灵枢·邪气脏腑病形》曰："肺脉……微急为肺寒热，怠惰，咳唾血，引腰背胸。"《圣济总录》云："肺积息贲，气胀满，咳嗽，涕唾脓血。"以上描述均与肺癌症状相似。《灵枢经》谓："大骨枯槁，大肉陷下，胸中气满，喘息不便，内痛引肩项，身热脱形破䐃。"

颇似晚期肺癌精气耗竭之恶病质的临床表现。《金匮要略·肺痿肺痈咳嗽上气病脉证治》中"寸口脉数，其人咳，口中反有浊唾涎沫"的肺痿，"咳即胸中隐隐痛，脉反滑数……咳唾脓血"的肺痈，也可见于肺癌患者。清·喻嘉言《寓意草》载："李继江，三二年来，尝苦咳嗽生痰……见其两颐旁有小小垒块数十高出，即已知其病之所在。"其描述极似肺癌晚期出现锁骨上淋巴结转移的临床表现。

3. 病因病机

《灵枢·九针论》云："四时八风之客于经络之中，为瘤病者也。"指出外邪留滞经络而致肿瘤。《活法机要》云："壮人无积，虚人则有之。脾胃怯弱，气血两衰，四时有感，皆能成积。"指出癥积发病根本为正虚，复遭六淫邪毒乘虚侵入。《杂病源流犀烛》曰："邪积胸中，阻塞气道，气不得通，为痰……为血，皆邪正相搏，邪既胜，正不得制之，遂结成形而有块。"对肺癌发病机理论述更为详尽。清·顾松园认为"烟为辛热之魁"，《医门补要》云："表邪遏伏于肺，失于宣散，并嗜烟酒，火毒上熏，久郁热炽，烁腐肺叶。"提出烟酒为辛热之品，长期大量嗜食烟酒与肺癌发病有关，极有见地。

4. 证治

古人在长期的临床实践中对此类病症提出了一些行之有效的治法治则，如扶正培本，辨证使用攻补方法等。古人认为肺癌的形成是"正气不足，而后邪气踞之"所致，故提出扶正培本的治疗原则。朱丹溪云："养正气，积自除。"张元素在《活法机要》中指出："……故治积者，当先养正则积自除。"古人认为应根据病变发展之阶段，详审邪正盛衰，辨清虚实，以及虚实的多少，辩证地使用攻补之法。在疾病早期，邪气壅盛，正气亏虚不著，实多虚少，可以攻邪为主、扶正为辅。《景岳全书》云："凡积聚未久而元气未损者，治不宜缓，盖缓之则养成其势，反以难制，以其所急在速攻可也。"病变后期，正虚明显或虚多实少，应以扶正为主、祛邪为辅，清·喻嘉言更是提出了"大要缓而图之，生胃津、润肺燥、下逆气、开积痰、止浊唾、补真气以通肺之小管，散火热以复肺之清肃"的治法，对研究肺癌治疗具有重要启迪意义。

古人对肺癌的治疗用药散落在对"肺痿""咳嗽""痰饮""咯血""积

聚""肺痈""胸痛"等病的论述中，历代医家根据临床经验创立了大量经典方剂。如《金匮要略·肺痿肺痈咳嗽上气病》曰："肺痈，喘不得卧，葶苈大枣泻肺汤主之。"对痈脓已成，咳逆上气者，则以桔梗甘草汤排脓解毒，千金苇茎汤祛瘀生新；热燥肺痿者，用麦门冬汤；寒燥致痿者，以甘草干姜汤温复肺气，祛其寒湿；肺痿虚弱者，以炙甘草汤滋五脏之燥；寒饮郁肺，咳而上逆者，以射干麻黄汤散寒降气、祛痰开结；饮热郁肺，热重于饮者，以越婢加半夏汤治之；痰湿壅肺者，用二陈汤；痰水壅肺，宜五苓散上下分消其痰水；痰热壅肺者，以清气化痰丸清热化痰，或以小陷胸汤宽胸散结；阴虚痰热者，以沙参麦冬汤合贝母瓜蒌散滋阴润肺、理气化痰；脾虚痰湿者，以参苓白术散培土生金；肾虚致咳，肾不纳气者，六味地黄丸或都气丸治之；肺肾阴虚，虚火上炎之咯血，用百合固金汤；胸痹胸痛者，以瓜蒌薤白半夏汤温阳化气；痰瘀互结者，以下瘀血方祛瘀散结。由此可见，古人对该病的治法以宣肺止咳、理气化痰、泄水逐饮、滋阴润燥、活血化瘀、补益脾肺为主。

5. 预后

古人对肺癌预后亦有论述，如张景岳云："劳嗽，声哑，声不能出或喘息气促者，此肺脏积也，必死。"又申斗恒论"癌发"云："四十岁以上，血亏气衰，厚味过多所生，十全一二。"

二、临证发微

肺为娇脏，易受邪毒侵袭，肺失宣降，气机不畅，血行瘀滞，津液不布，湿聚成痰，气滞、痰凝、血瘀、邪毒相互搏结，久而形成肿块，故肺癌病机特点为"痰、瘀、毒、虚"。

其中，应尤其重视"虚""痰"在肺癌发病中的关键作用。气虚是肺癌发病的内在根本原因，并贯穿其发展始终，肺癌早期以气虚为主，病久则耗气伤阴，以致气阴两虚。且气虚是肿瘤发展转移的根本原因，人体内部正邪之间的强弱盛衰决定了肿瘤的进退变化。气虚易致气机失调，气机当升不升、当降不降，癌毒则易于停留郁结，日久在气失固摄的情况下发生转移，流窜停留于他脏。而"痰"为邪毒致病之重要因素。外感六淫、内伤饮食，均可令脏腑气血失调。诸如肺失通调、脾失运化、肝失疏泄、肾失温煦，均可致三焦气化不利，"化失其正"，水饮湿留而不去，聚而成痰，而变化诸症。痰随气上犯，贮蓄肺络，肺失宣降，痰凝气滞，郁久化热，导致气血瘀阻，热毒结聚。"痰"之成因与肺、脾密切相关，所谓"脾为生痰之源，肺为贮痰之器"，故治痰不忘健脾，健脾必须益气。

对于老年肺癌患者，多因肺、脾、肾亏虚，正气不足，导致邪毒内聚于肺而发生癌变，精气亏虚是老年肺癌发生、发展的重要内在因素，总体属本虚标实之证。实证多见痰湿蕴肺，郁久化热，痰瘀互结；虚证多以肺气亏虚，脾肾不足为主。故中医治疗应从肺、脾、肾三脏着手，补肺而充卫气，补脾而土生金，补肾而固根本。如《灵枢·天年》提出："八十岁，肺气衰，魄离，故言善误。九十岁，肾气焦，四脏经脉空虚。百岁五脏皆虚，神气皆去，形骸独居而终矣。"老年体弱，病延日久，多见肺肾气虚或阳虚，津液失于布散转输、温化，停而为饮，伏积于内，胶结不去，乃成肺积。对于老年肺癌，中医药治疗有着独特的优势。大量的临床和实验研究显示，中医药的作用机制是多靶点的，包括直接损伤癌细胞的 DNA、诱导细胞凋亡、抑制肿瘤新生血管生长，调整肿瘤细胞信号转导，以及逆转肿瘤细胞多药耐药等，特别是中医药扶正培本治疗在增强机体免疫功能、调节体内各脏腑生理复衡方面有独到优势，体现了中医药的治疗效果。

1. 益气除痰，肺脾同治

益气除痰法是肺癌的主要治则，需重视健脾益气、培土生金。因肺居上焦，脾位中焦，"肺手太阴之脉，起于中焦"，肺脾二脏经脉相连。脾属土而生肺金，脾为肺之母，肺所主之气、所布之津来源于脾所升清之水谷精微，正如李东垣所言"饮食入胃，而精气先输脾归肺"。脾气充足则肺气健旺、宗气充盛；而"脾胃一虚，肺气先绝"。且脾胃属中焦，乃气机之枢，脾升胃降斡旋于中，助肺气治节。故治肺癌，当不忘益气健脾，培土生金则肺气益旺。肺癌患者常见气短、语声低微、舌淡苔白、脉虚弱等气虚之象。而肺癌日久，子盗母气，必致脾土更虚，运化失健，气血生化乏源，以致脾肺俱虚。治宜补益肺气，以复其运化之功。

临证常以四君子汤为主，辅以陈皮、枳壳、八月札、木香、砂仁等行气醒脾，则补而不滞、行而不散。治痰者以健脾为本，治气为先。临证处方，常选用桔梗、北杏、枳壳、厚朴等宣降肺气。同时，痰涎之所生，虽有气滞而致液结者，气虚而致水液不化者每为多见，正如张景岳所言："人之多痰，悉由中虚而然。"说明肺气不足，治节无权，气虚不布，津液停聚亦可成痰，治当补肺益气以化痰。气滞则行气，气虚则补气，气逆则降气，而不拘泥于行气导滞一法，但宣肺理气必须贯穿始终。故以益气除痰法治肺癌，实为寓补虚化痰、行气化痰法于一炉。

在具体临证过程中，根据寒痰、热痰、湿痰、燥痰属性不同而甄选化痰之药。痰白清稀、舌淡苔白滑者，属寒痰，治宜温化寒痰，常用半夏、天南星、白芥子、白前、旋覆花等，并配合桂枝、麻黄、干姜等温肺散寒之味；痰黄浊稠、舌红苔黄腻者，属热痰，治宜清热化痰，常用鱼腥草、黄芩、栀子、桔梗、浙贝母、瓜蒌、天花粉等清肺泻火；咯痰色白、舌苔白腻、脉滑者属湿痰，治宜燥湿化痰，常用法半夏、陈皮、茯苓、苍术等，酌加藿香、佩兰、薏苡仁等以化湿醒脾；咽干少痰者，属燥痰，治宜润肺化痰，常用瓜蒌皮、天花粉、百合、天冬、麦冬、沙参等，辅以白芍、玉竹、女贞子、鳖甲等养阴润燥。若咳嗽气喘甚者，治宜止咳平喘，常用北杏、苏子、百部、紫菀、款冬花、桑白皮、葶苈子等。

2. 化瘀散结，气血兼顾

痰、瘀与肺癌关系密切，痰、瘀互为因果，相互影响。肺癌患者正气素虚，致痰瘀停留，责之肺、心、脾。肺主气，朝百脉，宗气积于胸中，故肺气虚，失于宣发肃降，则肺气郁阻，津液输布不利，壅结为痰，气机不畅，血滞为瘀，痰瘀交阻，阻塞络脉，日久而成肺积；心主血，心气虚则无力推动血行，可导致血瘀；脾为气血生化之源，脾气虚则气血不足，因虚而瘀。痰瘀互结，而毒邪胶着不去而为积矣。诚如《疡科心得集》所言："肿瘤者，非阴阳正气所结肿，乃五脏瘀血浊气痰滞而成。"《杂病源流犀烛·积聚癥瘕癖源流》亦指出："邪积胸中，阻塞气道，气不宣通，为痰为食为血，皆得与正相搏，邪既胜，正不得而制之，遂结成形而有块。"瘀血亦可致痰浊形成，正如《血证论》指出："内有瘀血，则阻碍气道，不得升降。气壅则水壅，水壅即为痰饮。"《丹溪心法》云："肺胀而咳，或左或右不得眠，此痰夹瘀血碍气而病。"

痰瘀交结，导致气机升降失常，肺癌晚期患者临床出现呼吸困难、气短不能平卧、胸闷胸痛、唇舌紫绀、颈静脉怒张等，反映了痰瘀胶结，肾不纳气的证候特点。故我们治疗肺癌，强调以除痰散结药与活血化瘀药并用，兼顾温肾纳气。除痰散结常用浙贝母、法半夏、山慈菇、瓜蒌皮、猫爪草、露蜂房、僵蚕、守宫等；活血化瘀常用桃仁、土鳖虫、丹参、莪术等。

3. 辨证施治，随证加减

肺癌是一种全身疾病的局部病变，以肺脾气虚或肺肾阴虚为本，气滞、痰凝、血瘀、邪毒为标。治疗当扶正祛邪，标本兼治。临证常以云苓、浙贝母、山慈菇、鱼腥草、仙鹤草、守宫、桃仁、桔梗等药物组成基本方。其中，云苓健脾益气、培土生金；鱼腥草清肺解毒、清热化痰；仙鹤草补虚消积，又能止血；浙贝母、山慈菇、守宫化痰解毒散结；桃仁活血祛瘀；桔梗宣调肺气。诸药合用，具有健脾清肺、解毒化痰散结之功效。

笔者在遵从周岱翰教授辨证分型的基础上，根据自己多年的临床经验，把肺癌分为4型：①肺郁痰瘀型：主症为咳嗽不畅，痰中带血，胸闷气急，胸背隐痛，口干口苦，便秘，舌暗红有瘀斑，苔白或黄，脉滑数。治宜宣肺理气、化瘀除痰，治疗用自拟基本方加法半夏、全瓜蒌、薏苡仁、北杏仁。②脾虚痰湿型：主症为咳嗽痰多，胸闷气短，纳呆消瘦，腹胀便溏，舌淡胖，舌边有齿印，苔白腻，脉濡、缓、滑。治宜补中健脾、益气除痰，治疗用基本方加党参、白术、北芪、薏苡仁等。③阴虚痰热型：主症为干咳无痰或痰少质黏，咳吐不爽，或痰中带血，口干咽燥，潮热盗汗，尿赤便结，舌红绛或舌光无苔，脉细数无力。治宜滋肾清肺、化痰散结，处方予基本方加沙参、麦冬、天冬等轻清生津之品，以防滋腻碍胃。④气阴两虚型：主症为神疲乏力，口干短气，干咳痰少，咳声低微，或痰少带血，颜面萎黄暗淡，舌苔白干或无苔，舌质嫩红，脉细如丝。治宜益气养阴、扶正祛积。处方以基本方加黄芪、太子参、百合、麦门冬；若阴虚较甚，则加生地、玄参、玉竹等养肺肾之阴。

临床上肺癌患者常因各种并发症前来就诊，根据"急则治其标"的原则随证加减。咳嗽频繁者加前胡、杏仁、厚朴、枳壳、桑白皮、紫菀、款冬花、百部等，宣降肺气、行气宽胸；并发胸水，饮停胸胁，胸闷气促者，加葶苈子、泽泻、车前子、猪苓、龙葵草等泻肺利水；肿瘤侵犯胸膜，胸胁疼痛者加桃仁、土鳖虫、莪术、徐长卿、牡丹皮、郁金、全蝎、蜈蚣等祛瘀通络止痛；热毒蕴肺并发感染，或有发热者，选用蒲公英、鱼腥草、半枝莲、苦参、连翘、黄芩、菊花等清肺解毒；咯血者用仙鹤草、白茅根、藕节炭、三七粉、白及；痰浊阻肺者，酌加胆南星、全瓜蒌、葶苈子、法半夏、山海螺等；癌性发热，辨证属阴虚不能潜阳，气虚阴火内生者，加牡丹皮、地骨皮、鳖甲、生龙牡等；肺卫不固，自汗盗汗者，加浮小麦、黄芪、防风等；外感鼻塞流涕者，加苍耳子、辛夷花、荆芥、防风；肺热津伤者，酌加沙参、天花粉、生地、玄参、石斛、麦冬、天冬等；肝肾不足者，酌加桑寄生、女贞子、山萸肉、桑椹子等；对骨转移疼痛者，常配伍杜仲、续断、骨碎补等；脑转移致头痛、眩晕、意识不清者，配伍蜈蚣、全蝎、地龙等虫类药以通络散结，并以石菖蒲、钩藤、白芷醒脑开窍。若患者正行化疗，则宜和胃降逆、健脾补肾，可加黄芪、党参、当归、枸杞等，并以法半夏、橘皮、竹茹等和胃降逆；放疗可加凉血清热之品，如丹参、知母、仙鹤草、生地黄、白茅根、牡丹皮等，既提高放疗敏感性，又可防止放射性肺炎和肺纤维化的发生；若靶向药物治疗后引发皮疹者，予加味荆防四物汤内服以祛风清肺、凉血润燥，并自拟皮肤外洗方（银花藤、野菊花、地丁、蚤休、五倍子、地肤子、丹皮、赤芍）外洗。

三、验案举隅

案 1

李某，男，71 岁。门诊号：2210415。2006 年 10 月 10 日初诊。

主诉：反复咳嗽、咯痰 1 年余。

病史：患者于 2005 年 10 月体检时发现肺内占位，考虑为肺结核，服用抗结核药物治疗后咳嗽未见好转。2006 年 2 月 24 日在陆军总医院行 PET/CT 提示：左肺上叶中央型肺癌伴阻塞性肺炎及双肺内转移；双侧肺门、纵隔多发淋巴结炎性增生。2006 年 3 月在该院行左肺肿物切除术，术后病理示：左上肺中分化腺癌（T2N1M1，Ⅳ期）。术后行泰素方案化疗 4 个疗程，具体剂量不详。

初诊时症见：患者神志清，偶有咳嗽，喉间有痰，量少色白，双下肢乏力、轻度水肿，纳眠可，二便调，舌淡苔白厚，脉沉细。

中医诊断：肺癌。

西医诊断：左肺中央型肺癌并双肺转移术后化疗后（T2N1M1，Ⅳ期）。

辨为肺郁痰瘀证。治以清肺化痰、祛瘀散结。

处方：法半夏 10g，云苓 25g，仙鹤草 30g，葶苈子 15g，蒲公英 30g，厚朴 10g，守宫 6g，僵蚕 10g，土鳖虫 6g，苦参 10g，八月札 15g，甘草 6g。水煎服，日 1 剂。

10 月 17 日二诊：咳嗽咯痰较前减少，手术口隐痛不适，双下肢无浮肿，纳眠可，二便调。舌红苔白厚腻，脉细滑。仍遵前法，处方：法半夏 10g，云苓 25g，蒲公英 30g，守宫 6g，僵蚕 10g，土鳖虫 6g，北杏仁 10g，桔梗 10g，八月札 15g，桃仁 10g，猫爪草 30g，甘草 6g。日 1 剂，水煎服。

11 月 1 日三诊：稍咳嗽，痰少色白，大便偏烂，每日 2 次，余无明显不适，舌红苔白厚，脉细滑。以清肺化痰、解毒散结为法。处方：土鳖虫 6g，桃仁 10g，鱼腥草 30g，浙贝 10g，猫爪草 30g，北杏仁 10g，蒲公英 30g，守宫 6g，山海螺 15g，法半夏 10g，茯苓 25g，甘草 6g。水煎服，日 1 剂。

患者此后坚持每 2 周前来复诊一次，予前方随证加减，每年复查胸部 CT 均未见肿瘤复发或转移。至 2010 年 6 月患者出现肿瘤进展，查 PET/CT 发现：左肺癌术后及化疗后，左肺上叶支气管旁高代谢结节，考虑为肿瘤复发；右肺中叶肺内转移，纵隔淋巴结转移；肝脏多发转移，右肩胛骨、右多发肋骨、脊柱、右股骨多发骨转移。遂于 2010 年 8 月行 GP（吉西他滨＋顺铂）方案化疗 1 个疗程，9 月 20 日开始口服易瑞沙靶向药物治疗，并予唑来膦酸针抗骨转移，期间患者继续坚持中医药治疗。至 2011 年 10 月复查胸部 CT（影像号：85580）：左肺癌术后化疗后改变，左肺门多发肿大淋巴结及右肺中叶外侧段结节较前稍缩小，右侧肩胛骨及胸椎多发骨转移与前相仿。患者术后以中医药治疗，无疾病进展生存期 4 年余，生存质量良好，肿瘤控制稳定，直至 2012 年 2 月，患者因急性心肌梗死并脑出血死亡，总生存期 6 年余。

附影像学资料：见附录一·图 2。

按：本例患者属Ⅳ期肺癌术后化疗后，即使手术，余邪未尽，邪毒未清，也易于复发转移，其整个疾病进程中贯穿着痰、瘀、毒、虚四字。以清肺、化痰、祛瘀、解毒为主辨证论治，兼顾补虚，方中常以鱼腥草、仙鹤草、山海螺、蒲公英等清肺解毒；以桃仁、土鳖虫、守宫、僵蚕活血祛瘀、软坚散结；浙贝、法半夏、猫爪草、八月札等化痰祛瘀；桔梗、杏仁、厚朴等宣通肺气、宽胸开结；辅以茯苓健脾益气。对晚期 NSCLC，近十年出现的所谓第3代肺癌化疗药物，如泰素、泰素帝、健择等，与顺铂的联合方案，提高了治疗效果，在 PS 较好的患者中，新药联合铂类化疗的疗效达到较稳定的水平：总有效率（ORR）为 25%～35%，至疾病进展时间（TTP）为 4～6个月，中位生存期为 8～10个月，1年生存率为 30%～40%，2年生存率为10%～15%。本案患者坚持中医药治疗，直至 2010 年出现疾病进展，TTP 为4年，总生存期（OS）6年余，可见中医药在控制肿瘤复发、延长患者生存期方面具有积极作用。

案 2

林某，男，71岁。住院号：238960。2006年12月5日初诊。

主诉：右下肺癌术后2月余。

病史：患者 2006 年 9 月底出现咳嗽、咯痰，10 月 9 日至广州医学院第一附属医院就诊，行胸部 CT，提示：右下肺占位，考虑肺癌。遂于 2006 年 10月 18 日在全麻下行"VATS 右肺癌根治术"，术后病理示：右下肺小细胞未分化癌，第 7 组淋巴结（2/8）见癌转移，第 2、4、10、12 组淋巴结未见癌转移。术后恢复良好，并于 2006 年 11 月 6 日及 11 月 29 日共行 EP 方案化疗 2个疗程。

初诊时症见：精神疲倦，咳嗽，痰黄夹泡沫，气促，夜晚口干，纳眠可，便秘，需用开塞露辅助排便。舌暗边有齿印，苔黄厚腻，脉细滑。

中医诊断：肺癌。

西医诊断：右下肺小细胞未分化癌术后化疗后（局限期）。

辨为痰热内蕴，肺失宣降。治以清肺化痰、行气散结为法。

处方：蒲公英 30g，浙贝母 10g，苦参 10g，土鳖虫 6g，桃仁 10g，厚朴15g，枳实 15g，苍术 15g，藿香 15g，守宫 6g，云苓 25g，甘草 6g。日 1 剂，水煎服。

2006年12月19日二诊：服用7剂后，大便畅通，诸症稍减。上方加减续服7剂后，患者精神体力较前改善，稍气促，活动后明显；仍咳嗽，咯痰色黄白相间；口臭，纳眠可，二便调。舌淡红苔黄厚，脉弦滑。遵前法，处方：蒲公英30g，黄芩15g，厚朴15g，北杏仁10g，浙贝母10g，鱼腥草30g，云苓25g，法半夏10g，守宫6g，僵蚕10g，甘草6g。日1剂，水煎服。

2007年3月29日三诊：上方服7剂后，咳嗽稍减，余诸症均较前缓解。以健脾行气、清热化痰、祛瘀散结为法随证加减，续服3月余。期间患者于2006年12月26日至2007年3月再行EP（依托泊苷联合铂类）方案化疗4个疗程，末次化疗为3月17日，目前已结束6个疗程EP方案化疗。复查胸部CT、ECT等均未见明显异常。相关抗原示：CEA 8.84μg/L，CA15–345.88U/L，较前略升高。现患者无明显气促，稍咳嗽，痰白易咯，大便稍干结，纳呆，口干口苦，夜寐安，舌暗淡苔薄白，脉弦。治以健脾益气、化痰祛瘀为法，处方：守宫6g，僵蚕10g，莪术15g，桃仁10g，厚朴10g，云苓25g，枳实15g，瓜蒌皮15g，北杏仁10g，土鳖虫6g，山萸肉10g，甘草6g。日1剂，水煎服。

2007年8月14日四诊：以上方加减服4月余，情况稳定。2007年8月9日复查胸部CT示：纵隔多发淋巴结肿大，较前变化不大，右侧胸膜增厚，并少量积液。肿瘤指标：CEA 6.75μg/L，CA15–3 31.37U/L，较前下降。现仍稍咳嗽，咯痰色白，质黏稠，无气促，纳眠可，大便欠畅，小便调。舌淡边有齿印，苔白微黄厚，脉细滑。遵守前方加减，处方：北杏仁10g，厚朴10g，枳实15g，瓜蒌皮15g，守宫6g，僵蚕10g，莪术15g，桃仁10g，胆南星10g，葶苈子15g，法半夏10g，茯苓25g，甘草6g。日1剂，水煎服。

此后患者坚持门诊复诊，长期服用中药，至今已5年余，症状缓解，病情稳定。2010年7月26日复查胸部CT（影像号：96378）示：右下肺癌术后改变，双肺弥漫性病变，考虑慢性炎症并肺纤维变，右侧胸膜增厚、钙化。右上纵隔多发淋巴结肿大，较前变化不大。复查肿瘤指标均阴性。随访至2015年6月，患者无明显不适，定期门诊复诊。

按：小细胞肺癌（SCLC）占全部肺癌的 20%，约 2/3 的患者就诊时就已有全身广泛转移，单一手术治疗疗效很差，5 年生存率仅 1.9%，中位生存期为 7.8 个月。此例为右下肺小细胞肺癌术后化疗后，通过中医药治疗，目前生存期已超过 5 年。患者初诊时症见精神疲倦、咳嗽、痰白清稀夹泡沫、气促、夜晚口干、便秘、舌暗边有齿印、苔黄厚腻、脉细滑。综合四诊，辨为痰热内蕴，肺失宣降。湿热阻滞气机，肺气不宣，则大肠糟粕不下，湿热郁结肠道，津液无以濡润，二者共致便秘；痰瘀蕴肺，肺失宣降，则咳嗽、痰黄、气促。故治疗以清肺化痰、行气散结为法。方中蒲公英清热解毒，守宫、浙贝母散结化痰，土鳖虫、桃仁活血化瘀，厚朴、枳实行气通腑，苍术、藿香化湿醒脾，苦参清热燥湿，云苓健脾利湿，甘草调和诸药。其中，桃仁一味苦润兼有宣肺之功，于此可治便秘。患者服用 7 剂后，大便畅通，诸症稍减，可见药已见效，故继续健脾化湿、清肺化痰、活血化瘀为法随证加减。本例临证始终以清肺化痰、祛瘀散结为大法，攻补兼施，不仅有效缓解了手术及化疗后副作用，而且对抑制肿瘤复发转移起到重要作用。

案 3

江某，男，70 岁。2010 年 4 月 25 日初诊。

主诉：反复气促 1 年余。

病史：患者于 2010 年 4 月发现左上肺周围性肺癌并纵隔淋巴结转移，肺穿刺活检：低分化腺癌，EGFR 检测为野生型。先后予多程化疗，疗效欠佳。2012 年 2 月 25 日复查胸部 CT 提示：左上肺尖后段肿块较前增大，约 5.5cm×4.0cm×4.3cm，纵隔多发小淋巴结。遂行肺肿物氩氦冷冻消融术，术程顺利，术后第二天开始出现气促明显，活动后尤甚，咳嗽，咯血丝痰。肺部听诊：右上肺呼吸音减弱，双肺可闻及湿罗音。血分析示：白细胞及中性粒细胞升高。考虑肺部感染，予头孢类抗生素抗感染后喘促仍无明显改善。

初诊时症见：神疲乏力，咳嗽，痰白而黏，伴咯血丝，色鲜红，喘促短气，动则喘甚，胃纳偏差，便溏，舌暗红苔白，脉弦细，尺弱。

辨证：肺肾亏虚，寒邪犯肺。

治法：温肺散寒，纳气平喘。

处方：炙麻黄 10g，北杏仁 10g，厚朴 15g，守宫 6g，地龙 10g，杜仲

15g，淫羊藿 15g，白芥子 15g，百部 15g，款冬花 15g，甘草 6g，紫菀 15g，蛤蚧 1 对。2 剂。

4 月 25 日二诊：患者咳嗽大减，喘促平息，复诊咯痰仍带血丝，予上方减百部、杜仲，加仙鹤草补虚止血，法半夏降逆化痰。

服药 3 剂，精神良好，咯痰夹血缓解，咳嗽、喘促症状消失，后好转出院。

按： 肺癌氩氦冷冻消融术后咳喘的诊治对于中医学而言是个新的命题。冷冻治疗后，寒邪犯肺，阻遏气机，肺气郁闭不宣，肺失肃降而咳；而对于老年肺癌患者，肺气本虚，肾精内亏，因肾居下焦，为气之根，主纳气，肾之脉入于肺中，肾虚气失摄纳故见气道奔迫、咳逆喘促。《素问·脉解》谓："少阴肾者也……诸阳气浮，无所依从，故呕咳上气喘也。"此为虚喘，当肺肾兼治，补肺而充卫气，补肾而固根本。本例患者冷冻术后出现咳喘，肺部出现炎性渗出，予抗感染治疗无效，我们根据前人"虚喘治肾宜兼治肺"之论，重视固本培元，采用补肺平喘、温肾纳气法进行中药治疗，临床以人参蛤蚧散或补肺汤加减，取得良好疗效。

案 4

王某，男，67 岁。2006 年 2 月 16 日初诊。

主诉：反复胸闷、胸痛 5 月余。

病史：患者 2005 年 9 月因"胸闷、胸痛 2 个月"至广州医学院第一附属医院就诊，发现右肺癌并肺门、纵隔淋巴结转移，行手术切除肺部肿物，病理示：中分化鳞癌（T3N2M0，Ⅲa 期）。术后予楷来化疗 3 个疗程，化疗副作用较明显，胸痛等症状改善不明显。2006 年 2 月转到我院行中西医结合治疗。

初诊时症见：精神疲倦，右胸部手术伤口隐痛不适，活动后气促，容易感冒，遇风流涕，无咳嗽咯痰等，胃纳欠佳，夜寐安，大便每日 4～5 次，小便可。舌淡暗，苔黄厚干，脉细弦。CT 示：右肺癌术后，两肺肺气肿，纵隔小淋巴结肿大。

辨证：肺郁痰瘀。

治法：宣肺化痰，祛瘀散结。

处方：鱼腥草 30g，浙贝母 10g，僵蚕 10g，守宫 6g，瓜蒌皮 15g，厚朴 10g，八月札 15g，露蜂房 10g，山楂 20g，连翘 15g，桃仁 10g，甘草 6g。同时配合中成药鹤蟾片口服治疗。

2 月 24 日二诊：服药后胸痛减轻，呼吸较前平顺，胃纳转佳，大便转好，患者因经济原因未再行放化疗，坚持每月门诊中医药治疗，以宣肺化痰、祛瘀散结为法加减。

2008 年 3 月复查胸部 CT 示：右肺癌术后复查，胸部未见明显转移灶；患者术后因不良反应未完成辅助治疗。自 2006 年 2 月始接受中医药治疗，有效控制术后复发，至今存活已 8 年。

附影像学资料：见附录一·图 3。

按：本例患者为右肺鳞癌并肺门、纵隔淋巴结转移（T3N2M0，Ⅲa 期），手术后因不良反应未完成辅助治疗。初诊时症见精神疲倦、右胸部手术伤口隐痛不适、活动后气促、容易感冒、遇风流涕、胃纳欠佳、无咳嗽咯痰等，舌淡暗、苔黄厚干、脉细弦。辨为肺郁痰瘀证，治以宣肺除痰、祛瘀散结为法。方中鱼腥草具有清肺化痰、消肿散结之功，为治肺癌要药；连翘、浙贝母、瓜蒌皮化痰散结；桃仁、守宫、僵蚕、蜂房祛瘀解毒；厚朴、八月札行气宣肺；甘草调和诸药。2006 年 2 月 24 日二诊时见服药后胸痛减轻、呼吸较前平顺、胃纳转佳、大便转好、故守前法以宣肺除痰、祛瘀散结贯穿始终，随证复加补肺健脾之剂，以收全功。

案 5

李某，女，60 岁。住院号：264637。2008 年 11 月 3 日初诊。

主诉：胸闷气促 2 月余。

病史：患者 2008 年 9 月开始出现活动后胸闷、气促，在当地诊所予对症处理无效，至佛山市第一人民医院查胸片提示"右肺占位"，遂住院治疗。2008 年 10 月 23 日胸部 CT 示：右肺周围型肺癌并右侧胸膜、右肺内转移，纵隔淋巴结多发转移。行胸腔镜胸膜活检，病理示"腺癌"。患者拒绝行放疗、化疗，予对症治疗后出院。

初诊时症见：患者自觉胸闷、胸部隐痛，活动后气促，口干口苦，无咳嗽咯痰，无胸痛心悸，舌淡红苔白厚，脉弦细。

中医诊断：肺癌。

西医诊断：右肺周围型肺癌并右侧胸膜、右肺内转移，纵隔淋巴结多发转移（T4N2M0，Ⅲb期）。

辨为肺郁痰瘀证。治以清肺除痰、化瘀散结为法。

处方：葶苈子15g，厚朴10g，枳壳15g，守宫6g，僵蚕10g，地龙10g，连翘15g，北杏仁10g，猫爪草30g，山海螺15g，云苓25g，甘草6g。水煎服，日1剂。

2009年3月3日二诊：服用上方7剂后，症状明显好转。以上方加减续服2月余，患者无明显胸闷胸痛，仍感疲倦，偶有咳嗽，痰少，活动后气促，余无明显不适，纳眠可，二便调。舌暗红苔薄黄，脉弦细。患者加入国家"十一五"科技支撑计划项目"老年非小细胞肺癌中医药综合治疗方案研究课题"中医治疗组，以健脾益气、化痰祛瘀为法。

处方：党参30g，云苓15g，薏苡仁30g，守宫6g，浙贝母15g，山慈菇15g，天冬20g，鱼腥草30g，仙鹤草30g，生半夏（先煎1小时）15g，连翘15g，薤白15g，甘草6g。日1剂，水煎服。配合清金得生片、参一胶囊口服。

2009年9月22日三诊：患者守上方加减服半年余，已完成4周期中医药治疗方案，复查胸部CT示肿瘤较前进展，建议患者行化疗、靶向治疗，患者拒绝。就诊时症见：活动后稍气促，口干口苦，无胸闷胸痛，无咳嗽咯痰，纳眠可，大小便调。舌红苔白厚，脉沉细。遵用前法，处方：党参30g，云苓15g，薏苡仁30g，守宫6g，浙贝母15g，山慈菇15g，天冬20g，鱼腥草30g，仙鹤草30g，生半夏（先煎1小时）15g，花粉15g，北杏仁10g。日1剂，水煎服。配合清金得生片口服。

此后患者坚持门诊服用中药，以清肺除痰、健脾化瘀散结为法处方，情况稳定，症状好转。2010年1月复查胸部CT示：右下肺周围型肺癌并右侧胸膜广泛转移大致同前，右肺多发转移瘤较前好转，左肺及右侧肋骨新发多发转移瘤。继续中医药及唑来膦酸治疗，各项症状得到控制。

按：本例患者发现肺癌时已为晚期病人，拒绝行放化疗及靶向药物治疗，坚持中医药治疗，以国家"十一五"科技支撑计划项目"老年非小细胞肺癌中医药综合治疗课题"专用方进行辨证加减。方中以党参、茯苓、薏苡仁等补中健脾；以山慈菇、守宫、生半夏、浙贝母化痰消肿散结；鱼腥草、仙鹤草为治疗肺癌之要药，起清热解毒之效。全方攻补兼施，扶正、化痰、祛瘀、解毒并用。清金得生片由广州中医药大学第一附属医院制药厂研制加工，由西洋参、绞股蓝、麦冬、黄柏、蟾蜍、山慈菇等药组成，具有清肺解毒、扶正消瘤的功效，主治原发性支气管肺癌及转移性肺癌。国内多项实验研究表明其对原发性支气管肺癌及转移性肺癌有抑瘤、抗炎、祛痰作用。患者自发病后以中药治疗，虽肿瘤情况进展，但各项症状改善，生活质量高，体现了带瘤生存的治疗优势。

案 6

庞某，男，64 岁。门诊号：3279941。2007 年 11 月 8 日初诊。

主诉：反复咳嗽、咯痰近 1 年。

病史：患者于 2006 年 11 月因"咳嗽、咯痰 2 年，加重伴气促 2 个月"入住广州市胸科医院。于 2006 年 12 月 6 日行肺穿活检，次日病理回复：凝固性坏死边缘有几团大小不一异形的细胞浸润。免疫组化：CK（+++），VEGF（++），CD44（++），CK20（-），VIM（-），CGA（-）。病理诊断：左下肺鳞状上皮癌。因患者有高血压病、主动脉夹层动脉瘤并血栓形成，手术风险大，故未行手术，行"择菲 + 波贝"化疗 4 个疗程。化疗期间，于 2007 年 1 月 10 日查 CT 示：左下叶内见结节状阴影，大小约为 3.3cm×2.7cm。化疗结束后于 2007 年 4 月 18 日复查 CT 示：①左下肺肺癌化疗后，与 2007 年 1 月 10 日片对比，肿块明显缩小；②胸腹主动脉夹层动脉瘤。

初诊时症见：疲倦，偶咳嗽，晨起咯痰，痰黏难咯，活动后气促，胃纳可，二便调。舌淡红苔白厚，脉细滑。

中医诊断：肺癌。

西医诊断：左下肺周围型肺癌（T2aN0M0，Ⅰb 期）。

辨为肺郁痰瘀证，治以清肺除痰、化瘀散结为法。

处方：连翘 15g，浙贝 15g，蒲公英 30g，鱼腥草 30g，厚朴 10g，北杏仁 10g，葶苈子 15g，葛根 20g，仙鹤草 30g，桃仁 10g，莪术 15g，甘草 6g。水煎服，日 1 剂。

2008年3月25日诊：患者服7剂后咳嗽减少。2007年11月23日复查胸部CT示：左下肺周围型肺癌治疗后较前好转，现肿瘤大小约2.3cm×1.2cm×2.3cm；肺气肿；主动脉夹层。以上方随证加减约服130剂，并配合鹤蟾片口服。咳嗽基本消失，惟喉间有痰，痰黄白相间，黏稠，夜寐欠佳，纳可，二便调。舌红苔白，脉沉细。遵前法，处方：土鳖虫6g，桃仁10g，蒲公英30g，桔梗10g，甘草6g，苦参10g，厚朴10g，守宫6g，僵蚕10g，八月札15g，云苓25g，浙贝10g。

2008年12月11日诊：患者以上方加减服用8月余。2008年12月8日行胸部CT（影像号：61554）示：左下肺周围型肺癌治疗后，病灶消失；肺气肿；主动脉夹层。现偶咳，咯少量黏痰，稍口干口苦，纳眠可，二便调。舌淡红苔白，脉弦数。以清肺化痰、祛瘀散结为法，处方：土鳖虫6g，桃仁10g，桔梗10g，甘草6g，莪术15g，浙贝10g，僵蚕10g，守宫6g，八月札15g，云苓25g，法半夏10g，蒲公英30g。

药后诸症均减，继续以上方加减治疗。随访至2014年6月，患者自发病至今6年余，多次复查CT未见复发，生活如常人，KPS评分90分。

附影像学资料：见附录一·图4。

按：本案为周围型肺癌患者，未行手术，化疗后以中医药治疗，瘤体得以控制。初诊时症见咳嗽、晨起咯痰、痰黏难咯、活动后气促、舌淡红苔白厚、脉细滑。辨为肺郁痰瘀证，治以清肺除痰、化瘀散结为法。方中仙鹤草具有清热解毒、消肿散结、补虚健脾、收敛止血之功，为治肺癌要药；连翘、蒲公英、鱼腥草清热解毒，以清泻郁热；桃仁、莪术活血祛瘀，浙贝化痰散结，厚朴化湿行气，北杏宣肺止咳，葶苈子泻肺逐水，葛根升阳解痉，甘草调和诸药。2008年3月25日诊时咳嗽减少，故守前法以清肺除痰、化瘀散结贯穿始终，随证复加补肺健脾之剂，以收全功。

案7

梁某，男，70岁。门诊号：374649。2006年6月20日初诊。

主诉：右上肺低分化腺癌术后近1年，右肺转移瘤化疗后1年余。

病史：患者于2004年4月27日因"反复咳嗽、咯血痰"在广州中医药大学第一附属医院行胸片检查示：右上肺肿物（7.0cm×5.0cm），考虑周围型肺癌可能性大。2004 年 5 月 19 日至中山大学附属肿瘤医院行右上肺肿物穿刺活检术，病理示（病理号：00334227）：右肺腺癌。患者于 2004 年 5 月 28 日至 6 月 18 日在中山大学肿瘤医院门诊行 2 个疗程"健择＋诺维本"方案术前化疗。2004 年 7 月 16 日行纵隔镜检查术，取纵隔淋巴结病理活检结果示：第 4 组淋巴结及隆突前淋巴结见低分化腺癌转移。患者于 2004 年 7 月 27 日在中山大学肿瘤医院行"右上肺切除术＋纵隔淋巴结清扫术"。术后病理（病理号：00337583）示：送检肺组织 18cm×10.5cm×4cm，切面见肿物 4.5cm×3.5cm×4cm，周围型，可见出血坏死；镜检：低分化腺癌，侵犯支气管及胸膜。术后于 2004 年 8 月至 10 月分别行 4 个疗程健择单药化疗。2005 年 5 月行胸部 CT，提示：右侧中下肺转移瘤，纵隔多发淋巴结肿大。遂再行"泰素＋顺铂"方案化疗 4 个疗程，末次化疗时间为 2006 年 5 月 8 日。2006 年 5 月 9 日复查胸部 CT 示：右肺癌术后，右肺转移瘤（0.5cm ～ 1.0cm）化疗后，较前有好转。

初诊时症见：夜间偶咳嗽，余无明显不适，纳眠可，二便调。舌暗红苔薄白，脉弦滑数。

中医诊断：肺癌。

西医诊断：右上肺癌并右肺转移术后化疗后（T4N2M0，Ⅲb 期）。

辨为痰瘀毒结证，治以宣肺化痰、祛瘀解毒为法。

处方：土鳖虫 6g，桃仁 10g，守宫 6g，僵蚕 10g，苦参 10g，八月札 15g，露蜂房 10g，莪术 15g，北杏 10g，蒲公英 30g，浙贝 10g，甘草 6g。水煎服，日 1 剂。另以平消胶囊配合口服。

2006 年 8 月 8 日诊：患者无咳嗽、咯痰等不适，纳眠可，大小便调。舌淡暗干苔薄白，脉弦滑。复查胸部 CT（2006 年 7 月 24 日）示：右肺癌术后，右肺见 2 个转移瘤（2.0cm×2.0cm，1.8cm×3.0cm），对比 2006 年 5 月 8 日 CT 片，较前有所进展。此为肺阴亏虚，痰瘀蕴结，治以滋肺养阴、化痰祛瘀法，予沙参麦冬汤加减：沙参 15g，麦冬 15g，玉竹 15g，甘草 6g，土鳖虫 6g，桃仁 10g，浙贝 10g，北杏 10g，苦参 10g，瓜蒌皮 15g，蒲公英 30g，丹参 20g，猫爪草 30g。

2007 年 1 月 25 日诊：患者于 2006 年 9 月行右肺肿物光子刀治疗。2007

年 1 月 10 日复查胸部 CT 示：两肺未见明确肿块影，右肺放射性肺炎，右侧胸腔积液，左肺多个肺大泡。现无明显不适，舌暗边有齿印，苔薄白，脉细滑数。治以泻肺利水、祛瘀消癥，以葶苈大枣泻肺汤加减：葶苈子 15g，大枣 6 枚，厚朴 10g，守宫 6g，蜈蚣 3 条，僵蚕 10g，瓜蒌皮 15g，泽泻 15g，云苓 25g，车前子 15g，桃仁 10g，甘草 6g。水煎服。

2007 年 6 月 28 日诊：活动后气促，余无明显不适，纳可寐安，二便调。舌淡胖苔白，脉弦滑。2007 年 6 月 21 日胸部 CT 示：右肺癌术后放疗后，右上肺近胸膜处斑片状影，考虑炎症，右侧胸腔少量积液。予上方去车前子、桃仁、蜈蚣，加北杏仁 10g，浙贝母 10g，鱼腥草 30g 以增宣肺化痰利水之力，另以白芍 15g 养阴润肺。

患者以上方加减服用，多次复查胸部 CT 未见肿瘤复发。2013 年 8 月 28 日胸部 CT 平扫增强三维成像示：右肺叶切除术后改变，右残肺继发纤维变，右侧胸膜增厚粘连。

随访至 2015 年 1 月，患者自发病至今 10 年，坚持中医药治疗近 8 年，多次复查未见复发或转移。

附影像学资料：见附录一·图 5。

按：根据 2013 年版 NCCN（Non-Small Cell Lung Cancer）分期标准，本例肺癌属Ⅲb 期患者，5 年生存率低。本例患者发病后虽行手术及化疗，治疗仅 1 年即发现右肺转移瘤。后以中医药治疗，不仅肺部病灶消失，且多次复查胸部 CT 未见复发迹象，至今已 5 年余。患者初诊时症见咳嗽、舌暗苔薄白、脉弦滑数，辨为痰瘀毒结证。乃肺气郁闭，宣降失司，而致痰凝气滞，毒瘀搏结。治以宣肺化痰、祛瘀解毒，方用下瘀血汤等加减。2006 年 8 月 8 日诊时咳嗽基本消失，舌淡暗苔薄白干，脉弦滑。此为痰瘀搏结日久，化热化火，灼伤肺阴，而成阴虚痰瘀夹杂之证，故以沙参麦冬汤合下瘀血汤加减，以养阴生津、化痰祛瘀。2007 年 1 月 25 日及 6 月 28 日诊，因胸腔积液症见舌淡胖苔白、脉弦滑，此为肺失通调水道，水湿内蕴，积聚胸中，故以泻肺利水、祛瘀消癥为主。因辨证精细，用药丝丝入扣，故收效显著。

案 8

梁某，女，52 岁。住院号：277577。2010 年 8 月 10 日初诊。

主诉：反复胸闷、气促 2 月余。

病史：患者于 2010 年 6 月无明显诱因出现胸闷、气促，当时未予重视，症状逐渐加重，后逐渐出现咳嗽、咯血丝痰，自觉有低热（体温不详）。于 2010 年 7 月 21 日于广医二院门诊就诊，行胸部 X 线及胸部 CT 检查示：左侧胸腔大量积液。2010 年 7 月 22 日入住珠江医院，7 月 23 日引流左侧胸腔积液约 4600mL，胸腔积液检查未见肿瘤细胞，PPD 阳性，予抗结核治疗。7 月 23 日胸部 CT 示：左肺上叶后段一类圆形肿块影，纵隔内见多发肿大淋巴结影，拟左肺上叶后段周围型肺癌纵隔淋巴结转移可能性大；左侧少量液气胸；双侧胸膜增厚。7 月 30 日行左肺肿物穿刺活检术，活检结果示：左肺低分化腺癌。8 月 7 日给予拔除左侧胸腔引流管。8 月 10 日在我院复查胸部 CT 示：左上肺周围型肺癌，并双肺转移，左肺门、纵隔多发淋巴结转移；双侧胸膜增厚，左侧胸腔积液，部分包裹。现患者为求进一步治疗就诊。

初诊时症见：患者精神疲倦，咳嗽，咯血丝痰，胸部憋闷，活动后气促，饮食差，睡眠差，无发热恶寒，小便量尚可，大便 2～3 天一行。舌暗红苔白，脉滑。

中医诊断：肺癌。

西医诊断：左肺腺癌并右肺门、纵隔淋巴结及双肺多发转移（T2N3M1a，Ⅳ期）；胸腔积液。

辨证属肺郁痰瘀，水饮内停，治以泻肺逐饮、化痰祛瘀。

处方：葶苈子 15g，大枣 10g，厚朴 15g，仙鹤草 30g，连翘 15g，北杏仁 10g，桑白皮 15g，防己 15g，山慈菇 15g，云苓 25g，半枝莲 30g，甘草 6 g。7 剂，水煎至 250mL 温服，日 1 剂。

2010 年 8 月 17 日二诊：服药后患者胸闷较前好转，咳嗽、咯血痰缓解，已于 8 月 10 日开始行"GP+恩度"方案化疗，现仍觉纳差、胸背部疼痛，舌质暗红苔白，脉滑。辨证同前，以宣肺化痰、祛瘀散结为法，在前方基础上减葶苈子、桑白皮、大枣等泻肺利水药物，以桃仁、土鳖虫、威灵仙、浙贝母等加强祛瘀散结之力。处方：桃仁 10g，土鳖虫 6g，薤白 30g，威灵仙 15g，仙鹤草 30g，连翘 15g，北杏仁 10g，浙贝母 15g，山慈菇 15g，云苓 25g，半枝莲 30g，甘草 6g。14 剂，每日煎服。

2010年9月1日三诊：患者胸背部疼痛及气促较前缓解，时有咳嗽，以干咳为主，口干多饮，胃纳欠佳，舌暗红苔少，脉弦细。昨日开始行第二程"GP+恩度"方案化疗。辨证属肺肾阴虚，故施以滋养肺肾之品，兼顾清肺解毒。处方：桃仁10g，守宫6g，女贞子20g，桑椹子20g，五味子6g，天冬20g，桔梗15g，龙葵草30g，厚朴15g，半枝莲15g，胆南星10g，麦芽30g，茯苓25g，鱼腥草30g，甘草6g。14剂，水煎至250mL温服。

患者于2010年8月10日至2010年11月23日共完成6个疗程"GP+恩度"方案化疗，后改用易瑞沙口服靶向治疗，多次复查CT均提示"原发灶及双肺、左肺门及纵隔多发淋巴结转移灶均较前减小，病变较前好转"。至2015年6月6日复查胸部CT示：左上肺周围型肺癌治疗后复查，原发肿瘤残留小斑片影，肺门及纵隔未见明显淋巴结肿大，较前改变不大。患者在此期间一直坚持中药治疗，以清肺化痰、解毒散结、滋养肺肾法进行加减。患者生存质量良好，至2015年6月仍健在。

附影像学资料：见附录一·图6。

按： 本例患者初诊时以胸闷、气促、咯血丝痰为主要表现，舌暗红苔白，脉滑，因肺失宣降，津液输布不利，停滞胸胁而为饮，进而壅结为痰，血滞为瘀，痰瘀交阻而成肺积。辨证属肺郁痰瘀，水饮内停，治疗以泻肺逐饮、化痰祛瘀为主法，以葶苈大枣泻肺汤加减。方中以葶苈子、大枣、桑白皮、防己等利水渗湿、泻肺平喘；仙鹤草、半枝莲、山慈菇等化痰祛瘀；辅以厚朴、北杏仁宣降肺气，茯苓、大枣健脾培土等。二诊时患者胸闷、气促较前明显缓解，但仍胸背部疼痛，舌质暗红苔白，脉滑。此乃瘀血阻络，不通则痛，仍以宣肺化痰、祛瘀散结为法，在前方基础上减葶苈子、桑白皮、大枣等泻肺利水药物，以桃仁、土鳖虫、威灵仙、浙贝母等加强祛瘀散结之力。三诊时患者胸背部疼痛及气促较前缓解，时有咳嗽，以干咳为主，口干多饮，舌暗红苔少，脉弦细。辨证属肺肾阴虚。精气亏虚是中老年肺癌发生发展的重要内在因素，因邪热伤阴，肿瘤消耗，以致气阴两伤，故中医治疗应从肺、肾两脏着手，宣肺以通调水道，补肾滋阴以固根本。故施以滋养肺肾之品，兼顾清肺解毒，以女贞子、桑椹子、五味子、天冬等滋肺肾阴，鱼腥草、龙葵草、半枝莲、胆南星等解毒散结，守宫、桃仁祛瘀散结，辅以麦芽、茯苓健脾消食等。治疗着重清肺化痰、健脾培土、滋养肺肾等法的应用，取得了良好的疗效。

案 9

王某，女，79 岁。住院号：287475。初诊日期：2011 年 1 月 16 日。

主诉：反复胸闷、气促 1 月余。

病史：患者于 2010 年 12 月初在无明显诱因下出现胸闷、气促，活动后明显，伴咳嗽、咯痰，痰色白，不易咳出，伴腹胀、恶心欲吐。12 月 29 日在南海盐步医院住院治疗，查胸片示右侧大量胸腔积液并右肺肺不张，行胸腔抽水后症状有所改善。胸部 CT 提示：右上肺结节，右肺门及纵隔淋巴结肿大。双侧胸膜增厚，右侧大量胸腔积液，右下肺不张。2011 年 1 月 4 日行胸腔穿刺抽液术＋胸膜活检术，胸膜组织活检回示：穿刺胸膜组织见中分化腺癌浸润，结合免疫组化，符合肺腺癌浸润。1 月 12 日转入我科治疗，1 月 15 日基因检测报告：EGFRE19 基因野生型，EGFRE21 基因见突变。患者于 2011 年 1 月住院期间多次行胸腔穿刺抽液术＋注药术，胸水控制良好。现前来门诊进一步诊治。

初诊时症见：精神疲倦，时有胸闷、气促，活动后明显，干咳痰白稀，腰部疼痛，活动时加重，静坐或平卧时可缓解，行走不便，纳眠尚可，大小便基本正常。舌质淡暗苔薄白，脉沉细。

中医诊断：肺癌。

西医诊断：右肺腺癌并肺门、纵隔淋巴结、右侧胸膜转移（T3N2M1，Ⅳ期）。

辨为脾肾亏虚，痰瘀互结证，治以健脾益肾、化痰祛瘀为法，以四君子汤加减。

处方：熟党参 15g，白术 15g，茯苓 25g，陈皮 10g，法半夏 15g，山慈菇 15g，盐蛇干 6g，盐杜仲 15g，盐牛膝 15g，鸡血藤 15g，川芎 15g，甘草 6g，燀桃仁 10g，盐菟丝子 15g。7 剂，水煎服。

2011 年 1 月 23 日二诊：服药后患者腰骶部疼痛较前缓解，咳嗽、咯痰减少，仍觉胸闷，活动后气促，余基本正常。患者于 1 月 20 日开始行紫杉醇白蛋白结合型单药化疗，无明显副作用。舌淡暗苔白，脉沉细。仍遵前法，以四君子汤加减：熟党参 15g，白术 15g，茯苓 25g，陈皮 10g，法半夏 15g，山慈菇 15g，盐蛇干 6g，盐杜仲 15g，盐牛膝 15g，桑白皮 15g，葶苈子 15g，甘草 6g，焯桃仁 10g，盐菟丝子 15g。14 剂，翻渣煎服。

患者服药后胸闷、气促等症状缓解，继续以健脾补肾、化痰祛瘀为法进行加减。因年老体弱，难以耐受化疗。基因检测结果示：EGFR E21 基因突变，遂于 2011 年 3 月 8 日开始进行厄洛替尼靶向治疗，服药期间出现腰背部、臀部、指缝处皮疹，双下肢足趾部溃烂、流液，伴有明显瘙痒，舌尖口疮，舌暗红苔少，脉沉细。予中药外洗以清热祛风、除湿止痒，具体拟方：防风 30g，牡丹皮 15g，蒺藜 20g，荆芥炭 15g，赤芍 15g，地肤子 30g，徐长卿 30g，苦参 15g，当归 15g，百部 30g。1 周后患者皮肤红疹、溃烂较前明显好转，四肢麻木感基本缓解，得以继续口服厄洛替尼治疗。

2012 年 4 月 27 日复查 CT 示：右上肺肺癌治疗后复查，右上肺病灶较前稍变小。双下肺局限性纤维变、右侧胸膜增厚，动脉硬化症。2014 年 4 月再次复查胸部 CT，对比 2014 年 3 月 6 日片，右上肺结节较前增大，右下肺结节较前缩小，左侧前肋多发转移并病理性骨折大致如前。患者于 2014 年 5 月因肺部感染去世。

附影像学资料：见附录一·图 7。

按：老年肺癌一直是目前肺癌研究领域的热点。老年肺癌患者以精气亏虚，脾肾不足为主要特点，总体属本虚标实之证。实证多见痰湿蕴肺，痰瘀互结；虚证多以肺气亏虚，脾肾不足为主。故中医治疗应从肺、脾、肾三脏着手，重视健脾益气、培土生金、补肾纳气。患者初诊时见胸闷、气促、干咳痰白稀、腰部疼痛等表现，结合舌脉，辨证当属脾肾亏虚，痰瘀互结，故以四君子健脾益气，杜仲、牛膝、菟丝子等补肾强腰，桃仁、川芎活血祛瘀，陈皮、法半夏、守宫、山慈菇等化痰散结。二诊时患者腰骶部疼痛较前缓解，咳嗽、咯痰减少，仍觉胸闷，活动后气促，遵用前法，在前方基础上减鸡血藤、川芎，加用桑白皮、葶苈子等泻肺平喘。针对 EGFR-TKI 靶向药物引起的皮疹，林氏结合卫气营血理论分析其发展变化，认为药疹的根本病机乃阴虚血燥在内，而毒邪结聚在外，治疗上宜以养阴润燥、清热凉血为法，以荆防四物汤加减，配合皮肤外洗治疗，疗效显著。此后患者坚持中医药及口服靶向药物进行治疗，耐受性良好，肿瘤控制满意，生活如常人。

案 10

李某，男，62 岁，广州人。住院号：230473。2009 年 5 月 21 日初诊。

主诉：咳嗽、气促 10 月余。

病史：患者 2008 年 7 月因咳嗽、气促至市一人民医院就诊，间伴有咯血，查胸部 CT 示：右上肺癌伴右上肺不张，胸膜转移、纵隔淋巴结转移，右侧胸腔积液，双侧胸膜增厚。支气管纤维镜活检病理示：中分化腺癌。给予对症处理后缓解，因经济困难未行放化疗治疗。近日来，咳嗽加剧，咳引胸痛。2008 年 10 月 11 日入组国家"十一五"科技支撑计划项目"老年非小细胞肺癌中医药综合治疗方案研究课题"中医治疗组，予"中药汤药＋参一胶囊＋清金得生片口服"方案治疗 4 个疗程，效果欠佳。2009 年 1 月 12 日本院胸部 CT 示：右肺上叶中央型肺癌（大小约为 6.45cm×7.31cm×5.52cm）合并肺不张，侵犯上腔静脉，左下肺转移，纵隔淋巴结多发转移，右侧大量胸水。病变较前进展。多次建议患者行化疗，患者表示拒绝。咳嗽、气促加重，为求进一步治疗前来门诊。

初诊时症见：疲倦乏力，头面部及四肢明显浮肿，以双下肢明显，动则气促，不能平卧，咳嗽，咯少量白稀痰，胸背部疼痛，胃纳差，夜寐差，大便量少，小便较多。舌淡红苔白，脉沉细。

中医诊断：肺癌。

西医诊断：右下肺中分化腺癌并胸膜、纵隔淋巴结转移（T4N2M1a，Ⅳ期）；上腔静脉阻塞综合征；右侧胸腔积液（大量）。

此属中医悬饮、胸痹范畴，证属阳虚水泛，湿瘀互结，治以通阳散结、泄水逐饮法，方用枳实薤白桂枝汤合下瘀血汤加减。

处方：瓜蒌皮 15g，薤白 15g，桂枝 10g，厚朴 10g，土鳖虫 6g，桃仁 10g，浙贝母 10g，壁虎 6g，地龙 10g，葶苈子 15g，莪术 15g，泽泻 15g，白芍 15g，甘草 6g。7 剂，日 1 剂，水煎服。

2009 年 6 月 2 日二诊：患者疲倦乏力、气促较前稍改善，全身浮肿，以下肢及会阴部严重。咳嗽痰少，食寐欠佳，小便数、量少，大便秘结，口干欲饮。查体：右侧胸部呼吸音明显减弱，左侧肺部呼吸音增粗。舌红嫩，有齿印和裂纹，苔花白，脉沉细。此为血瘀水停，肺阴受损。治以活血化瘀、行气利水兼养肺阴法。方用下瘀血汤合桔梗汤加减：土鳖虫 6g，桃仁 10g，桔梗 10g，甘草 6g，浙贝 15g，僵蚕 10g，壁虎 6g，北杏 10g，泽泻 15g，车前子 15g，全瓜蒌 30g，桑白皮 15g，天冬 20g，生地黄 20g。7 剂，日 1 剂，水煎服。

2009 年 6 月 16 日三诊：症状明显改善，气促较前明显缓解，头面部、会阴部及双下肢浮肿基本消失，稍咳嗽，夜晚能平卧，睾丸及腹股沟处疼痛，行走后加重，口干口苦，纳呆，眠差，大便量少难解，每日 1 次，小便频多。舌红苔白剥，脉细。证属肺热伤阴，泻肺逐水的同时当注意顾护阴液。予上方加沙参 15g，麦冬 15g 以滋养肺阴，山栀子 15g 以清热除痰。日 1 剂，水煎服。

此后患者坚持服药，症状稳定。至 2009 年 11 月再次因咳嗽、气促加重入院治疗，B 超显示双侧胸腔未见大量胸腔积液，考虑为肺癌阻塞支气管引起的气促及呼吸困难，压迫上腔静脉导致颜面及肢体浮肿。因患者经济困难，未予系统治疗即要求出院，门诊以益气除痰、散结祛瘀法治之，于 2010 年 5 月病逝。

按：本例患者为肺癌并发上腔静脉综合征及大量胸腔积液，以呼吸气促、头面四肢浮肿为主要临床表现，病情以邪实为主、正虚为次，当急则治其标。当属中医"悬饮""胸痹"范畴，证属阳虚水泛，湿瘀互结。故遵循"病痰饮者，当以温药和之"的治疗原则。又《金匮要略·胸痹心痛短气病脉证并治》中的第 5 条云："胸痹心中痞气，气结在胸，胸满，胁下逆抢心，枳实薤白桂枝汤主之，人参汤亦主之。"唐容川《血证论》云："瘀血化水，亦发水肿，是血病而兼水也……痰水之壅，由瘀血使然，但去瘀血，则痰水自消。"治疗以温阳化气、泄水逐饮、活血化瘀三法并用，以枳实薤白桂枝汤合下瘀血汤加减。方中以桂枝、白芍、薤白等温阳化气；以桑白皮宣肺行水，全瓜蒌开胸涤痰，泽泻、车前子等泄水逐饮；桃仁、土鳖虫、僵蚕等活血化瘀；并以桔梗、北杏仁宣降肺气；后期肺热伤阴，津液不布，故加用麦冬、沙参、生地黄等滋阴润肺。此病初以温阳逐饮，后以滋阴润肺，寒热迥然不同，盖一时有一时之证，证异治亦随变矣，如叶天士云"治病当活泼泼地，如盘走珠耳"，非可胶柱鼓瑟也。

案 11

陈某，女，60 岁，佛山人。门诊号：36267511。2010 年 1 月 4 日初诊。

主诉：右侧肺癌术后 3 年余。

病史：患者于 2006 年 3 月体检时发现右肺腺癌，后在佛山市第一人民医院行右肺癌手术切除。术后病理示：右肺腺癌。术后行"泰素 + 顺铂"方案化疗共 4 个疗程。2007 年，于中山大学附属肿瘤医院行 PET/CT 检查示：纵隔淋巴转移。后于佛山市第一人民医院行放疗 32 次。2008 年 10 月复查 PET/CT 示：肺癌左锁骨下淋巴结转移。后服易瑞沙至今。2009 年 12 月 29 日查 CT 示："右肺癌术后并淋巴结转移"复查，未见明确复发征象；右肺轻度放射性炎症，左上肺粟粒影；纵隔及左锁骨小淋巴结，右侧胸膜增厚粘连大致同前。

初诊时症见：患者疲倦，气促，前胸部、左锁骨下及胃脘不适，心烦，口干口渴，脸部微红，心慌胸闷，失眠，须服舒乐安定方能入睡。舌红苔少，边有齿痕，脉弦细。

中医诊断：肺积。

西医诊断：右肺癌术后放化疗后锁骨下淋巴结转移（TxN3M0，Ⅲb 期）。

辨为肝郁化火，肺热痰阻证，治以疏肝泄热、清肺化痰为法，方用黛蛤散合四逆散加味。

处方：青黛 6g，煅蛤壳 15g，柴胡 15g，白芍 15g，枳壳 15g，甘草 6g，壁虎 6g，麦冬 15g，山慈菇 15g，苏梗 15g，浙贝 15g，杏仁 10g，僵蚕 10g，鱼腥草 30g，黄芩 15g，郁金 10g。日 1 剂，水煎服。

2010 年 1 月 20 日二诊：上方服 14 剂后诸症稍减，舌脉同前。2010 年 1 月 19 日查 ECT 示：全身骨显像未见明确骨转移征象，T2 ～ T7 椎体放疗后改变。治遵前法，处方：柴胡 15g，白芍 15g，枳壳 15g，甘草 6g，壁虎 6g，麦冬 15g，山慈菇 15g，苏梗 15g，浙贝 15g，杏仁 10g，僵蚕 10g，蒲公英 15g，黄芩 15g，郁金 10g，防风 10g。日 1 剂，水煎服。

2010 年 2 月 5 日三诊：上方服 14 剂后诸症明显好转，以疏肝泄热、清肺化痰为法随证加减服 9 月余。2010 年 10 月 25 日于佛山第一人民医院做胸部

CT 示：右肺癌术后复查，未见明确复发征象，对比前片，双肺轻度放射性炎症，左上肺粟粒影，纵隔及左锁骨上小淋巴结，右侧胸膜增厚粘连大致同前。

2010 年 11 月 12 日四诊：患者病情稳定，症状改善，舌红偏干苔薄黄，脉弦细。辨为肺肾阴虚，痰瘀热结证，治以滋阴养肺、化痰祛瘀为法。处方：桔梗 10g，甘草 6g，白芍 15g，枳壳 15g，壁虎 6g，麦冬 15g，生地黄 20g，黄精 30g，山慈菇 15g，杏仁 10g，僵蚕 10g，厚朴 15g，煅蛤壳 15g，鱼腥草 30g，蜈蚣 3 条。14 剂，日 1 剂，水煎服。

2011 年 3 月 1 日五诊：药后情况稳定，症状改善，以疏肝宣肺、化痰祛瘀法随证加减续服 5 月余，心慌、活动后气促较前好转，纳可，夜寐欠佳，二便调。舌暗红苔薄白，脉弦。遵前法，方用四逆散加味：柴胡 15g，白芍 15g，枳壳 10g，甘草 6g，桔梗 15g，壁虎 6g，麦冬 10g，山慈菇 15g，土鳖虫 6g，地龙 10g，牡蛎 30g，龙骨 30g，丹参 30g，郁金 15g，素馨花 10g。14 剂，日 1 剂，水煎服。

药后诸症均减，继续中医门诊治疗。随访至 2013 年 11 月，患者发病 7 年余，现情况稳定，多次复查 CT 无明显异常，生活基本如常人，KPS 评分 80 分，现仍门诊治疗以巩固疗效。

按：患者为肺癌Ⅲb 期，术后化疗出现淋巴结转移，恶性度高，后行放疗及靶向治疗，才得以暂时控制病灶，然而出现放射性肺炎，纵隔及左锁骨小淋巴结。初诊时生活质量差，症见疲倦、气促，前胸部、左锁骨下及胃脘不适，脸部微红，心慌胸闷，失眠，须服舒乐安定方能入睡。此为放疗后及服易瑞沙出现之副作用，结合脉症，根据中医辨证，此属肝郁化火，肺热痰阻，故以黛蛤散合四逆散加味治疗。黛蛤散方中，青黛清肺肝之热、凉血解毒为君药；蛤壳清泻肺热、化稠痰为臣药。二药合用善清肺、肝经之热，共奏清肝利肺、凉血化痰之功。《伤寒论·辨少阴病脉证并治》第 288 条云："少阴病，四逆，其人或咳，或悸，或小便不利，或腹中痛，或泄利下重者，四逆散主之。"四逆散证为少阴病疑似证，癌症病人多肝郁不疏，郁久化热，肝病及心，可见心悸；木反侮金，可致肺郁不展，遂见气促、胸闷等症。仲景以四逆散治咳，乃调肝以治肺之法，肝气得舒，则肺金通调治节之功得复。今以四逆散加味治肺病，正合仲景之旨。方中复加郁金活血行郁，苏梗理气宽中，杏仁宣肺润燥，壁虎、僵蚕祛风化痰，山慈菇、浙贝散结化痰，鱼腥草、黄芩清肺解毒，麦冬滋肺养阴。诸药相合，共奏疏肝解郁、润肺祛痰之功。二诊时诸症稍减，舌脉同前，故遵前法，继续以四逆散化裁随证加减，以疏肝除痰、化瘀散结贯穿始终，配合易瑞沙靶向治疗，起到增效减毒的作用，二者相得益彰，使肿瘤得以控制，症状改善，提高了患者生存质量，体现出中医在肺癌治疗中的重要作用。

案 12

梁某，男，59 岁。门诊号：3628527。2009 年 4 月 27 日初诊。

主诉：咳嗽、气促 4 月余。

病史：患者于 2008 年 12 月 9 日因咳嗽而于省中医院行胸部 CT 检查，影像见：①右上肺肿块，考虑肺癌可能性大，并双肺肺内转移；②胸主动脉硬化。12 月 13 日行穿刺活检，病理示：（右肺肿物穿刺）肺癌，组织学类型考虑为低分化鳞状细胞癌。患者于 12 月 23 日至广州医学院附属一院行右上肺根治术。术后病理报告（病理号：801201）:（右上）肺中分化鳞状细胞癌。免疫组化：34BE12（+++），TTF-1，肺泡上皮（+），Ki67 > 75%，P53 > 75%，VEGF（-），EGFR（-）。术后予"泰素帝 + 艾恒"方案化疗 4 个疗程。2009 年 4 月 14 日复查 CT 示：左上肺切除术后改变；双肺多发小结节；右侧少量胸腔积液，部分包裹，并右上小残液气腔形成。

初诊时症见：活动后气促，咳嗽，右胸部麻木感，咳则右胸隐痛，纳眠可，二便调，舌红苔薄黄，脉细滑数。

中医诊断：肺积。

西医诊断：右上肺癌并双肺多发转移术后化疗后（T2N3M1a，Ⅳ期）。

辨为肺热阴虚，痰瘀蕴结证，治以清肺养阴、化痰祛瘀法。

处方：太子参 30g，麦冬 15g，土鳖虫 6g，桃仁 10g，八月札 15g，浙贝 10g，猫爪草 30g，枳壳 15g，山慈菇 15g，地龙 10g，守宫 6g，甘草 6g。日 1 剂，水煎服。

2009 年 5 月 4 日二诊：上方服 7 剂后，咳嗽减少，气促明显减轻，余无不适，纳眠可，二便调。舌红苔薄白，脉弦数。药已见效，遵前法，处方：杏仁 10g，浙贝 10g，连翘 15g，土鳖虫 6g，枳壳 15g，厚朴 10g，葛根 20g，甘草 6g，半枝莲 15g，龙葵草 30g，守宫 6g，苦参 10g。日 1 剂，水煎服。

2009 年 5 月 18 日三诊：上方服 14 剂后气促减少，余无不适，纳眠可，二便调。舌暗红苔薄白，脉弦。治以宣肺化痰、益气解毒为法，处方：杏仁 10g，浙贝 10g，法半夏 10g，土鳖虫 6g，枳壳 15g，党参 15g，茯苓 25g，甘草 6g，半枝莲 15g，龙葵草 30g，守宫 6g，苦参 10g。日 1 剂，水煎服。

药后患者情况稳定，坚持门诊治疗，以清肺养阴、化痰祛瘀、益气解毒为法拟方，无明显不适。2011 年 3 月 24 日查相关抗原五项均正常，2011 年 3 月 29 日于我院查胸部 CT（影像号：326035）示：右肺肺癌术后改变，右下肺局限性纤维性变，右下胸膜轻度增厚。随访至 2015 年 5 月，患者坚持中医药治疗，多次复查未见肿瘤复发及转移，KPS 评分 90 分。

按：此例患者为肺癌晚期，初诊时已见双肺多发转移。虽经手术治疗及化疗，其病灶仍未控制。初诊时症见：活动后气促，咳嗽，右胸部麻木感，咳则右胸隐痛，舌红苔薄黄，脉滑数。综合四诊，辨为肺热阴虚，痰瘀蕴结证。肺热阴虚，痰瘀蕴结，影响肺气宣降，则活动后气促、咳嗽之症见矣；右胸部麻木感，咳则右胸隐痛，此为痰瘀蕴结，不通则痛。舌红苔薄黄、脉细滑数均为肺热阴虚，痰瘀蕴结之征。故治以清肺养阴、化痰祛瘀为法。方中太子参、麦冬益气养阴，土鳖虫、桃仁活血祛瘀，八月札、枳壳疏肝行气，浙贝、猫爪草、山慈菇、地龙、守宫散结化痰，甘草调和诸药。二诊时，咳嗽已消失，气促明显减轻，舌红苔薄白，脉弦数。此为肺热痰瘀证，故治以宣肺化痰、解毒祛瘀为法。方用杏仁、浙贝宣肺化痰，连翘、半枝莲、龙葵草清热解毒，土鳖虫、守宫、苦参散结祛瘀，枳壳、厚朴行气导滞，葛根养阴生津，甘草调和诸药。三诊时，气促消失，无明显不适，纳眠可，二便调，舌暗红苔薄白，脉弦。故遵前法，以益气除痰、化痰散结、行气祛瘀为法治之。随访至 2015 年 5 月，患者坚持中医药治疗，多次复查未见肿瘤复发及转移，肿瘤得以控制，彰显中医药之重要作用，收效满意。

案 13

邝某，女，57 岁。住院号：330355。2012 年 9 月 2 日初诊。

患者于 2011 年 9 月因"咳嗽伴胸痛"于外院查胸片示：右下肺肿块及斑块影，考虑周围型肺癌并阻塞性肺炎。穿刺活检示：考虑低分化鳞状细胞癌，未除外淋巴上皮瘤样癌可能。排除手术禁忌证后行"右下肺叶切除＋纵隔淋巴结清扫术"，术后病理示：中至低分化鳞癌，淋巴结未见转移。2012年5月复查胸部 CT：右下肺癌术后改变，右下胸膜增厚粘连。右中肺、右下肺、左下肺多发结节影及斑片影，考虑转移瘤，合并癌性淋巴管炎。胸腔镜结果提示：考虑肺部结核。外院行抗结核治疗。现为求中医药治疗前来就诊。

初诊时症见：患者神清，精神疲倦，咳嗽，咯白痰，胸胁部隐痛，口干，夜间明显，纳眠一般，小便正常，大便每日 1～2 次。舌暗红苔少，脉弦细。

中医诊断：肺癌。

西医诊断：右肺鳞癌切除术后并双肺多发转移瘤（T2aNxM1b，Ⅳb 期）；肺结核。

辨证属肺肾阴虚，瘀毒蕴结，治疗以滋肾养阴、宣畅肺气、祛瘀解毒为法。

处方：太子参 30g，麦冬 15g，桃仁 10g，瓜蒌皮 15g，桔梗 10g，浙贝母 10g，厚朴 15g，桑寄生 20g，女贞子 20g，守宫 6g，僵蚕 10g，百合 15g，生地黄 15g，肿节风 30g，甘草 6g。7 剂，水煎服。

2012 年 9 月 9 日二诊：患者咳嗽、口干较前好转，仍胸胁部隐痛，咯白痰，舌暗红苔薄白，脉弦细。继拥前法，予前方减桑寄生、生地黄，加用莪术、八月札加强祛瘀止痛之力。

2012 年 9 月 23 日三诊：患者 2 周后前来复诊，胸胁部隐痛较前缓解，现自觉乏力，稍有咳嗽，咯痰量少，无呼吸气促，无恶心呕吐等不适。舌暗红苔薄白，脉弦细。患者肺阴得补而脾气不足，予四君子汤加减。处方：太子参 30g，白术 15g，茯苓 25g，甘草 6g，瓜蒌皮 15g，桔梗 10g，浙贝母 10g，桃仁 15g，土鳖虫 6g，香附 10g，龙葵 30g，蛇莓 30g，法半夏 10g，北杏仁 10g，红豆杉 6g。

患者服用后精神较前改善，咳嗽、胸痛继续减少。此后一直坚持门诊中药调治。2014 年 6 月 25 日胸部 CT 示：右下肺癌术后改变，右下胸膜增厚粘连。右下残肺继发性纤维变，不排除继发性肺结核。患者精神体力良好，KPS 评分 80 分。

按：我们认为，肺癌中医治疗应从肺、脾、肾三脏着手，补肺而充卫气，补脾而土生金，补肾而固根本，贯穿其发展始终。肺癌早期以气虚为主，病久则耗气伤阴，以致气阴两虚，肺肾阴虚。患者初诊时以咳嗽、咯白痰、胸胁部隐痛、口干为主要表现，舌暗红苔少，脉弦细，辨证属肺癌肺肾阴虚范畴，故治疗以滋肾养阴、宣畅肺气、祛瘀解毒为法，予百合固金汤进行加减。方中百合、生地黄、麦冬、桑寄生、女贞子等滋养肺肾之阴，桔梗、厚朴宣肺行气，桃仁、守宫、僵蚕、肿节风等活血祛瘀、解毒散结，太子参补益肺气。二诊时患者咳嗽、口干较前好转，仍胸胁部隐痛，舌苔转薄白，继续以前方加减，减桑寄生、生地黄，加用莪术、八月札加强祛瘀止痛之力；三诊时患者以疲倦乏力为特点，因肺阴得补而脾气不足，予四君子汤加减以补脾益气。患者发现晚期肺癌后未行手术及放化疗，坚持服用中药，病灶控制稳定，发挥了中医辨证用药在解毒抑瘤、改善症状方面的积极作用。

附影像学资料：见附录一·图8。

案14

马某，女，83岁。住院号：247777。2009年3月12日初诊。

主诉：反复咳嗽1年余。

患者于2008年4月无明显诱因下出现咳嗽，伴有盗汗，症状逐渐加重。2008年9月患者到广州市胸科医院就诊，胸片示：右上肺野见斑点状密度不一阴影，考虑肺结核，给予常规二联抗结核治疗，期间患者多次痰涂片（－），症状稍有改善。2009年2月，复查发现右上肺结节。2009年3月6日，入住我科治疗，复查胸部CT示：右上肺周围型肺癌并纵隔淋巴结转移。肺穿刺活检病理示：支气管肺泡癌。3月10日在CT室行右肺肿物射频消融术，经治疗后症状好转出院。患者为求进一步中医治疗前来门诊。

初诊时症见：患者偶有咳嗽，痰色白质黏难咯，夹有血丝，口干，无胸痛胸闷，无呼吸气促，纳可眠差，小便次数多，大便2日一行，质干结。舌淡红苔薄，脉弦细。

中医诊断：肺癌。

西医诊断：右上肺癌并纵隔淋巴结转移（T2aN3M0，Ⅲb期）。

辨证当属肺郁痰瘀，肺气愤郁，失于通调，痰瘀互结于胸，治疗以宣肺化痰，祛瘀止血为法。

处方：法半夏15g，甘草6g，仙鹤草30g，三七10g，枳实15g，茯苓25g，苦杏仁10g，浙贝母10g，桔梗15g，前胡15g，紫苏叶10g，山海螺30g，猫爪草30g。7剂，水煎服。

2009年3月19日二诊：患者仍有咳嗽，咯痰量少，血丝痰较前明显缓解，睡眠欠佳，口干，大便偏硬。舌脉同前。继用前法，予上方减三七、北杏仁、前胡，加用白芍、玄参养阴润肺，酸枣仁安神定志。

2009年4月2日三诊：服药2周，患者精神疲倦、口干较前缓解，睡眠改善，稍有咳嗽，呼吸气促，咯痰量减少，大便质软可解，小便基本正常。舌淡红苔薄白，脉细弱。患者年老，肺气本虚，肾精内亏，因肾居下焦，为气之根，主纳气，肾虚气失摄纳故见咳逆喘促。法当肺肾兼治，补肺气而固肾气。处方：僵蚕10g，法半夏10g，白芍15g，熟党参30g，黄芪30g，白术15g，茯苓25g，蛤蚧1对，淫羊藿15g，地龙10g，化橘红10g，款冬花15g，五味子6g，甘草6g。

2周后，患者咳嗽、气促症状缓解。2009年6月27日复查胸部CT，检查报告回示：右上肺周围型肺癌射频消融术后改变，肿块大部分液化坏死。纵隔淋巴结转移。患者坚持门诊服用中药，以补肺益肾、行气化痰、祛瘀解毒为法加减服用。2015年5月15日胸部CT示：右肺癌术后及冷冻消融术后改变，右肺上叶空洞形成，病灶边缘肿瘤残存，较前稍增厚，邻近右肺转移瘤。纵隔及右肺门淋巴结肿大。患者坚持服用中药，未行放化疗，仍于门诊随诊，随访至2015年5月，发病已6年余，生活起居自理，KPS评分80分。

附影像学资料：见附录一·图9。

按： 中医药治疗中晚期肺癌，尤其是对于老年肺癌患者具有独到的优势，可以温和的治疗方案实现较为长期的带瘤生存，并提高其生活质量。本例患者发病时已属Ⅲb期肺癌。初诊时见咳嗽，痰色白质黏难咯，夹有血丝，口干，大便质硬，舌淡红苔薄，脉弦细。辨证当属肺郁痰瘀，肺气愤郁，失于通调，痰瘀互结，损伤血络，故以宣肺化痰、祛瘀止血为法拟方。方中以前胡、桔梗、北杏仁等宣畅肺气，仙鹤草、三七祛瘀止血；法半夏、茯苓、枳实、浙贝母、猫爪草等化痰散结。二诊时患者服药7剂，仍有咳嗽，咯痰量少，血丝痰较前明显缓解，睡眠欠佳，口干，大便偏硬。舌脉同前。继用前法，予上方减三七、北杏仁、前胡，加用白芍、玄参养阴润肺，酸枣仁安神定志，后口干、睡眠改善。三诊时患者神疲、气促，舌淡红而脉细弱，此为肺气已虚，肾精内亏，肺气郁滞而肾虚失摄，法当肺肾兼治、补肺气而固肾气，以补肺汤进行加减。方中以黄芪、党参、茯苓、白术等补益肺气，以蛤蚧、淫羊藿补肺益肾而定喘，辅以款冬花、僵蚕、五味子等敛肺平喘等。患者因年老始终未行放化疗，坚持门诊服用中药，病情控制稳定，自发病以来已达 6 年余。由此可见，中医药辨证治疗可作为老年肺癌患者化疗的替代选择，既提高了患者的生存质量，又延长其生存期。

案 15

罗某，男，57 岁。住院号：313618。2012 年 1 月 29 日初诊。

主诉：左侧胸背痛伴刺激性干咳 3 月余。

患者于 2011 年 10 月无明显诱因出现左侧胸背痛伴刺激性干咳，于 2011 年 12 月 26 日在广东省中医院检查示中等胸腔积液，抽 3 次胸水检查均找到腺癌细胞。12 月 28 日省中医院胸部 CT 示：①左上肺舌段结节，并肺内多发小结节，左侧胸膜多发结节，考虑肺癌并肺内、左侧胸膜转移，左肺门淋巴结肿大，左侧少量胸腔积液。②左肺下叶含气不全。2012 年 1 月 1 日至广州市肿瘤医院行 TP 方案化疗 1 个疗程，出现中性粒细胞Ⅲ度骨髓抑制及皮肤瘙痒，经对症治疗后好转。现为进一步治疗来我院就诊。

初诊时症见：患者精神疲倦，刺激性干咳，活动后气促，左侧胸背疼痛，无痰中带血，无口干口苦，无自汗盗汗、恶寒发热等症，胃纳欠佳，睡眠情况较差，易醒，大便正常，小便夜尿增多，每晚小便 4 次，自发病以来体重无明显变化。舌淡暗苔白，脉细滑，舌底脉络曲张。

中医诊断：肺癌。

西医诊断：左上肺腺癌并双肺内、胸膜转移（T3N2M1，Ⅳ期）。

辨证当属肺郁痰瘀，脾虚失运，因肺气郁闭，失于宣降则咳嗽不畅，胸闷气急；肺朝百脉，主治节，气滞血瘀，不通则痛，故胸胁部疼痛；加之脾气不足，失于运化，痰湿内生，上袭于肺，机体气血生化乏源，故纳呆、疲倦。治以宣肺理气、健脾化痰、祛瘀止痛。

处方：党参 15g，白术 15g，茯苓 25g，地龙 15g，土鳖虫 6g，桃仁 10g，蜈蚣 3 条，守宫 6g，枳壳 15g，牡丹皮 15g，酸枣仁（打碎）30g，白蒺藜 15g，威灵仙 15g，怀牛膝 15g，钩藤 15g，甘草 6g。水煎服，日 1 剂。

2012 年 2 月 7 日二诊：患者 1 周后复诊，精神、胃纳较前改善，胸胁部疼痛缓解，仍咳嗽、胸闷、气促，睡眠欠佳，余尚可。舌脉同前。继续予宣肺行气、健脾化痰为法。处方：党参 15g，白术 15g，茯苓 25g，地龙 15g，土鳖虫 6g，桃仁 10g，甘草 6g，北杏仁 10g，葶苈子 15g，黑枣 5 枚，苦参 10g，浙贝母 15g，酸枣仁（打碎）30g，蒲公英 30g，厚朴 15g，枳实 15g，泽泻 15g。7 剂，水煎服。

2012 年 2 月 22 日三诊：患者精神良好，咳嗽、气促较前好转，胸胁部隐痛，腰膝酸软感，纳眠尚可，舌淡暗苔薄白，脉细滑。脾肾不足而痰瘀内结，治疗以健脾补肾、化痰祛瘀为法。处方：党参 15g，白术 15g，茯苓 25g，瓜蒌皮 15g，黄芪 30g，杜仲 15g，牛膝 15g，桂枝 10g，泽泻 15g，山慈菇 15g，半枝莲 15g，土鳖虫 6g，桃仁 15g，甘草 6g。

患者服药后各项症状进一步缓解，并于 2012 年 1 月至 5 月在我科行 TP 方案化疗共 5 个疗程，未再出现皮肤红疹瘙痒等不适，多次复查提示肿瘤病灶基本稳定，后予门诊坚持中医药治疗。2013 年 4 月 3 日 CT 提示：左上肺舌段周围型肺癌，双肺、左侧胸膜多发转移，较前稍有增大。纵隔及左肺门多发小淋巴结肿。随访至 2015 年 5 月，患者精神体力良好，除稍有咳嗽外，余无明显不适，生活质量较高，KPS 评分 80 分。

按：肺癌的整个发病过程中，贯穿着痰、瘀、毒、虚四字。治疗上主张扶正与祛邪相结合。扶正注重健脾益气、补益肺肾，调整气血阴阳平衡；祛邪重在化痰、祛瘀、解毒。患者发病时即属晚期肺癌，初诊时精神疲倦，刺激性干咳，活动后气促，左侧胸背疼痛，胃纳欠佳，睡眠情况较差，易醒，大便正常，舌淡暗苔白，脉细滑，舌底脉络曲张。辨证当属肺郁痰瘀，脾虚失运，治以宣肺理气、健脾化痰、祛瘀止痛法。方中以党参、白术、茯苓、甘草等健脾益气，桃仁、土鳖虫、蜈蚣、守宫、威灵仙等活血祛瘀、散结止痛，枳壳宣肺畅气，白蒺藜、牡丹皮息风透疹、祛瘀解毒，钩藤、酸枣仁平肝安神。二诊时患者精神、胃纳较前改善，胸胁部疼痛缓解，仍咳嗽、胸闷、气促，睡眠欠佳，继续予宣肺行气、健脾化痰为法，予葶苈子、黑枣宣肃肺气，北杏仁、枳实、厚朴加强行气宽胸；桃仁、土鳖虫、浙贝母等祛瘀止痛。三诊患者精神良好，胸胁部隐痛，腰膝酸软感，纳眠尚可，舌淡暗苔薄白，脉细滑，此为脾肾不足而痰瘀内结，治疗以健脾补肾、化痰祛瘀为法，加用牛膝、杜仲、桂枝温肾强腰，黄芪合四君子健脾化痰。患者服药后各项症状进一步缓解。患者在口服中药的同时配合行姑息性化疗，有效减轻了化疗引起的骨髓抑制、皮肤瘙痒等副作用。其中，中医药治疗贯穿了治疗全过程，有效控制了疾病进展，带瘤生存至今 3 年有余。

案 16

林某，男，65 岁，深圳人。门诊号：0006708457。2011 年 11 月 15 日初诊。

患者于 2010 年 5 月体检发现右上、下肺肿物，未予重视。2011 年 11 月 7 日于中国医学科学院肿瘤医院行胸部 CT 示：右肺上叶不规则片影，右肺下叶磨玻璃病灶，左肺上叶不规则结节，需警惕多原发肺癌。余双肺多发磨玻璃结节及实性小结节，性质同前。在北京肿瘤医院行支气管纤维镜活检，病理提示：右肺上叶腺癌。患者拒绝手术及放化疗等治疗措施，为求中药治疗前来门诊。

初诊时症见：精神良好，夜间口干，稍有咳嗽，痰多色白，无胸闷胸痛，胃纳欠佳，时有腹泻，小便调。舌红苔白微腻，舌底络脉曲张，脉细滑。

中医诊断：肺积。

西医诊断：右肺腺癌并双肺转移瘤（TxNxM1，Ⅳ期）。

辨证属脾虚痰湿，因脾气亏虚，失于运化，痰湿内生，上袭于肺，肺失宣降，故咳嗽痰多；脾失健运，气血生化不足，故见纳呆；脾虚水湿不运而见腹泻。治疗以补中健脾、祛瘀化痰为法。

处方：党参 15g，白术 15g，茯苓 25g，浙贝母 10g，桔梗 10g，猫爪草 30g，蒲公英 30g，枳壳 15g，瓜蒌皮 15g，麦冬 15g，牡丹皮 15g，薏苡仁 30g。7 剂，水煎服。

2011 年 11 月 29 日二诊：患者服药半月，咯痰较前减少，胃纳好转，未再腹泻，夜间口干，余无明显不适。舌暗红苔薄白，舌底络脉曲张，脉细滑。辨证同前，以补中健脾、祛瘀散结为法，前方减瓜蒌皮、麦冬、牡丹皮、薏苡仁，加桃仁、土鳖虫活血祛瘀，半枝莲、蒲公英解毒散结。处方：山慈菇 15g，半枝莲 15g，浙贝母 15g，桔梗 10g，法半夏 10g，土鳖虫 6g，桃仁 15g，猫爪草 30g，党参 15g，白术 15g，茯苓 25g，蒲公英 30g，枳壳 15g，甘草 6g。

2012 年 1 月 3 日三诊：患者精神良好，咳嗽痰少，略有口干，纳眠尚可，大小便基本正常。舌脉同前。治以清肺养阴、化痰散结法。处方：守宫 6g，薏苡仁 30g，仙鹤草 30g，浙贝母 15g，天冬 20g，黄精 30g，桃仁 10g，龙葵 30g，白英草 30g，枳壳 15g，法半夏 10g，甘草 6g。

患者服药后自觉咳嗽、口干等诸症缓解，此后每 2 个月前来门诊调方服用。2012 年 2 月 17 日复查 PET/CT 示：双肺内多个片状及斑片状密度增高影，右肺上叶较大病灶见轻度放射性摄取增高，结合病史考虑肺癌，建议追踪复查。随访至 2014 年 6 月，患者复查胸部 CT 示：双肺内肿瘤病灶较前稍有缩小。患者发现Ⅳ期肺癌后一直坚持单纯中医药治疗，至今 3 年，多次复查提示肿瘤病灶基本稳定，现生活如常人，KPS 评分 80 分。

按： 患者体检时发现双肺多发实性占位，经活检明确为肺腺癌，诊断为晚期肺癌。因考虑患者年事已高，本人拒绝行放疗、化疗，故单纯以中医药进行治疗。对于老年中晚期肺癌，因正气损伤，邪毒积聚，"扶正固本"成为治疗的关键。我们以益气除痰法作为肺癌的主要治法，重视健脾益气、培土生金。因脾属土而生肺金，脾为肺之母，肺所主之气、所布之津来源于脾所升清之水谷精微，且脾胃乃气机之枢，脾升胃降斡旋于中，助肺气治节。故益气健脾、培土生金则肺气益旺。患者初诊时稍有咳嗽，痰多色白，胃纳欠佳，时有腹泻，舌红苔白微腻，舌底络脉曲张，脉细滑。辨证属脾虚痰湿，故治以补中健脾、祛瘀化痰。方中以四君子汤加减，党参、白术、茯苓、薏苡仁健脾补中，以浙贝母、桔梗、瓜蒌皮清肺化痰，猫爪草、牡丹皮、蒲公英祛瘀散结等。二诊时咯痰较前减少，胃纳好转，未再腹泻，夜间口干，辨证同前，以补中健脾、祛瘀散结为法，前方减瓜蒌皮、麦冬、牡丹皮、薏苡仁，加桃仁、土鳖虫活血祛瘀，半枝莲、蒲公英解毒散结。三诊时患者稍有咳嗽，口干，脾气复运而肺阴不足，在解毒散结的同时配合予天冬、黄精养阴润肺。服药后患者诸症缓解，长期带瘤生存，体现了中医药抗肿瘤治疗的确切疗效。

附影像学资料：见附录一·图 10。

四、结语评述

肺癌是恶性肿瘤中发病率最高的肿瘤之一，其病死率在所有肿瘤中位居第一，常将肺癌分为小细胞肺癌（SCLC）和非小细胞肺癌（NSCLC）两大类。非小细胞肺癌（NSCLC）占肺癌患者的 80%，早期肺癌采用手术治疗预后较佳，但是临床上约 80% 以上肺癌患者在确诊时已属晚期，失去手术机会，治疗以化疗及放疗为主，中位生存期难以超过 1 年。

对于晚期 NSCLC，与最佳支持治疗相比，含铂类的化疗方案可以延长生存期，改善症状控制，提高生活质量。在 PS 较好的患者中，新药联合铂类化疗的疗效达到稳定的水平：总有效率（ORR）为 25%～35%，至疾病进展时间（TTP）为 4～6 个月，中位生存期为 8～10 个月，1 年生存率为 30%～40%，2 年生存率为 10%～15%。而分子靶向治疗药物如吉非替尼、厄洛替尼的使用给患者带来生存的希望，但其昂贵的价格限制了临床使用。

中医药治疗肺癌重视整体辨治，辨病与辨证相结合，提倡"以人为本""带瘤生存"，实践证明，合理应用中医药治疗，不仅可以提高患者的生活质量，减少其他治疗带来的毒副作用，还能提高患者的生存质量，延长其生存期。周岱翰、林丽珠等采用前瞻性、多中心、随机、对照的临床研究方法观察中医药在提高Ⅲ、Ⅳ期非小细胞肺癌生存期中的作用，研究表明中医药治疗可使Ⅲ、Ⅳ期 NSCLC 的中位生存期达到近 10 个月，与化疗联合应用可进一步提高生存期至近 12 个月，并有效提高患者的生存质量。国家"十一五"科技支撑计划项目"老年非小细胞肺癌中医药综合治疗方案的研究"以老年非小细胞肺癌（NSCLC）为研究对象，通过多中心、前瞻性临床队列研究，共完成纳入 405 例Ⅲ～Ⅳ期 NSCLC 患者。生存分析显示，对于体力状况较好者（PS ≤ 2），中医队列、化疗队列中位生存期分别为 385 天、305 天（P=0.331）。结果表明，晚期 NSCLC 老年患者中医队列中位生存期达到了 12 个月以上，与化疗队列相比延长了近 3 个月。研究结果表明，中医药综合治疗方案可使老年Ⅲ～Ⅳ期非小细胞肺癌患者得到生存受益，实现较长期的"带瘤生存"，并维持较好的生存质量；对于老年肺癌患者，中医药治疗可作为化疗的一种替代治疗方案，中医药治疗方案不劣于化疗方案，甚至可能是一种更优的选择，值得进一步研究。

对于中医药治疗中晚期肺癌，应以人为本，强调"治病留人"，重视患者生存质量的提高，延长其生存期。并率先提出将生存质量（QOL）的评价引入中医肿瘤学的疗效评价当中，全面客观地反映中医药的治疗效果。笔者所承担的科技部"十五"重点攻关项目，通过组织全国多家医院对以无手术适应证的Ⅲ、Ⅳ期非小细胞肺癌进行研究，按照前瞻性、随机、对照的临床研究方法，以提高中位生存期、改善患者生存质量作为研究的主要目的，在临床研究中使用肺癌治疗功能评价表（functional assessment of cancer thempy-lung，FACT-L）中文版，研究显示，中医药治疗可减轻化疗的毒副作用，提高疗效，在一定程度上维护了患者的生存质量。目前，将生存质量的评价引入到中医肿瘤学的疗效评价中的建议已得到广泛认同。

在对肺癌远期疗效方面，中医药也显示出一定的优势。大量的临床和实验研究显示，中医药的作用机制是多靶点的，特别是中医药扶正培本治疗在增强机体免疫功能、调节体内各脏腑生理复衡方面有独到作用。中医药与放化疗相结合具有疗效协同作用，放化疗可迅速减轻瘤体负荷，而中医治疗可减轻放、化疗的不良反应，提高生存质量。

行气降逆祛痰瘀，和胃健脾养气血——食管癌治验

食管癌是发生在食管上皮组织的恶性肿瘤，其临床表现为进食梗阻，或吞咽困难，呕吐痰涎，或食入即吐，伴胸骨疼痛，形体消瘦等。在中医古籍中，类似于"噎膈""噎""膈""反胃"等病症。

一、文献述略

1. 病位

《灵枢·四时气》曰："饮食不下，膈塞不通，邪在胃脘。"指出食管癌病邪在胃。明·赵献可则更加明确地指出了噎膈的病位，其《医贯》卷五云：

"噎膈者，饥欲得食，但噎塞迎逆于咽喉胸膈之间，在胃口之上，未曾入胃即带痰涎而出。"清·杨素园进一步从咽喉和胸膈部位结构异常的角度论证噎膈，明确指出："食管中系有形之物阻扼其间，而非无故狭隘也明矣。"

2. 症状

关于噎膈的临床症状，《内经》中有"三阳结谓之膈""饮食不下，噎膈不通，食则呕""隔塞闭绝，上下不通，则暴忧之病也""脾脉……微急为膈中，食饮入而还出，后沃沫"的记述，指出了发病脏腑与大肠、小肠、膀胱有关。唐·孙思邈《千金要方》云："食噎者，食无多少，惟胸中苦塞常痛，不得喘息。"此为对食道癌疼痛的描述。宋·严用和《济生方》中对噎膈论述颇为详尽："其为病也，令人胸膈痞闷，呕逆噎塞，妨碍饮食，胸痛彻背，或肋下支满，或心忡喜忘，咽噎气不舒。"清·林佩琴《类证治裁》云："噎者咽下梗塞，水饮可行，食物难入。""临食辍箸，嗌阻沫升。"这些描述与今人所言食道癌的临床表现——吞咽困难、食入作吐、胸膈痞满作痛，以及晚期患者吐食之后还会带出一些黏腻的、像蟹沫或蛋清状的痰沫等，均已非常接近。

3. 病因病机

中医学认为，噎膈形成与七情所伤、痰瘀内结、饮食失节、脏腑亏虚等相关。隋·巢元方《诸病源候论》云："阴阳不和则三焦隔绝，三焦隔绝则津液不利，故令气塞不调理也，是以成噎，此由忧恚所致。忧恚则气结，气结则不宣流，使噎，噎者，噎塞不通也。"指出情志不遂，气结而成噎膈。又如唐·孙思邈云："此皆忧恚嗔怒，寒气上入胸胁所致。"宋·赵诘《太平圣惠方》云："寒温失意，食饮乖度，或恚怒气逆，思虑伤心，致使阴阳不合，胸膈否塞，故名曰膈气。"均指出噎膈与情志异常关系密切。明·李中梓认为与脾虚痰郁有关，"忧思悲恚则脾胃受伤，津液所耗，郁气生痰，痰塞不通，气则上而不下，防碍道路，饮食难进，噎塞所由成也"。明代张景岳则认为病机在于气结和阴伤，"气不行，则噎膈病于上，精血枯涸，则燥结病于下"。

清·徐灵胎评《临证指南医案·噎膈反胃》云："噎膈之证，必有瘀血、顽痰、逆气，阻隔胃气。"提出噎膈病机为气滞、痰凝、血瘀阻结于食道而发病。明·皇甫中《明医指掌》称："膈病多起于忧郁，忧郁则气结于胸臆而生痰，久则瘀结成块，胶于上焦，道路狭窄，不能宽畅，饮则可入，食则难入，而病已成矣。"明·李中梓《医宗必读》曰："郁气生痰，痰则塞不通，气能上而不能下，妨碍道路，饮食难进，噎塞所有成。"可知，不同原因导致的痰浊、瘀血内阻于食道是形成噎膈的重要原因之一。

严用和云："饮酒有节度，七情不伤，阴阳平衡，气顺痰下，噎膈之疾无由作。"朱丹溪认为："夫气之为病或饮食不谨，内伤七情或食味过厚，偏助阳气，积成膈热。"清·喻昌《医门法律》指出："过饮滚酒，多成膈证。"均指出噎膈与不良的生活饮食习惯关系密切。

除了七情所伤、痰瘀内结、饮食失节导致噎膈发病外，古代医家认为脏腑亏虚为噎膈发病的基础，尤其与脾肾不足相关。如朱丹溪云："噎膈反胃，名虽不同，病出一体，多由气血虚弱而成。"张景岳认为："凡治噎膈大法，当以脾肾为主，盖脾主运化，而脾之大络布于胸膈；肾主津液，而肾之气化主乎二阴。"尤怡曰："噎膈之病，大都年逾五十者，是津液枯槁者居多。"以上论述均说明脾肾虚弱，气血亏虚，精血内耗是噎膈发病的重要原因。

4. 证治

对于食管癌的治疗，可追溯到汉·张仲景，《金匮要略·呕吐哕下利病脉证治》云："胃反呕吐者，大半夏汤主之。"后世医家对本病治疗，论述详尽，各家争鸣。《太平惠民和剂局方》载"丁香透膈汤"治疗本病，可改善症状；沈括《苏沈良方》提出本病宜用"昆布丸"软坚散结等。金元时期，刘完素、张子和采用承气寒凉之品治疗噎膈；李杲则主张长服养血行瘀之物；朱丹溪在病机上高度重视"食味过厚，偏助阳气，积成膈热"是本病的诱发因素，故力排众议倡导滋补。明清两代医家，张景岳虽然认为精血干枯是噎膈发病的重要因素，但又云"上焦之噎膈，责之在脾；下焦之闭结，其责在肾；治脾者宜从温养，治肾者宜从滋润"，偏重于培补脾肾；林佩琴推崇分部位论治，提出病在上焦，治以轻扬利膈，"病在中焦，治以辛香通降。不效，必兼理血络"等；王清任、唐容川大倡瘀血学说，以活血化瘀论治噎膈者渐多。民国张锡纯认为噎膈乃中气衰惫，痰涎壅塞所致，创参赭培气汤治之。纵观历代医家治疗噎膈，或着眼于胃中虚寒，主张温中；或着眼于肝气郁结，提倡疏肝理气、祛瘀化痰；或着眼于血虚而施以滋养；或着眼于火衰而径行温补；或着眼于病位与病势，宜升者轻扬之、下者通降之。凡此种种，反映了各学派医家治噎思想的活跃。

5. 预后

清·俞震《古今医案按》："风、劳、臌、膈四大恶病，而噎膈尤恶，十有九死。"指出噎膈病位居四大难治病之列，而治疗尤难，预后不佳。

二、临证发微

食管癌主要病机为七情所伤，痰气交阻，痰瘀互结；或酒食所伤，湿阻内生，津伤血燥；或年老体弱，脏腑虚衰，血竭津枯，致食道狭窄、滞涩、噎塞不通，噎膈乃成。病位在食道，属胃气所主，而与肝、脾、肾紧密相关。初期为实证，后期本虚标实，本虚有阳虚、阴虚、气血不足，标实有气滞、瘀阻、饮停、气逆、气阻、闭结不通等。由虚而致食道阻塞，因阻塞而正气益虚，二者互为因果。因此，治疗应标本兼顾。临证大法为行气降逆祛痰瘀、和胃健脾养气血。

1. 行气降逆祛痰瘀

痰、瘀为食管癌的基本病理因素，痰瘀互结是食管癌的重要病机。痰属阴性，其性黏滞缠绵，贯穿整个噎膈病程的始终，易留伏遏阻于食管，是噎膈病情缠绵难解的原因。痰留着不去，阻碍气机，痰气交阻，故噎膈患者早期可见到吞咽不适、呕吐痰涎、胸膈痞闷疼痛等症；痰停留食管恒久不化，积为陈痰或顽痰，则病情反复，逐渐恶化，吞咽困难，梗阻呕恶日益明显。故徐灵胎评《临证指南医案》云："噎膈之证，必有瘀血、顽痰、逆气，阻隔胃气。"明确指出噎膈与气滞痰阻有关。此外，因痰瘀为津液所化，津液耗伤，食管失润则口干咽燥，肠失润泽，故大便干结，坚如羊屎。病变日久，长期饮食不入，化源告竭，必形体更为消瘦、肌肤枯燥、面色晦滞，若病情继续发展，阴损及阳，阴阳俱衰，则肾之精气并耗，脾之生化告竭，必形体羸瘦日甚，或伴有肢体浮肿，病情危笃。

故治疗食管癌当围绕气、痰、瘀。根据临床实际，分为以下几种证型：①痰气交阻型，症见：吞咽梗阻，汤水可下，间或汤水难入，入口即噎，吐痰涎色白，或稀或稠，舌胖苔白腻，脉弦滑。治宜理气化痰，方用旋覆代赭汤合半夏厚朴汤加减，或予启膈散。②痰热郁结型，症见：吞咽梗阻，泛咳涎沫黏稠，色黄白相间，胸满闷痛，口苦咽干，舌红苔黄腻，脉弦数。治当清热化痰，方以黄连温胆汤加减。③痰瘀互结型，症见：吞咽梗阻，甚则汤水难下，入口即噎，泛吐涎沫或夹有血丝血块，或色如赤豆汁，并胸背疼痛，舌暗紫有瘀斑，脉弦涩。治宜活血化痰理气，方以血府逐瘀汤加减。④津亏痰结型，症见：吞咽梗涩而痛，泛吐涎沫量少而稠，咽干不欲饮，胸背灼痛，形瘦肤干，大便干结，舌红苔厚而干，脉弦数或细数。治宜养阴生津、散结化痰，方用麦门冬汤加减。⑤正虚痰实型，症见：吞咽梗阻，泛吐泡沫状痰涎，量多清稀，并面色苍白，或动则气促，或面浮足肿，或腹胀纳呆，或大便溏泻，舌淡苔白，脉细沉或细弱。治以益气通阳、健脾逐饮。方可选归脾汤或右归丸。

2. 和胃健脾养气血

食管癌病位在食道，为胃气所主，常与肝、脾相关，多为本虚标实之证。标实为气郁、痰阻、血瘀等相互兼杂；本虚为津亏血燥，阴损及阳等，共同形成食道狭窄，津液干枯，是其关键病机。治疗以和胃健脾、补养气血、疏肝和血法论治。《灵枢·经脉》云："脾足太阴之脉……入腹，属脾，络胃，上膈，挟咽，连舌本，散舌下。其支者：复从胃，别上膈，注心中。"脾胃为气血生化之源，脾气耗损，水湿运化失司，湿聚生痰，气机不畅，瘀血内生，痰瘀凝结。《金匮要略·脏腑经络先后病脉证》云："四季脾旺不受邪。"脾虚则外邪得以侵犯，导致脾失健运升清、胃失腐熟和降，进而胃气上逆和胃酸反流反复损伤食道，痰瘀毒结，积而成食管癌矣。治宜和胃健脾，方用旋覆代赭石汤、陈夏六君子汤加减。《内经》谓："胁肋、胸部、食管均属肝经络属。"若肝郁则气结于胸臆而生痰，久则痰结成块，胶于上焦，道路狭窄，不能宽畅，饮或可下，食则难入，而病成矣。此时在和胃健脾的同时，宜疏肝解郁，方如四逆散、柴胡疏肝散之类。

气血不足，阳气亏虚在食管癌病人中较为常见。张景岳认为："盖阳结者，正以命门无火，气不化精，所以凝结于下而治节不行，此惟内伤血气，败及真阴者乃有之，及噎膈之属也。"此乃气血真阳不足。临床上如见饮食不下，神疲乏力，形寒气短，面色㿠白无华，泛吐涎沫，面浮足肿，腹胀，舌淡胖，苔白，脉沉细弱，证属气虚阳微者，治以补气养血、温补脾肾，方选右归丸加减。药用人参、党参、黄芪、白术、茯苓、甘草健脾益气，半夏、砂仁和胃降逆，熟地、山茱萸、山药、当归、枸杞滋肾养血，鹿角胶、杜仲、肉桂温补肾阳。

三、验案举隅

案 1

张某，男，58 岁，广州人。门诊号：4819933。2010 年 3 月 30 日初诊。

主诉：反复吞咽困难半年。

病史：患者于 2009 年 9 月无明显诱因出现进食吞咽困难，以固体食物为甚。2009 年 11 月 3 日于省人民医院行胃镜示：距门齿 34 ～ 38cm 食管可见溃疡型病灶。活检病理示：鳞癌。2009 年 11 月 6 日行 CT 示：胸下段食管改变，食管癌可能。11 月 16 日于中山大学附属肿瘤医院行"左胸食管癌切除＋食管胃吻合术"。术后病理示：中至低分化鳞状细胞癌，浸润食管全层至外膜层。胃左动脉旁淋巴结以食管旁淋巴结见鳞状细胞癌转移。术后 1 周开始口服卡培他滨 1.5g，每日 2 次，共服 14 日，共 4 疗程。2010 年 3 月 26 日查 CEA：2.17ng/mL。

初诊时症见：患者仍时有吞咽不畅，纳呆，口干，大便成形，日 1 次，小便黄，发病以来体重下降 8kg。舌暗淡苔薄白，脉弦细。

中医诊断：噎膈。

西医诊断：胸中段食管鳞癌术后化疗后（pT3N1M0，Ⅲ期）。

辨为气虚痰瘀证，治以健脾化痰、行气散结为法，方用四君子汤加味。

处方：党参 15g，白术 15g，茯苓 25g，甘草 6g，法半夏 10g，苏梗 10g，守宫 6g，地龙 10g，木香（后下）10g，鸡内金 10g，厚朴 10g，枳实 10g。14 剂，日 1 剂，水煎服。

2010 年 5 月 20 日诊：患者药后吞咽稍改善。2010 年 4 月 9 日入住我科，4 月 14 日胸部 CT 示：食管癌术后改变，局部未见肿瘤复发，左下肺局限性纤维变及慢性炎症；纵隔小淋巴结肿；胸椎骨质增生。胃镜检查报告示：食管癌根治术后残留胃炎；吻合口炎症。病理报告示：送检为少许鳞状上皮，无明显异型性。4月19日行"多西他赛＋奈达铂"方案。现患者症见精神疲倦，吞咽较前改善，无胸前压迫感，纳眠可，二便调，舌暗红，苔薄白，脉弦无力。方用四君子汤加味：党参15g，白术15g，茯苓25g，甘草6g，法半夏10g，苏梗10g，守宫6g，地龙10g，木香（后下）10g，葛根20g，麦冬15g，枳壳10g，泽泻15g，黄芩15g，怀山药30g。日1剂，水煎服。

药后疲倦改善，吞咽较前稍佳，余无不适。坚持门诊治疗，均以四君子汤加减，并于4月21日、5月12日、6月2日、6月23日行"多西他赛＋顺铂"方案化疗4个疗程，化疗后以四君子汤加减以健脾益气、散结祛瘀，情况稳定。

2011年2月24日诊：声音嘶哑，纳眠可，二便调，进食顺畅，饮水呛咳，余无不适。舌暗红苔薄白，脉弦细数。2011年1月27日行PET/CT示：食管癌术后，局部未见恶性肿瘤征象。以健脾益肾、化痰祛瘀为法拟方，方用四君子汤加减：党参15g，白术15g，茯苓25g，甘草6g，桔梗10g，地龙10g，半枝莲30g，守宫6g，地龙10g，菟丝子15g，枸杞15g，麦冬15g，猫爪草30g，山慈菇15g，怀山药30g。14剂，日1剂，水煎服。

药后声音嘶哑较前改善，饮水呛咳稍缓，余无明显不适。继续以四君子汤加减健脾益肾、散结祛瘀，情况稳定。随访至2015年5月，患者发病5年余，以四君子汤加减，配合手术、化疗，情况稳定。

按：此例患者为食管鳞癌Ⅲ期，术后化疗后仍时有吞咽不畅，初诊症见纳呆、口干、小便黄、舌暗淡苔薄白、脉弦细。辨为气虚痰瘀证，治以健脾化痰、行气散结法。方用四君子汤益气健脾，复加法半夏、守宫化痰散结，地龙化痰通络，苏梗、木香、枳实、厚朴宽中理气，鸡内金消食健脾。2010年5月20日诊，症见疲倦，吞咽较前改善，无胸前压迫感，纳眠可，二便调，舌暗红，苔薄白，脉弦无力。遵前法，用四君子汤益气健脾，复加怀山药、麦冬、葛根以养阴生津。后继续以健脾益肾、散结祛瘀方药治疗，症状改善，肿瘤得以控制，提高了患者的生存质量。

案2

钟某，男，48岁。住院号：254872。2010年5月22日初诊。

主诉：吞咽不畅半年，发现食道肿物2月余。

病史：患者于 2009 年 12 月无明显诱因下出现吞咽硬物困难，无饮水呛咳，无声音嘶哑，当时未予重视，后症状加重。2010 年 3 月行食道钡餐检查，考虑"食道癌可能性大"。4 月 7 日行 CT 检查示：胸上段水平食道管壁不规则增厚，考虑食道上段癌可能。遂行胃镜病理活检，提示：食管鳞状细胞癌。诊断为"食管鳞状细胞癌；糜烂型胃炎（胃体，胃窦），HP（＋）"。4 月 20 日开始行放疗治疗，放疗期间出现发热，口干明显，暂停放疗。2010 年 5 月 8 日开始行"多西他赛＋顺铂"方案化疗，过程顺利。现为求进一步门诊中医药治疗就诊。

初诊时症见：患者精神疲倦，消瘦乏力，口干，胸背部灼痛，吞咽不畅，吞咽疼痛，胃纳差，二便调。舌暗红少苔，脉弦细。

中医诊断：噎膈。

西医诊断：食管癌周围间隙、纵隔淋巴结转移放化疗后（T4N1M0，Ⅲ期）。

辨为津亏痰结证，治以养阴生津、化痰散结法，方用沙参麦冬汤加减。

处方：桃仁 10g，盐蛇干 6g，麦冬 15g，沙参 30g，玄参 20g，厚朴 15g，金银花 15g，丹参 10g，木蝴蝶 10g，岗梅根 15g，茯苓 25g，山慈菇 15g，甘草 6g。7 剂，水煎服。

2010 年 5 月 29 日二诊：患者口干及吞咽疼痛较前好转，胸背部灼痛减轻，仍吞咽不畅，口淡，胃纳欠佳，大便偏硬，舌暗红苔白，脉弦细。继续以养阴生津、化痰散结为法，佐以滋阴益肾之品，处方：盐蛇干 6g，猫爪草 30g，半枝莲 15g，山慈菇 15g，茯苓 25g，龙葵 30g，女贞子 20g，墨旱莲 20g，佛手 15g，紫苏梗 15g，丹参 15g，桃仁 10g，黄精 30g，地龙 10g，牡丹皮 15 g。

2010 年 6 月 15 日三诊：服药 2 周后复诊，精神疲倦，吞咽不畅感有所缓解，口干减轻，胃纳欠佳，无嗳气泛酸，无胸背灼热等，大小便基本正常。舌质淡暗苔白，脉细。阴液得补，脾胃仍虚，治以健脾化痰、祛瘀散结法，处方：法半夏 10g，川朴 15g，茯苓 25g，白术 15g，薏苡仁 30g，浙贝母 10g，紫苏梗 15g，枳壳 15g，山慈菇 15g，夏枯草 20g，玄参 15g，甘草 6g。

患者长期门诊服用中药，2010 年 5 月 8 日开始行 DP 方案＋恩度化疗 4

个疗程，6月28日复查胸部CT示：食道上段癌并纵隔淋巴结转移治疗后较前好转，疗效评价为PR。患者于2010年8月有26日行食管原发灶及纵隔淋巴结转移灶三维适形放疗，在中医药调治下顺利完成放射治疗。2011年3月24日于我院复查PET/CT示：食管癌伴纵隔淋巴结转移化疗后，与我院末次CT相比无明显变化，代谢未见增高，考虑为肿瘤经治疗后受抑制。此后门诊随诊，以养阴生津、化痰散结为法加减调服，各项症状改善。随访至2014年12月，KPS评分90分。

附影像学资料：见附录一·图11。

按： 放射治疗是食管癌的重要治疗手段。在中医范畴内，放疗属火邪热毒，热郁化火，灼津耗液，则肺阴亏耗，肾水源竭。故患者会出现口干、口腔黏膜糜烂、吞咽困难、食欲减退等症状，严重者应停止放疗，临床选药以滋肾益胃之品多主，常选用沙参麦冬汤或增液汤加减，以麦冬、沙参、玄参、白茅根、天花粉、黄精、女贞子、墨旱莲等药物养阴滋肾；同时，辅以清热解毒之法，如蒲公英、夏枯草、银花、连翘、白花蛇舌草等药物。本例患者就诊时表现为消瘦乏力、口干、胸背部灼痛、吞咽不畅、吞咽疼痛、胃纳差、二便调、舌暗红少苔、脉弦细。辨证属津亏痰结，热毒伤阴，故治疗以养阴生津为主，方用沙参麦冬汤加减，辅以金银花、桃仁、盐蛇干等清热解毒、活血散结。二诊时患者口干及吞咽疼痛较前好转，但吞咽不畅、口淡、胃纳欠佳、大便偏硬、舌暗红苔白、脉弦细，此乃肺阴灼伤，伤及肾水，故继续以养阴生津、化痰散结为法，佐以女贞子、墨旱莲、黄精等滋阴益肾之品。三诊时患者口干、胸背部灼热等热毒伤阴表现基本缓解，但仍疲倦、纳差，此乃阴液得补，脾胃仍虚，故治以健脾化痰、祛瘀散结，以茯苓、白术、薏苡仁、法半夏等健脾化痰，浙贝母、山慈菇、夏枯草等祛瘀散结，辅以厚朴、紫苏梗行气降逆等。整个辨治过程贯穿了健脾和胃、行气降逆的指导思想，并随证施以清热解毒、养阴滋肾、活血散结之法。患者长期在门诊接受中医药治疗，在有效缓解放化疗毒副作用的同时，兼顾解毒抗癌，发病以来至今已4年余，取得了良好的治疗效果。

四、结语评述

食管癌是常见的一种消化道恶性肿瘤，在世界恶性肿瘤中居第 6 位，全世界每年约有 30 万人死于食管癌。我国是世界上食管癌高发国家之一，每年平均病死约 15 万人。早期食管癌与中、晚期食管癌的预后有着很大的差别。食管癌的预后较差，总的 5 年生存率只有 10% ～ 15%。

目前，食管癌的首选治疗方法仍然是手术，其早期（0 ～ I 期）术后 5 年生存率为 90%，但在医院就诊患者中绝大多数为中晚期，可手术者仅占 20%，术后 5 年生存率为 20% ～ 30%。放射治疗是食管癌主要的、有效的手段之一，其早期患者单一放疗的 5 年生存率为 67.6% ～ 75.0%，可手术者为 23.3%，而局部晚期不能手术者仅 10% 左右。作为全身性治疗手段的化疗虽然近期缓解率较高，但缓解期较短，目前主要应用于中晚期食管癌患者的姑息治疗，DDP 联合 5-Fu 是目前临床上治疗食管癌的一线化疗方案，该方案的报道有效率也仅为 20% ～ 50%。

中医认为，食管癌病位在食道，为胃气所主，与肝、脾、肾紧密相关，其病因病机归纳为气、痰、瘀、热之变，七情郁结、饮食不节、脾胃受伤、痰湿凝结、血气亏损、先天禀赋不足等，诸因素与本病有关。根据本虚标实之不同，多责之于虚、郁、痰、毒、瘀五端。中医药在治疗食管癌方面，紧扣病因病机，围绕五端采用补虚、解郁、化痰、解毒、逐瘀五法，对抑制肿瘤的生长、改善症状、提高生活质量、延长生存期有确切疗效。

目前，随着大量临床观察及实验研究的深入，中医药治疗食管癌已取得了较好的疗效。同时，中医药在阻断治疗癌前病变，预防食管癌的发生，以及在综合治疗中的减毒增效作用等方面都表现出了其独到的优势。实验研究表明，中医治疗及西医治疗二者在抑制 DNA 合成、抑制肿瘤血管形成、诱导细胞分化、促进细胞凋亡、调节机体免疫功能等方面，其抗癌机理是相一致的。以中医与西医（放、化疗）结合，取长补短，有利于更好地治疗食管癌。充分发挥中西医各自的优势，深究机理，探求病本，提高疗效，这要求制定严格的诊疗及疗效标准，进行严密的临床观察；同时加强实验研究，筛选出有效的药物，探求最佳的治疗方案，达到最理想的临床疗效。

健脾疏肝以胃气为本，解毒祛瘀以通降为用——胃癌治验

胃癌是常见的恶性肿瘤之一，好发于胃窦部，病理组织分类绝大多数为腺癌，其余为未分化癌、印戒细胞癌、硬癌、鳞癌、类癌。在中医历代文献记载中，类似"反胃""翻胃""胃脘痛""噎膈""伏梁"等病症。

一、文献述略

1. 病位

《灵枢·四时气》曰："饮食不下，膈塞不通，邪在胃脘。"《素问·腹中论》谓："病有少腹盛，上下左右皆有根……病名曰伏梁。"明确指出了反胃等病症的病位。

2. 症状

胃癌多为缓慢起病，先有胃脘疼痛、吞酸、嘈杂、食欲不振、脘腹痞满等；若迁延不治，逐渐出现饮食不下，停积于胃脘，终至上逆而呕，如张仲景《金匮要略》曰："朝食暮吐，暮食朝吐，宿谷不化，名曰反胃。"叶桂《临证指南医案》曰："食不良久复出，或隔宿吐出者，名曰反胃。"

3. 病因病机

古人多从正气虚弱，脾胃失调，气机郁滞而论。《金匮要略·呕吐哕下利病脉证治》中说："趺阳脉浮而涩，浮则为虚，涩则伤脾；伤脾则不磨，朝食暮吐，暮食朝吐，宿谷不化，名为胃反。"明确指出本病的主要病机是脾胃损伤，不能腐熟水谷。隋·巢元方《诸病源候论·胃反候》对《金匮要略》之说有所发挥，将病因病机归纳为气血不足，胃寒停饮，气逆胃反，指出"荣卫俱虚，其血气不足，停水积饮，在胃脘则脏冷，脏冷则脾不磨，脾不磨则宿谷不化，其气逆而成胃反也"。元·朱丹溪《丹溪心法》指出："翻胃，大约有四：血虚，气虚，有热，有痰。"治法方药更趋丰富全面。明·李中梓《医宗必读》曰："反胃噎膈，总是血液衰耗，胃脘干槁……大抵气血亏损，复因悲思忧恚，则脾胃受伤，血液渐耗，郁气生痰，痰则塞而不通，气则上而不

下，妨碍道路，饮食难进，噎塞所由成也。脾胃虚伤，运化失职，不能熟腐五谷，变化精微，朝食暮吐，暮食朝吐，食难入胃，复反而出，反胃之所由成也。"

4. 证治

古人治疗胃癌，多提倡温补化痰、行气消积，少用祛瘀解毒。明·张介宾《景岳全书》云："治反胃之法，当辨其新久及所致之因……虚在上焦……若寒痰胜者，宜小半夏汤之类主之。虚在中焦……宜五君子煎、理中汤、温胃饮、圣术汤之类主之。虚在下焦……宜六味回阳饮，或人参附子理阴煎，或右归饮之类主之……""反胃初起，而气体强壮者，乃可先从清理，如二陈汤、橘皮半夏汤之类，皆可清痰顺气；平胃散、不换金正气散、五苓散之类，皆可去湿去滞；半夏干姜散、仲景吴茱萸汤、橘皮汤之类，皆可去寒。然此惟真有邪滞，乃可用之，若病稍久而胃气涉虚者，则非所宜。"所创立的方剂，如理中汤、小半夏汤、温胃饮、半夏泻心汤、平胃散、丁香透膈散等，在临床上常有使用。

5. 预后

中医认为，胃癌病初起多属实，为气滞、血瘀、痰湿、邪热，四者之间相互影响，日久则耗伤正气，由实转虚，或阳虚，或阴虚，或转为虚劳。胃癌预后一般较差，若胃不受纳，脾虚不运，化源不足，则正气日衰，真阴枯竭或命门火衰，脏腑衰败。若癌毒流窜，旁及他脏，病情难以控制，预后极差。

二、临证发微

胃癌的发病多先有脾胃虚伤，气血亏损，在此基础上复因情志失调、饮食失节，而致痰气瘀热搏结，津枯血槁，发为本病。故治疗大法为健脾疏肝以胃气为本，解毒祛瘀以通降为用。

1. 健脾疏肝以胃气为本

《素问·五脏别论》曰："胃者，水谷之海，六腑之大源也。"胃气虚弱则五脏六腑得不到水谷精微滋养，胃气旺则正气足。李东垣曰："胃气一虚无所禀受，则四脏经络皆病，况脾全借胃土平和，则有所受而生荣，周身四脏皆旺，十二神守职，皮毛固密……外邪不能侮也。"并提出"内伤脾胃，百病由生"，强调"人以胃气为本"，精辟地阐明了胃气在人体生命活动中的重要作用。李中梓《医宗必读·肾为先天本脾为后天本论》云："有胃气则生，无胃气则死。"指出胃气与生死相关，更加强调了胃气至关重要。

胃癌患者临床中多有脾胃虚损之表现，常见神疲乏力、胃纳减少、恶心欲呕、四肢乏力、形体消瘦等。所以，治疗胃癌，我们强调扶正宜先扶助胃气，攻邪需顾护胃气。脾胃气虚者，常用四君子汤健脾益气；脾胃虚寒者，常以理中汤为加减，并喜用高良姜温胃散寒；胃阴不足者，则选用太子参、麦冬、石斛、鸡内金等益气养阴之品。

胃癌病人的临床表现有三个特点：升降失常，虚实夹杂，易旁及他脏。气机失调是诱发胃癌的一个重要因素。因脾与胃互为表里，同居中焦，为气机升降之枢纽，脾主升，胃主降，只有脾升胃降协调，饮食的消化过程才能正常。《素问·六微旨大论》云："非出入则无以生长壮老已，非升降则无以生长化收藏。是以升降出入，无器不有。"故治疗胃癌，必先调理气机。在具体治疗上，重视疏肝以和胃，因肝与胃为相克相乘之脏腑，胃的和降功能，有赖肝之疏泄，肝气不疏则土壅木郁，肝木克土。叶天士言："肝为起病之源，胃为传病之所。"因此，若要治胃，必先调肝，即所谓"治肝可以安胃"，"土得木而达"，以通调一身气机为要。

由多年临证经验可知，以疏肝健脾、和胃降逆为法治疗胃癌，每获良效，常用四逆散合四君子汤为基本方，并随证加减。若症见嗳气，呃逆，恶心，呕吐，胃脘、胸胁胀闷等，酌加佛手、八月札、厚朴、香附等；食后胀甚或胀由食滞者，配莱菔子、焦山楂等；胀由痰阻者，配法半夏、陈皮。胸膈满闷，痰湿结聚者选用法半夏、陈皮、胆南星、薏苡仁、石菖蒲等；胃热炽盛，口干口苦者加蒲公英、栀子、蛇舌草、黄芩；嗳腐吞酸者加黄连、吴茱萸、槟榔；胃脘刺痛、气滞血瘀者，选用桃仁、赤芍、土鳖虫、五灵脂、莪术、延胡索等；食滞不化者，加神曲、山楂、炒麦芽、鸡内金等；胃热伤阴者，加麦冬、石斛、天花粉；脾胃虚寒，泛吐清水者，加高良姜、白蔻仁；气血亏虚者，加黄芪、当归、山萸肉、熟地、制首乌等。

胃癌患者，至疾病进展，往往脾虚及肾，脾肾两虚。因肾为先天之本，乃一身阴阳之根，脾为后天之本，气血生化之源，"脾非先天之气不能化，肾非后天之气不能生"，二者相互资生以维持人体的生命活动。故在临床治疗中注重脾肾并重，除重视疏肝健脾外，兼以补益肝肾，选用桑寄生、桑椹子、泽泻、怀牛膝、何首乌、菟丝子、熟地黄等。

2. 解毒祛瘀以通降为用

胃癌之病因病机除正虚外，亦多由饮食不节，情志抑郁不畅，气机不畅，毒邪侵入，气滞血瘀，积热聚湿生痰，直接伤及胃络，脉络拘急成瘀，不能化津而成湿成痰，痰瘀胶结，致胃脘痞积。《医学正传》谓："丹溪曰，自郁成积，自积成痰，痰夹瘀血，遂成窠囊，此为痞、为痛、为噎膈翻胃之次第也。"痰凝血瘀，滋生癌毒，可形成胃部肿瘤。瘤块滞留胃脘，水谷难以腐熟，气血化生乏源，浊难降清难升，使得正气日衰而胃脘痞结硬塞更甚。

胃癌的本质是气滞、血瘀、湿停、浊阻、热毒相互交结，致浊毒内蕴。胃癌多在脾胃虚弱的基础上痰气交阻、瘀血热毒搏结而发为本病，为本虚标实之证，故在顾护胃气、理气和胃的同时，将化痰祛瘀、解毒抗癌作为治疗胃癌的一个重要法则，攻其邪毒之气，邪去则胃气得固。痰、瘀、毒均宜去不宜留，正如《儒门事亲》所言："邪去而元气自复。"临床辨病与辨证相结合，根据虚实而甄选散结化痰、解毒祛瘀之剂。活血祛瘀者，多用莪术、桃仁、红花、土鳖虫等；化痰散结，常用半夏、浙贝、山慈菇、海藻、昆布等；清热解毒，每用白花蛇舌草、半枝莲、肿节风、白英草、冬凌草、龙葵草等。

除重视疏肝健脾、解毒祛瘀外，胃癌理气当以"通降"为法。盖胃为太仓，主受纳水谷和传化糟粕，胃为六腑之一，以通为用，以降为顺。只有胃气和降，才能腑气通畅，胃能受纳，气血才有生化之源；糟粕始能下行，邪毒才能随糟粕而清除有道。胃属腑，"以通为补""以降为和"，故选枳壳、大腹皮、木香、厚朴、槟榔、半夏、竹茹等通腑降逆。

三、验案举隅

案1

张某，男，68岁。门诊号：3284447。2005年10月18日初诊。

主诉：胃癌术后1月余。

病史：患者于 2005 年 8 月因腹胀、纳差在中山大学第三附属医院就诊，行胃镜检查示"胃癌"，病理提示低分化腺癌并淋巴结转移。遂于 2005 年 8 月 29 日行"全胃切除＋空肠式胃术重建术"，术中见：肿瘤侵犯全胃，大小为 10cm×9cm，除肿瘤浸润浆膜外，术中还见贲门周围的膈肌受侵，行膈肌部分切除。术后病理示：胃低分化腺癌，淋巴结见腺癌转移，肠系膜根部见腺癌转移，分期为 T3N3M1，Ⅳ期。术后行"艾素＋希罗达"方案化疗 1 个疗程，化疗后出现恶心、呕吐等严重胃肠道反应，患者拒绝再行化疗。

初诊时症见：进软食，反酸，咽部灼热感，吞硬物时咽痛，纳呆，夜寐尚可，二便调。舌红苔黄，脉细滑。

中医诊断：胃积。

西医诊断：胃癌并膈肌转移瘤、肠系膜淋巴结转移（T3N3M1，Ⅳ期）。

辨为肝胃不和，痰热蕴结证，治以疏肝和胃、清热化痰为法。

处方：柴胡 15g，土鳖虫 6g，苦参 10g，槟榔 15g，木香（后下）10g，厚朴 15g，守宫 6g，八月札 15g，蒲公英 30g，连翘 15g，桔梗 10g，甘草 6g，黄芩 15g。日 1 剂，水煎服。

2005 年 12 月 5 日诊：服上方 7 剂后，咽痛好转，反酸较前减轻，进食仍有梗阻感，时有打嗝，胃纳一般，二便调。舌暗红苔白，脉细滑。治以理气化痰、祛瘀散结法。于上方减连翘、八月札、蒲公英，加法半夏 10g，云苓 25g，浙贝母 15g，蜈蚣 3 条。7 剂，水煎服。后以上方加减服用 100 余剂。

2006 年 2 月诊：诸症消失，无明显不适，无反酸呃逆，无口干苦，纳眠可，二便调。舌淡红苔薄白，脉弦细。治以健脾益气、化痰祛瘀。方用四君子汤加味：党参 15g，白术 15g，茯苓 25g，甘草 6g，法半夏 10g，木香（后下）10g，槟榔 10g，山慈菇 15g，八月札 15g，半枝莲 15g，露蜂房 10g，薏苡仁 30g。水煎服。

此后患者坚持每 2 周前来复诊，均无明显不适，并以上方加减服药。多次复查 CT 均未见复发。相关抗原指标阴性。2013 年 6 月 21 日 CT 示：胃癌切除、食管空肠吻合术后改变，吻合口未见明显异常。肝脏多发囊肿、胆囊多发结石、慢性胆囊炎，较前变化不大。右肾囊肿同前。双侧少量胸腔积液并盘状肺不张，建议进行胸部检查。随访至 2014 年 6 月，患者发病已 8 年，坚持以中医药治疗，生活如常。

附影像学资料：见附录一·图12。

按： 胃癌属中医"胃脘痛""噎膈""反胃""癥积"等病范畴，临床常见肝胃不和、胃热津伤、痰瘀互结、脾肾亏虚等证候，临证处方注重辨病与辨证论治相结合，用药以理气和胃、清热解毒、化痰祛瘀、补益脾肾为法，每获良效。此例患者初诊时症见反酸、咽部灼热感、吞硬物时咽痛、纳呆等，证属肝胃不和，痰热蕴结，即所谓"三阳结，谓之膈"。胃热津伤，火热炎上，多升少降，故见反酸、咽痛、食难以入。虽为术后，元气虚弱，然以急则治其标为原则，治以清胃降火、祛瘀开结。方中以蒲公英、连翘、苦参、黄芩等清降胃热；以槟榔、木香、厚朴、桔梗等疏肝理气、和胃降逆；土鳖虫、守宫等祛瘀开结；并辅以桔梗清咽化痰，八月札舒达肝气。2005年12月5日诊时咽痛、反酸较前好转，胃热稍减，气仍上逆。因胃以通为用，故以理气和胃、祛瘀散结为法，在前方基础上减清解胃热之品，佐以法半夏、浙贝、茯苓、蜈蚣等祛瘀散结。2006年2月诊时患者诸症消失，无明显不适。胃癌以内虚为本，痰瘀毒结为标，此时当以顾护胃气、扶正培源为主，兼顾祛邪，以四君子汤加减。此例患者初诊时已是胃癌Ⅳ期术后，伴腹膜后及肠系膜根部多发淋巴结转移。术后无力坚持化疗，予门诊坚持中医药调治，至今已8年余，未见复发及转移，足见中医辨证治疗之优势。

案2

何某，女，73岁。住院号：229088。2007年11月27日初诊。

主诉：胃低分化腺癌术后26日。

病史：患者于2007年10月16日因"头晕、冷汗、恶心呕吐1天"至中山大学第二附属医院就诊。10月18日行电子胃镜检查，发现胃角近胃体侧有一0.8cm×0.6cm深溃疡，取病理示（病理号：305898）：胃角符合低分化腺癌，部分呈印戒样。10月26日全腹部CT示：胃窦部胃壁稍增厚，结合病史，考虑胃窦癌可能。遂于11月1日行胃癌根治术，术后病理示（病理号：306624）：①胃窦低分化腺癌，侵犯至外层及周围纤维、脂肪组织，胃小弯及大网膜淋巴结均未见癌转移，两切缘均未见癌。②各组淋巴结未见癌转移。

初诊时症见：消瘦，体重36kg，心悸、气促，进食后则呃逆，纳可，夜寐欠佳，大小便正常。舌淡苔黄，脉弦细。

中医诊断：癥积。

西医诊断：胃低分化腺癌术后（T3N0M0，Ⅱ期）。

辨为脾虚痰热证，治以健脾和胃、清热利湿为法，方用四君子汤合葛根芩连汤加减。

处方：党参15g，白术15g，云苓25g，甘草6g，葛根20g，黄芩15g，蒲公英30g，八月札15g，法半夏10g，麦冬15g，木香（后下）10g，半枝莲15g。7剂，水煎服，日1剂。

2007年12月4日诊：服药后精神较前改善，已无心悸气促，无呃逆嗳气，现晨起头晕，夜寐欠佳，胃纳良好，小便调，大便干结。舌淡红苔黄厚，脉弦数。治疗以扶助正气为主，佐以健脾和胃、祛瘀消癥药物。处方：党参15g，白术15g，茯苓25g，甘草6g，桃仁10g，土鳖虫6g，枳实15g，厚朴15g，八月札15g，麦冬15g，蒲公英30g，山楂15g。日1剂，水煎服。

以前方加减调治，2008年2月21日复查PET/CT示：胃癌术后改变，未见复发征象。3月6日开始口服希罗达（1.5g，每日2次）单药化疗。患者因合并慢性肾功能重度受损，而停用希罗达，继续中医药治疗。

2008年5月22日诊：双下肢轻度浮肿，背部瘙痒，未见明显皮疹，纳眠可，二便调。舌淡暗苔白厚，脉弦滑。治以健脾补肾、祛瘀解毒为法。处方：党参15g，白术15 g，茯苓25g，甘草6g，八月札15g，木香（后下）10g，法半夏10g，泽泻15g，山慈菇15g，半枝莲15g，山萸肉10g，熟地黄20g。日1剂，水煎服。

2008年6月5日诊：双下肢水肿明显减少，纳可，寐欠佳，多梦易醒，二便调。舌红苔薄白，脉沉细。复查BUN、CR等恢复正常。治以补益肝肾，辅以健脾行气、祛瘀消癥法。处方：桂枝10g，白芍15g，甘草6g，土鳖虫6g，桃仁10g，八月札15g，木香（后下）10g，太子参30g，麦冬15g，桑寄生20g，桑椹子20g，女贞子20g，山慈菇15g，半枝莲15g。日1剂，水煎服。

患者此后坚持门诊中医药治疗，以健脾益肾、祛瘀消癥为法加减治疗。多次复查胃镜、CT及相关抗原未见异常。2009年11月30日行上腹部CT示：胃癌术后，局部未见肿瘤复发征象；腹主动脉瘤；右肾囊肿，左肾轻度萎缩。

患者胃癌术后坚持中医药治疗，随访至 2015 年 5 月，达 7 年余，KPS 评分 90 分。

按：治疗胃癌，当首先辨明邪正虚实，以确定攻补之法。患者初诊时为胃癌术后，气血耗伤，体质虚弱，治疗当以扶助正气为主，故以健脾和胃、益气养血为主法；待正气恢复，体质渐强，则宜扶正、祛邪并用，在健脾益气的基础上，逐渐加大攻邪力度，使用祛瘀解毒药物以标本兼治，常用药物有蒲公英、八月札、桃仁、土鳖虫、山慈菇、半枝莲等。患者因合并慢性肾功能损害而无法使用化疗药，此时中药治疗当脾肾并重，加用山萸肉、女贞子、墨旱莲、桑寄生、桑椹子、泽泻等药物。2008 年 6 月 5 日诊时双下肢水肿明显减少，纳可，寐欠佳，多梦易醒，此为脾肾亏虚，痰瘀蕴结，故方用健脾益肾、化痰祛瘀之剂，以八月札、木香行气通滞，太子参益气，麦冬滋阴，桑寄生、桑椹子、女贞子补益肝肾，山慈菇、半枝莲解毒散结。在整个过程中，始终贯穿扶正祛邪、理气通腑、脾肾并重的治疗思想，方证相合，故收效显著。

案 3

林某，男，72 岁。住院号：171349。2004 年 3 月 15 日初诊。

主诉：胃癌术后 1 年余，右胸肋不适、黄疸 1 月余。

病史：患者于 2002 年 10 月因黑便发现胃内肿物，并于 2002 年 11 月在广东省人民医院行胃癌根治术（术式不详），术后病理示：低分化腺癌。术后口服希罗达化疗 6 个疗程。2003 年 4 月，在省人民医院发现肝转移，再行化疗 3 个疗程（具体方案不详），化疗后评价疗效：稳定。患者 1 个月前出现右胁肋不适，皮肤及巩膜黄染，小便色黄，为求中医药治疗来我科门诊就诊。

初诊时症见：右胁肋不适，纳呆，口干口苦，皮肤巩膜黄染，大便日 3 次，成形，尿黄。舌暗红苔白干，脉弦细。

中医诊断：癥积。

西医诊断：胃癌术后肝转移（Ⅳ期）。

辨为肝热血瘀证，治以清肝泄热、祛瘀消癥为法，予四逆散合茵陈蒿汤加减。

处方：柴胡 15g，白芍 15g，枳壳 15g，甘草 6g，郁金 12g，绵茵陈 20g，栀子 15g，茯苓 25g，泽泻 15g，桃仁 10g，鳖甲 15g，厚朴 15g。日 1 剂，水煎服。

2004 年 5 月 13 日诊：服药 10 剂后，诸症稍减。守方加减续服 50 剂，胁肋疼痛及黄疸较前减轻，胃纳较前好转。舌暗红苔白，脉弦细。方用四逆散合茵陈蒿汤加减：柴胡 15g，白芍 15g，郁金 12g，绵茵陈 20g，栀子 15g，莪术 10g，泽泻 15g，桃仁 10g，鳖甲 15g，枳壳 15g，厚朴 15g，甘草 6g。日 1 剂，水煎服。

2004 年 6 月 15 日诊：上方服 30 剂后，胁肋疼痛及黄疸明显减轻，胃纳可，仍觉口干，睡眠欠佳。舌暗红苔白干，脉弦细。方用四逆散合茵陈蒿汤加减：柴胡 15g，白芍 15g，枳壳 15g，甘草 6g，绵茵陈 20g，栀子 15g，女贞子 15g，莪术 10g，泽泻 15g，桃仁 10g，鳖甲 15g，厚朴 15g。日 1 剂，水煎服。

2004 年 7 月 18 日诊：上方服 30 剂后，已无胁肋疼痛，无口苦口干，黄疸明显减轻，胃纳可。舌暗红苔白，脉弦细。方用四逆散合茵陈蒿汤加减：柴胡 15g，白芍 15g，女贞子 15g，绵茵陈 20g，栀子 15g，莪术 10g，守宫 6g，桃仁 10g，鳖甲 15g，枳壳 15g，厚朴 15g，甘草 6g。30 剂，日 1 剂，水煎服。

2004 年 8 月 11 日诊：药后黄疸明显减轻，无诉其余特殊不适。舌暗红苔白，脉弦细。继用四逆散合茵陈蒿汤加减：柴胡 15g，白芍 15g，枳壳 15g，甘草 6g，女贞子 15g，绵茵陈 20g，栀子 15g，莪术 10g，守宫 6g，桃仁 10g，鳖甲 15g，厚朴 15g。日 1 剂，水煎服。

上方服 30 剂后症状明显改善，后患者坚持门诊中医药治疗，以清肝泄热、健脾和胃、祛瘀消癥为法加减处方，病情稳定。2006 年 6 月查相关抗原均正常。复查上腹部 CT 示：肝内多发囊性转移，胆道不完全梗阻，右肾囊肿，腹膜后多发小淋巴结肿。至 2008 年 5 月患者黄疸明显加重，2008 年 5 月 16 日复查上腹部 CT 示：考虑胃癌术后肝内多发囊性转移，腹腔、腹膜后多发淋巴结转移，最大约 5.3cm×3.8cm，侵犯胆总管上段、腹腔干、肝总动脉及左肾静脉，合并胆道梗阻。至 2008 年 5 月，患者因多脏器功能衰竭死亡。

附影像学资料：见附录一·图 13。

按： 本例患者为晚期胃癌病人，求治于门诊时已行胃癌手术治疗及多程化疗，并出现肝转移。四诊合参，本病属中医学"癥积"范畴，证属"肝热血瘀"。缘患者情志不舒，肝气不畅，郁而化热，日久气滞血瘀，结而成块，遂成癥积。肝主疏泄，喜条达。湿热内蕴，胆汁失于常道而外溢于肌肤，上注于肝窍，下流于膀胱，故见身目小便俱黄。胁肋乃肝经所循部位，肝气不舒，故见胁肋疼痛不适，木盛乘土，脾气亏虚，则见纳呆、大便次数增多。肝郁而化热，肝胆火热上扰，故见口干口苦。舌暗红、苔白干、脉弦细为肝胆湿热之象。治以清肝泄热、祛瘀消癥为法。初诊时黄疸明显，予四逆散合茵陈蒿汤加减，以四逆散疏肝解郁、行气止痛，合茵陈蒿汤清热利湿退黄，复加郁金、桃仁活血化瘀，鳖甲养阴消癥，茯苓益气健脾，泽泻淡渗利湿，厚朴行气化湿。治疗后胁肋疼痛及黄疸明显改善，后续以四逆散合茵陈蒿汤随证加减。纵观治疗，紧扣肝气不疏这一病因，谨守病机，以清肝泄热、祛瘀消癥为法。本例在中医药治疗过程中坚持扶正与祛邪相结合的方法，有效提高患者的生存质量，患者自发现胃癌肝转移后存活5年余，延长了生存期，实属不易。

案 4

许某，女，54 岁。住院号：278265。2010 年 11 月 4 日初诊。

主诉：胃癌姑息术后 2 月余。

病史：患者于 2010 年初无明显诱因出现进食困难、腹胀，无腹痛、腹泻，因上述症状进行性加重故来我院检查，考虑为胃癌。于 2010 年 8 月 12 日行胃癌姑息性切除术，术后病理示：①胃窦中分化腺癌，癌组织浸润胃壁全层；②上、下切缘未见癌浸润；③肿物旁淋巴结未见癌转移。术后查相关抗原五项：CA19-9 2630.24U/mL，CA125 80.0U/mL，CEA 213.57μg/L。2010 年 10 月 14 日复查上腹部 CT 示：胃癌姑息性切除术后改变，残胃及吻合口未见明显异常，肝脏多发转移瘤。患者于 8 月 30 日、9 月 21 日行"多西他赛+替吉奥+恩度"方案全身化疗 2 个疗程。10 月 4 日上腹部 CT 示：胃癌姑息性切除术后改变，残胃及吻合口未见明显异常，肝脏多发转移瘤。考虑慢性胆囊炎。腰椎退行性骨关节病。10 月 14 日行第 3 个疗程化疗，第二天患者出现心率缓慢，考虑为恩度对心肌毒性反应，立即停用恩度，予对症处理后症状缓解，病情稳定后出院。现患者为求进一步门诊治疗就诊。

初诊时症见：患者精神疲倦，贫血面容，时有腹胀，胃纳欠佳，大便偏硬，余无明显不适，小便基本正常。舌暗红苔白，脉沉细。

中医诊断：胃积。

西医诊断：胃癌术后并肝转移（T3NxM1，Ⅳ期）。

辨证属脾虚失养，气血亏虚，中药以温阳健脾、益气养血、消癥散积为法，予炙甘草、党参、桂枝、高良姜等温阳健脾，白芍、阿胶、黄精以养血滋阴，土鳖、半枝莲、预知子消癥化积，生地黄、火麻仁润肠通便。

处方：枳壳 15g，炙甘草 15g，党参 15g，桂枝 15g，生地黄 15g，高良姜 15g，阿胶（烊化）15g，白芍 15g，火麻仁 15g，木香 10g，丹参 15g，黄精 15g，土鳖虫 6g，半枝莲 15g，预知子 15g。7 剂，水煎服。

2010 年 11 月 11 日二诊：患者精神改善，时觉腹胀，胃纳较前好转，四肢失温，余无明显不适。舌淡红苔白，脉沉细。中药以益气温阳、补脾益肾、化痰祛瘀为法。具体方药如下：盐蛇干 6g，桃仁 15g，醋莪术 15g，党参 15g，海藻 15g，炙甘草 15g，鸡内金 10g，蒲公英 30g，丹参 15g，鸡血藤 30g，厚朴 15g，附片 10g，桑寄生 30g，当归 10g。

患者此后一直门诊随诊，中药治疗以温阳健脾、益气养血、消癥散积为法进行加减，同时予替吉奥胶囊口服治疗，2011 年 10 月 8 日我院复查上腹部 CT 提示肝转移瘤较前进展，改用"伊立替康＋洛铂＋贝伐珠单抗"方案，复查 CT 提示肝左右叶及尾叶多发转移瘤较前缩小，肿瘤控制良好。后患者于 2013 年 1 月复查全腹 CT 提示肿瘤进展：胃癌术后肝转移较前进展，腹腔、腹膜后多发淋巴结肿大大致如前。随访至 2013 年 3 月，患者晚期胃癌治疗已 3 年，疗效显著。

附影像学资料：见附录一·图 14。

按：隋代巢元方《诸病源候论·胃反候》将"胃反"的病因病机归纳为血气不足，胃寒停饮，气逆胃反，指出"荣卫俱虚，其血气不足，停水积饮，在胃脘则脏冷，脏冷则脾不磨，脾不磨则宿谷不化，其气逆而成胃反也"。治疗"胃反"，古人提倡以温补化痰、行气消积为主法。此例患者初诊时症见精神疲倦、贫血面容、腹胀、胃纳欠佳、大便偏硬、舌暗红苔白、脉沉细，辨证以脾胃虚寒，气血不足为特点，故治疗以温阳健脾、益气养血、消癥散积为法，用高良姜、桂枝、附片等温通中阳，枸杞子、鸡血藤、山萸肉、黄精等补血填精，党参、白术、鸡内金等健脾和胃；同时，因胃不受纳，脾虚不运，化源不足，则正气日衰，真阴枯竭或命门火衰，脏腑衰败，故在健脾的同时注意滋阴益肾。整个治疗过程体现了温补脾肾、补益气血的用药特点。

案 5

罗某，女，46 岁，湖南郴州人。门诊号：3295574。2009 年 6 月 9 日初诊。

主诉：胃癌术后化疗后 1 年余。

病史：患者因"腹胀、呃逆半年"在湖南当地医院行胃镜检查示胃癌。于 2007 年 12 月 15 日和 2007 年 12 月 30 日在北京协和医院行 FOLFOX 方案新辅助化疗 2 个疗程。后于 2008 年 1 月 14 日行胃癌根治术（D2，毕 I 式吻合），术后病理示：胃小弯低分化淋巴结转移癌（第八组 2/10，脾动脉旁 0/1，腹腔动脉旁 0/4，肝总动脉后 0/7，第一组 0/4，第三组 0/0，第五组 1/1，第六组 3/7，第四组 0/2，大弯 0/6）。免疫组化：AE1/AE2（＋），CD68（－）。第五组淋巴结周围纤维组织内见脉管内瘤栓。分期为 pT2N2M0。术后行胃介入术灌注化疗（THP40mg+NDP40mg，5-Fu1.0g）。2008 年 3 月于中山大学附属肿瘤医院行化疗 6 个疗程，后间断以中医药治疗，2009 年 1 月复查 CA72-4 13.53U/mL，CA15-3、CA199、CA125、CEA 均正常；胃镜提示：残胃炎；CT 示：胃癌术后，胸部未见明显异常，肝小囊肿，子宫肌瘤，较前无明显变化，左附件囊肿未见明显变化。

初诊时症见：晨起乏力，纳可，眠差，盗汗，无口干口苦，二便调。舌淡红苔薄白，脉沉。发病以来体重下降 10kg。

中医诊断：胃积。

西医诊断：胃小弯低分化淋巴结转移癌术后化疗后（T2N2M0，Ⅲa 期）。

辨为肝郁脾虚证，治以疏肝健脾、收敛止汗为法，方用四逆散合四君子汤加减。

处方：柴胡 15g，白芍 15g，枳壳 15g，甘草 6g，党参 15g，白术 15g，云苓 25g，法半夏 10g，龙骨 30g，牡蛎 30g，糯稻根 15g，地骨皮 15g。日 1 剂，水煎服。

2009年7月13日诊：上方服1个月后诸症稍减，遵前法，方用四逆散合四君子汤加减：柴胡15g，白芍15g，枳壳15g，甘草6g，党参15g，白术15g，云苓25g，僵蚕10g，浙贝15g，远志10g，麦冬15g，桔梗10g，山慈菇15g，半枝莲15g，木香（后下）10g。日1剂，水煎服。

药后诸症均减，继续中医门诊治疗，以四逆散合四君子汤随证加减，情况稳定。2010年10月11日查胸部、上腹、盆腔CT示：原胃癌术后改变，胸部未见明显转移性病灶；肝内多发小囊肿；子宫及左侧附件情况大致同前。

2011年3月10日诊：纳可，眠欠佳，小便调，大便较溏，余无明显不适，舌淡红苔薄白，脉弦细。查AFP、CEA未见异常。方用四君子汤合玉屏风散加减：党参15g，白术15g，甘草6g，茯苓25g，黄芪15g，防风10g，陈皮10g，山慈菇15g，土鳖虫6g，苦参10g，桃仁10g，枳壳15g，牡蛎30g，龙骨30g，桔梗10g，法半夏10g。30剂，日1剂，水煎服。

随访至2012年8月，患者术后放化疗后以中药治疗3年，情况稳定，多次复查肿瘤相关指标及B超均无明显异常。

按：此例患者为胃小弯低分化淋巴结转移癌术后化疗后，初诊时症见晨起乏力、眠差、盗汗、舌淡红苔薄白、脉沉。综合四诊，辨为肝郁脾虚证。盖脾为后天之本、气血生化之源，脾虚则气血生化不足，可见乏力；肝郁脾虚，气血灌注无源，心失阴血濡润，故失眠；《素问·宣明五气》云："汗为血之液。"脾虚气摄血之功失职，营阴外泄，故见盗汗。故治宜疏肝健脾，兼以收涩敛汗，方用四逆散疏肝达郁，合四君子汤益气健脾，复加龙骨、牡蛎、糯稻根收涩敛汗，地骨皮清热凉血以退虚热。其中，加法半夏一味，乃取之《灵枢·邪客》半夏秫米汤之义，半夏秫米汤为治疗不寐之祖方，半夏具有和胃降逆之功，"胃不和则卧不安"，与此颇为合拍。药后诸症均减，故守前法，以四逆散合四君子汤随证加减，疏肝健脾、祛瘀散结以收全功。2011年3月10日诊时，症见眠欠佳、大便较溏，余无明显不适，舌淡红苔薄白，脉弦细。此为脾虚湿困，痰瘀蕴结，方用四君子汤益气健脾，加黄芪、防风合玉屏风散以升阳止泄，复加陈皮、枳壳行气通滞，山慈菇、苦参散结解毒，土鳖虫、桃仁活血祛瘀，牡蛎、龙骨安神宁心，桔梗散结载药上行，法半夏散结燥湿。诸药合用，共奏健脾升阳、散结祛瘀之功。此例辨证用药，始终以健脾固护胃气为本，随证辅以他法，提高了患者生存质量，肿瘤得以控制，收效满意。

四、结语评述

胃癌是最常见的消化道恶性肿瘤之一，多见于男性，好发于 40～60 岁。其预后与疾病发现的早晚及治疗是否得当有密切关系。中山大学附属肿瘤医院分析 2561 例胃癌切除病例资料发现，胃癌的病期和影响病期的肿瘤浸润深度、淋巴结转移，以及手术方式和合理的以手术为主的综合治疗是影响胃癌预后的主要因素。Ⅰ、Ⅱ、Ⅲ、Ⅳ期的 5 年生存率分别为 86.8%、58.7%、28.4% 和 7.6%；根治性切除的 5 年生存率为 45.5%，姑息性切除为 11.4%，不能切除的 3 年生存率为 0；单纯手术的 5 年生存率为 31.2%，综合治疗的为 43.5%。

胃癌是我国发病率居第二位、死亡率居第三位的恶性肿瘤，具有发病率高、转移率高、死亡率（5 年总体生存率仅为 30%）高的"三高"特点。胃癌早诊率低，早期胃癌所占比例不足 10%，胃癌患者多数在就诊时已处于进展期，即便是根治性切除，局部复发率仍然高达 50% 以上，淋巴结转移发生率在 60%，复发和转移是治疗失败的主要原因。因此，进展期胃癌在全球范围内尚无标准治疗方案，临床治疗面临巨大挑战。积极探索有效的中西医结合治疗方案，对于改善进展期胃癌患者的生存质量和延长生存期具有重要的临床意义。

中医认为，胃癌的发病多先有脾胃虚伤，气血亏损，在此基础上复因情志失调、饮食失节，而致痰气瘀热搏结，津枯血槁，发为本病。临床注重扶正为本，在顾护胃气、理气和胃的同时，将化痰祛瘀、解毒抗癌作为胃癌的一个重要法则，扶正与祛邪方法并用。临床上不仅在预防和治疗胃癌化疗中的副作用和术后的辅助治疗方面效果良好，还能够改善患者生存质量，延长其生存期。

胃癌的形成是一个多因素、多步骤、多阶段的过程。虽然手术术式在不断完善，新药化疗方案也层出不穷，但术后及放化疗后机体损伤较大，直接或间接导致完全缓解率不高、生存期延长不显著、胃肠道反应重、骨髓抑制较普遍、易出现耐药性，同时使患者体质减退，对化疗的耐受性较差，无法令人满意。探索更高效、低毒的化疗个体方案是未来研究的主要方向，中医在胃癌治疗中的作用不容忽视，中医药治疗在改善癌前病变、减轻放化疗毒副作用、防止癌症的转移和复发等方面已经显示了其广阔的应用前景。

疏肝健脾滋水涵木，清肝解毒凉血祛瘀——肝胆肿瘤治验

肝癌为原发于肝细胞或肝内小胆管上皮细胞的恶性肿瘤，在古代中医文献记载中，类似"黄疸""臌胀""积聚""癥瘕""胁痛"等病症。

一、文献述略

1. 病位

在古代中医文献中，类似原发性肝癌的症状和体征的记载十分丰富，最早源于《内经》，如《素问·腹中论》云："有病心腹满，旦食不能暮食，此为何病？对曰：名臌胀。"《灵枢·水胀》谓："臌胀何如？岐伯曰，腹胀身皆大，大与肤胀等也，色苍黄，腹筋起，此其候也。"不仅提出了臌胀的病名，而且形象地描述了臌胀的特征：腹部胀大、皮色苍黄、腹壁青筋暴露，以及食欲减退等。《难经·五十六难》云："肝之积，名曰肥气，在左胁下，如覆状，有头足，久不愈。"指出了肝癌发生的部位、症状及病变转归，其中咳逆即类似于肝癌的肺转移症状。《金匮要略·水气病脉证并治》云："肝水者，其腹大，不能自转侧，胁下腹痛，时时津液微生，小便续通。"对肝水的描述类似于肝硬化腹水。《诸病源候论》又谓："诊得肝积，脉弦而细，两胁下痛……胁痛引小腹……身无膏泽，喜转筋，爪甲枯黑，春瘥秋剧，色青也。"可见肝积为胁下的肿块，伴见胁痛、消瘦等症，这些描述均与肝癌证候极为相似。

2. 病因病机

古代医家认为肝癌多由于正气亏虚，感受外邪、饮食不节、情志失调而致肝脾受损，气机阻滞，肝郁化火，瘀血内停，湿热毒蕴，日久渐积而成。如《诸病源候论·癥候》云："癥瘕者，皆由寒温不调，饮食不化，与脏

器相搏结所生也。""寒温失节，致脏腑之气虚弱，而饮食之气不消，聚结在内，染渐生一长块段，盘牢不移动者为癥瘕。"指出饮食不节，痰瘀蕴结而成癥瘕。《景岳全书·积聚》云："积聚之病，凡饮食、血气、风寒之属皆能致之。""凡脾胃不足及虚弱失调之病，多有积聚之病。"提出积聚与外邪外侵、饮食不节、脾胃亏虚等相关。《诸病源候论》曰："气饮停滞，积结成瘀，因热气相搏，则郁蒸不散，故胁下满痛，而身发黄，名为瘀黄。"《医门法律·胀病论》云："胀病亦不外水裹、气结、血瘀。""凡有瘤痛、积块、痞块，即是胀病之根……腹大如箕，腹大如瓮，是名单腹胀。"认为瘀热、气滞、痰饮等为致病重要原因。

3. 证治

张仲景对癥积论述很简要，但创制的某些方剂如鳖甲煎丸、大黄蛰虫丸、桂枝茯苓丸等都体现了祛瘀消癥的治疗大法，至今仍用于肝癌的临床治疗。金元·刘完素《黄帝素问宣明论方》认为："五脏之气虚，而内外诸邪所侵，故留稽不行，遂成积聚。"在治疗上主张扶正与祛邪兼顾。金元·张洁古认为"壮人无积，虚人则有之"，治疗"当先养正则积自除"，强调扶正以消积。元·朱丹溪《丹溪心法》云："气不能作块……块为有形之物也，痰与食积、死血而成也。"强调"凡积病不可用下药，徒损真气，病亦不去，当用消积药使之融化，则根除矣"。明·王肯堂《证治准绳》首先对积聚的初、中、末三期提出了不同的治疗大法：病之初期，宜"治其始感之邪与留结之客者，除之、散之、行之，虚者补之"；病至中期，"当祛湿热之邪，其块坚者削之，咸以软之，此时因邪久凑，正气尤虚，必以补泻迭相为用"；后期则应注意"补益其气，兼导达经脉，使荣卫流通则块自消矣"。明·张景岳《景岳全书》概括积聚治法，指出"总其要不过四法，曰攻，曰消，曰散，曰补四者而已"。并认为"凡积坚气实者，非攻不能去"，"凡不堪攻击，止宜消导渐磨，若积聚下之不退而元气未亏者，但当以行气开滞等剂，融化而潜消之，无形气聚，宜散而愈"，"凡积痞势缓，而攻补俱有未便者，当专以调理脾胃为主"。明·李中梓《医宗必读》告诫："盖积之为病，日积月累，匪伊朝夕，所以去之，亦当有渐，太亟则伤正气，正伤则不能运化，而邪反固矣。"其治疗主张"屡攻屡补，以平为期"。明·李梴在《医学入门》中强调："善治癥瘕者，调其气而破其血，消其食而豁其痰，衰其大半而止，不可猛攻峻施，以伤元气。宁扶脾正气，待其自化。"清·王清任《医林改错》认为："气无形不能结块，结块者必有形之血也。血受寒则凝结成块，血受热则煎熬成块。"并创制了膈下逐瘀汤等活血化瘀消结的方剂。

4. 预后

中医学中类似肝癌晚期的描述，多认为预后不佳。如晋·葛洪《肘后备急方》云："凡癥坚之起，多以渐生，如有卒觉，便牢大，自难治也。腹中瘤有结积，便害饮食，转羸瘦。"《圣济总录》云："积气在腹中，久不瘥，牢固推之不可移者，按之其状如杯盘牢结，久不已，令人身瘦而腹大，至死不消。"宋·杨士瀛《仁斋直指附遗方论》提出臌胀至晚期，"久病羸乏，卒然胀满，喘息不得，与夫脐心突起，或下利频频，百药遍尝，未见一愈者耳"。

二、临证发微

原发性肝癌的病因有内、外两方面，外因为六淫之邪，每以湿热郁蒸、瘀毒蕴结为多见；内因重视七情所伤，肝郁化火，横逆犯脾。故治疗以"疏肝健脾、滋水涵木，清肝解毒、凉血祛瘀"为主，随证加减，每获良效。

1. 疏肝健脾，滋水涵木

肝癌致病，多从火化，最易传脾，久病累及肝肾之阴。清·王泰林在《西溪书屋夜话录》中指出："肝火燔灼，游行于三焦，一身上下内外皆能为病，难以枚举。"法当清化肝经之郁火。肝为刚脏，体阴而用阳，以血为体，以气为用，主升、主动、主散，而脾胃升降依赖肝气之疏泄，肝气不舒，则脾失健运；若肝气疏泄太过，则横逆犯脾。脾胃为后天之本，《金匮要略》云："四季脾旺不受邪。""见肝之病，知肝传脾，当先实脾。"故治肝求效，当先实脾。清·唐宗海《血证论》云："肝属木，木气冲和条达，不致遏郁，则血脉得畅。"故治以疏肝健脾法，常用四逆散合健脾益气之品加减治疗。

四逆散出自《伤寒论》，其主要功效为行气解郁、调和肝脾。方中柴胡入肝胆经，既能疏肝解郁，又透邪升阳，使肝气条达，郁热外达，为君药；肝体阴而用阳，阳郁为热易伤阴，故以白芍敛阴泻热、补血养肝，为臣药；枳实行气散结而畅脾滞，合柴胡肝脾并调、升降互用，以增舒畅气机之力，为佐药；甘草健脾和中，合白芍则缓急止痛。全方配伍精妙，散收互用，升降并施，以达肝脾同治、气血并调之功。肝癌病人多肝郁不疏，郁久化热，克脾伤阴，本方切中肝癌的病机。健脾益气多选用黄芪、党参、白术、云苓、薏苡仁等药味甘平之品以益气健脾，若脾胃久虚，酿生湿浊，患者出现恶食、腹胀、大便黏腻不爽等，此时不宜妄用温补滋腻法，宜选用芳香醒脾之砂仁、木香、陈皮等，使补而不滞。

此外，肝癌至疾病末期，因肝郁不舒，疏泄无权，气机郁滞，郁久化热，加之湿热邪毒，最易肝热化火，肝火燔灼，劫血烁阴，致肝肾精血亏耗，临床可见患者臌胀肢肿、蛙腹青筋、四肢柴瘦、唇红口干、烦躁不眠、舌光无苔、舌质红绛、脉细数无力。辨为肝肾阴虚证，当以养阴柔肝、滋水涵木为法治之，予四逆散合知母、黄柏、丹皮、生地、女贞子、山萸肉等，或以知柏地黄丸治疗以滋水涵木、养阴清热。加减化裁，皆以病机为据，临床应用有良好的效果。

2. 清肝解毒，凉血祛瘀

肝癌本质为湿、热、瘀、毒，常多夹杂，互为因果、互相影响，根据临床所见，可分为以下几种类型：①肝胆湿热型：常因三焦不利，水湿内停，郁而化热而成。症见痛势较剧，发热汗出，心烦易怒，咽干口苦，身黄目黄，胁肋刺痛，腹胀痞满，恶心纳少，尿赤，舌红或暗红，舌苔黄腻，脉弦滑或滑数。予四逆散加绵茵陈、虎杖、栀子、半枝莲、白花蛇舌草、蒲公英等以加强清肝利湿解毒之力。②肝热血瘀型：症见上腹肿块石硬，顶胀疼痛拒按，或胸胁掣痛不适，烦热口干，大便干结，尿黄短赤，舌红或暗红，脉弦数。偏于血瘀者，常见面色晦暗、胁下刺痛，予四逆散加桃仁、莪术、红花、田七以活血通络，祛瘀止痛；偏于血热者，予四逆散加茜根、丹参、赤芍等以清肝凉血。③肝盛脾虚型：常因肝郁乘脾，或肝气疏泄太过，横逆犯脾所致，常见呕恶、纳呆、疲倦等中焦不和之证。予四逆散加党参、白术、云苓、薏苡仁、八月札等药以疏肝健脾益气，以半枝莲、守宫、蜈蚣等清热解毒。

据多年临床经验，在辨证基础上，宜灵活加减。如肝区疼痛甚者，加白芍、莪术、徐长卿等加强止痛；肝肿大者，加桃仁、土鳖虫、鳖甲、红花、丹皮以祛瘀消肿；腹胀甚者，加厚朴、木香、桔梗、八月札等以行气消胀；

黄疸属阳黄者，方用茵陈蒿汤合甘露消毒丹加减，选用茵陈蒿、溪黄草、田基黄、车前草等药物；属阴黄者，方用茵陈五苓散合下瘀血方加减；癌性腹水，选用附子理中汤、五苓散、猪苓汤等方剂，并予泽泻、虎杖、大腹皮、车前草、半枝莲、龙葵草等药物；肝性脑病神昏者以安宫牛黄丸鼻饲，选用僵蚕、蜈蚣、地龙、石菖蒲等以活血祛瘀、醒脑开窍；上下血溢者加墨旱莲、仙鹤草、白及、茜草、侧柏叶等；辨病用药则常用具有抗癌解毒作用的半枝莲、山慈菇、守宫、地龙、土鳖虫、白花蛇舌草等。

三、验案举隅

案 1

邓某，男，50 岁。门诊号：401209。2009 年 1 月 22 日初诊。

主诉：肝癌术后 2 月余。

病史：患者于 2008 年 10 月常规体检时，肝胆脾 B 超示：肝硬化，肝 S6 段实性占位，符合肝癌声像表现。胸片示：左上肺结节（约 1.5 cm×1.5cm），考虑转移瘤。2008 年 11 月 18 日在中山大学附属肿瘤医院行肝 S8 段肿物切除术，肿物大小约 4.0cm×3.8cm×3.5cm，术后病理：肝细胞性肝癌Ⅱ级（梁索型），癌旁组织、门脉性肝硬化，切缘组织，形态符合门脉性硬化。术后患者逐渐恢复，并行 4 个疗程 CIK 生物治疗。2008 年 11 月 23 日 CT 示：左上肺结节灶与旧片相似，其邻近增加 2 个新病灶，怀疑转移瘤；肝癌术后复查，肝左叶部分缺如，余肝实质未见明显占位性病变。

初诊时症见：疲倦乏力，时有上腹部不适，纳眠差，夜寐时盗汗明显，汗出湿衣，口干明显，晨起口苦，偶咳无痰，小便黄，大便正常。舌暗红苔白，脉弦细。查体：上腹部可见一长约 15cm 手术疤痕，愈合良好，肝区轻度压痛，肝脾肋下未及。

中医诊断：肝癌。

西医诊断：原发性肝癌；左上肺占位查因：肝癌肺转移待排。

辨为肝热血瘀证，治以清肝泄热、祛瘀消癥为法。

处方：土鳖虫 6g，苦参 10g，糯稻根 15g，生牡蛎（先煎）30g，龙骨（先煎）30g，桔梗 10g，浙贝母 10g，山慈菇 15g，半枝莲 15g，桃仁 10g，北杏仁 10g，甘草 6g。7 剂，日 1 剂，水煎服。

2009 年 2 月 5 日二诊：患者盗汗较前明显好转，仍口干，咽中有痰难咯，舌红苔少，脉细弦。此为肝热化火，火热燔灼，日久伤阴，予上方去龙骨、牡蛎、北杏仁，加蒲公英 30g 清肝泄热，花粉 15g，麦冬 15g 滋阴生津。

2009 年 3 月 2 日三诊：患者复查上腹部 CT（2009 年 3 月）示：肝癌术后复查，肝左叶部分缺如，余肝未见明显占位，左上肺病灶（大小约 10mm×11mm）较前缩小。现患者稍觉口干，无口苦，无肝区疼痛等不适，舌淡胖苔白，脉细弦。继续以清肝泄热、祛瘀消癥为法治之，处方：土鳖虫 6g，牡丹皮 15g，浙贝母 10g，桃仁 10g，花粉 15g，葛根 30g，苦参 10g，山慈菇 15g，蒲公英 30g，桔梗 10g，半枝莲 15g，甘草 6g。日 1 剂，水煎服。

2009 年 4 月 27 日四诊：患者仍口干，余无明显不适，舌红苔薄白，脉弦滑。以疏肝泻热、养阴柔肝、祛瘀消癥为法，处方：柴胡 15g，白芍 15g，桃仁 10g，土鳖虫 6g，红花 10g，女贞子 20g，墨旱莲 20g，山慈菇 15g，桔梗 10g，八月札 15g，守宫 6g，甘草 6g。水煎服，日 1 剂。并槐耳颗粒口服。

患者每半个月前来门诊复诊，予上方加减口服。多次复查未见肿瘤复发或转移。2009 年 9 月 18 日行 VATS 左上肺楔形切除术，术后病理示：符合错构瘤。2012 年 6 月 8 日上腹 CT 示：肝癌术后改变，未见明确复发征象。肿瘤指标无升高。随访至 2015 年 6 月，患者发病 6 年余，术后以中医药治疗，情况稳定，KPS 评分 90 分。

附影像学资料：见附录一·图 15。

按：原发性肝癌的病因分内、外两方面，外因以湿热郁蒸与肝病关系最大，内因首责七情内伤，肝气郁结，疏泄无权，加之邪热湿毒，最易造成肝热化火，因此，肝癌病机首要为肝火燔灼，日久则劫血烁阴，肝不藏血，致肝肾阴亏。本例患者辨证符合肝热血瘀—肝热伤阴—肝肾阴亏的演变规律，初诊时口干口苦、夜晚盗汗、小便偏黄、肝热血瘀症状明显，故治疗以清肝泄热、祛瘀消癥为主，佐以敛阴止汗之品。二诊时，患者盗汗较前明显好转，脉细弦。此为肝热化火，火热燔灼，日久伤阴，故治以清肝泄热、滋阴生津并重，予上方去龙骨、牡蛎、北杏仁，加蒲公英清肝泄热，花粉、麦冬滋阴生津。三诊时，患者稍觉口干，无口苦，无肝区疼痛等不适，故继续以清肝泄热、滋阴生津为法处方。四诊时，患者仍口干，余无明显不适，此以肝肾阴虚为主，故处方以滋肝肾阴为主，祛瘀消癥为辅。对于此例患者，治应谨守病机，灵活用药，故收到良好效果。

案 2

陈某，男，57 岁。门诊号：3264704。2002 年 3 月 26 日初诊。

主诉：右上腹隐痛 1 年余。

病史：患者于 2001 年 9 月无明显诱因开始出现右上腹隐痛，纳呆，黄疸，小便浓茶色，半年来体重下降约 5kg，2002 年 3 月 14 日在香港玛丽医院行上腹部 CT（影像号：CT-H1108761）示：肝多发实质性占位病变，双叶多个病灶，病灶主要集中在右叶，最大约 13.2cm×9.6cm；肝左叶及侧叶可见 3 个低密度病灶，最大约 3.1cm×2.6cm。暂未行手术等治疗，为求进一步中医药治疗前来门诊。

初诊时症见：精神疲倦，口干，纳可，夜寐安，小便调，大便稀溏，每日 3～4 次。舌质淡暗苔白，脉弦。

中医诊断：肝癌。

西医诊断：原发性巨块型肝癌（Ⅲa 期）。

辨为肝盛脾虚证，治以疏肝健脾、祛瘀消癥为法。

处方：柴胡 15g，白芍 15g，守宫 6g，甘草 6g，露蜂房 15g，半枝莲 15g，山慈菇 15g，桃仁 12g，八月札 15g，女贞子 20g，郁金 12g，云苓 25g，薏苡仁 30g。水煎服，日 1 剂。

2002 年 8 月 20 日诊：患者于 2002 年 6 月至 2002 年 8 月在香港玛丽医院共行 3 次肝动脉化疗栓塞术（具体不详）。2002 年 7 月 11 日复查 CT 提示：肝癌介入术后病灶碘油沉积，肝右叶新增病灶，肝左叶及侧叶病灶较前改变不大。现患者精神尚可，右上腹部隐痛，纳可，夜寐欠安，无口干口苦，大小便调。舌淡暗苔白，脉弦。治以健脾益气、泻肝消癥为法，处方：柴胡 15g，枳壳 15g，白芍 15g，甘草 6g，党参 15g，白术 15g，云苓 25g，薏苡仁 30g，当归 12g，八月札 15g，半枝莲 15g，露蜂房 15g。水煎服，日 1 剂。

2004 年 11 月 9 日诊：患者 2 年来一直以上方加减服药。2002 年 8 月至 2004 年 4 月 18 日再行肝 TACE 术 6 次，目前一共行 9 次肝动脉化疗栓塞术。2004 年 10 月 18 日在玛丽医院复查上腹部 CT 示：原发性肝癌 TACE 术后，对比 2004 年 3 月 14 日片，肿瘤病灶稳定，目前 Ⅵ / Ⅶ 病灶最大约 6cm×5.9cm×6.5cm，未见新发病灶。复查 AFP（－）。现患者夜间口干口苦，头昏胀感，余无明显不适，纳眠可，大小便正常，舌绛暗，苔薄黄，脉细弦。治疗以疏肝行气、祛瘀消癥为法，处方：柴胡 15g，白芍 15g，枳壳 15g，甘草 6g，土鳖虫 6g，桃仁 10g，莪术 15g，山慈菇 15g，半枝莲 15g，蜈蚣 3 条，红花 10g，厚朴 15g，钩藤 15g，菊花 15g。日 1 剂，水煎服。

2005 年 3 月 22 日诊：患者于 2005 年 2 月 7 日复查上腹部 CT（影像号：H1108761）示：肝区碘油沉积，Ⅵ / Ⅶ 病灶最大约 6cm×5.3cm，肿瘤完全受抑坏死，未见肿瘤复发征象，胆囊结石。目前患者无明显不适，纳眠可，大小便调。舌暗瘀边有齿印，苔薄黄，脉细滑。遵用前法，以上方去莪术、蜈蚣、厚朴、枳壳、钩藤、菊花，加郁金 10g，八月札 10g 疏肝行气；露蜂房 10g 祛瘀解毒；云苓 25g，薏苡仁 30g 健脾益气。

此后患者坚持每个月前来门诊治疗，以清肝解毒、健脾益气、祛瘀消癥为法随证加减。患者于 2007 年 6 月 4 日复查上腹部 CT 示：肝区局部病灶介入术后，肝右前叶新增小结节（约 1.4cm×0.7cm），考虑肿瘤复发。遂于 2007 年 9 月 5 日在香港玛丽医院行右肝癌切除术，术后病理示：肝细胞性肝癌。患者定期就诊，2010 年 5 月前来就诊，一般情况仍良好，发病后坚持以中医药治疗 8 年。

附影像学资料：见附录一·图 16。

按：本例为肝癌晚期患者，就诊时诊断原发性巨块型肝癌并肝内多发转移，当时条件无法行手术，遂前来寻求中西医结合治疗，在门诊口服中药的同时，多次行肝动脉化疗栓塞术。肝动脉化疗栓塞是目前公认的非手术切除中疗效最好的一种治疗方法，可使肝癌患者的一年生存率提高到 44%～66.9%，但它仍属姑息性治疗手段，其远期疗效较差，5 年生存率几乎为零。患者自发病后坚持以中医药治疗 8 年，取得良好的疗效。

目前对肝癌强调进行中西医综合治疗，尤其是对中晚期患者，中医的辨证治疗与西医的局部祛邪相结合治疗，能取得单一手段无法代替的临床疗效。反复多次的介入治疗不但能灭活肿瘤细胞，同时也对正常肝组织造成损害，甚至诱发肝功能衰竭，而中医药通过辨证用药，能够极大地缓解介入术后肝功能损伤，提高介入治疗的成功率。对于本例患者，中医药治疗贯穿其整个诊治过程，始终坚持扶正与祛邪相结合，攻补兼施，标本兼治的原则。扶正多以健脾益气、补益肝肾为法，祛邪以清肝泄热、解毒祛瘀、消癥散结为法。西医的介入、手术、微创、化疗、放疗等治疗手段也可视为祛邪的应用手段。中医药治疗已渗入肝癌综合治疗中的每一环节，包括与手术、放疗、化疗，以及肝癌的介入手术等治疗中，对维护肝癌患者生存质量，延长其生存期发挥了相当重要的作用。

案 3

区某，男，73 岁。门诊号：378736。2007 年 6 月 19 日初诊。

主诉：原发性肝癌术后 3 月余，发现骨转移 1 周。

病史：患者于 2005 年无明显诱因下出现消瘦，未予重视。至 2006 年 10 月出现左胁肋部疼痛不适伴发热，当地医院予对症处理后好转。2007 年 2 月，患者再次出现上腹部疼痛不适，至广州医学院第一附属医院就诊，行 B 超示：肝内实性占位，考虑肝癌。进一步做 CT 示：肝左叶多发实性占位，介于 1.5cm×1.6cm ～ 2.5cm×2.8cm 之间，考虑原发性肝癌。AFP 24.38ng/mL。2007 年 3 月 12 日行肝左叶 + 胆囊切除术，病理示原发性肝细胞癌，术后 AFP 13.54ng/mL。患者于 2007 年 4 月 26 日及 2007 年 5 月 29 日分别行经药盒化疗药物灌注术，具体用药为：顺铂 50mg+ 阿霉素 60mg+ 丝裂霉素 10mg。第二次化疗期间出现消化道大出血及Ⅳ度骨髓抑制，予输血、制酸止血等对症处理后症状好转。2007 年 6 月 12 日 ECT 示：第 12 胸椎，第 3、4、5 腰椎骨转移。予注射鲑鱼降钙素、唑来膦酸注射液后骨痛稍好转。

初诊时症见：仍时有腰痛及上腹部隐痛不适，纳呆，口淡无味，二便调。舌暗红苔白厚，脉弦滑。查体：全身皮肤无黄染，浅表淋巴结无肿大，上腹部可见一长约 15cm 手术疤痕，肝脾肋下未及，肝区轻压痛，叩击痛（+），腰椎、肾区叩击痛（+）。

中医诊断：肝癌。

西医诊断：原发性肝癌并骨转移（Ⅳ期）。

辨为肝郁脾虚，痰瘀蕴结证。治以疏肝健脾、祛瘀散结为法，方用逍遥散加减。

处方：柴胡 15g，白芍 15g，枳壳 15g，甘草 6g，当归 10g，莪术 15g，八月札 15g，半枝莲 15g，山慈菇 15g，薏苡仁 30g，党参 15g，茯苓 25g。水煎服，日 1 剂。

2007 年 7 月 12 日二诊：患者偶有腰部酸痛，余无明显不适，舌淡红，苔薄黄，脉弦滑。遵用前法，予上方去莪术、八月札，加用桃仁 10g，土鳖虫 6g。

药后腰痛好转，患者坚持门诊治疗，予上方加减服用，并每月予唑来膦酸注射液静滴抗骨转移。至 2013 年 9 月 4 日复查 CT 示：肝癌术后，肝左叶缺损，肝右叶未见占位，建议定期复查。T11 椎体压缩性骨折，左侧第 11 后肋陈旧骨折，较前变化不大。

2013 年 9 月 4 日诊：患者纳差、腰酸乏力，此为脾肾亏虚，痰瘀蕴结证，治以健脾补肾、化痰祛瘀法，方用参苓白术散加减：党参 15g，茯苓 15g，白术 15g，桔梗 10g，甘草 6g，土鳖虫 6g，桃仁 10g，黄芪 15g，蜈蚣 3 条，威灵仙 15g，怀牛膝 15g，枳壳 15g，龙葵草 30g，当归 10g，杜仲（盐）20g，北杏 10g。服药后腰酸乏力改善。2014 年 6 月 18 日复查腹部 CT 示：肝癌术后，肝左叶缺损，肝右叶未见占位，建议定期复查。随访至 2015 年 6 月，患者发病已 8 年，坚持中医药治疗，生活如常人。

附影像学资料：见附录一·图 17。

按：此例患者为肝癌晚期，发现时肝脏已有多发病灶，手术仅为姑息性切除，术后出现骨转移，经中医药及唑来膦酸针治疗，转移得以控制，至今 6 年余，肿瘤得以控制，疗效显著。患者初诊时，症见腰痛及上腹部隐痛不适、纳呆、口淡无味、舌暗红、苔白厚、脉弦滑。此为肝盛脾虚，痰瘀蕴结之证，故以四逆散疏肝行滞，复加党参、薏苡仁、茯苓健脾益气，当归、莪术活血化瘀，山慈菇化痰散结，半枝莲清热解毒，八月札疏肝行气。诸药相合，攻补兼施，共奏疏肝健脾、祛瘀散结之功。二诊时诸症均减，药已中的，故守方加减，以疏肝健脾、祛瘀散结贯穿治疗始终。近期来诊时纳差、腰酸乏力，此为脾肾气虚，痰瘀蕴结，故以参苓白术散加减。盖病情稳定，宜减攻伐之剂。此例患者确切之疗效，可证中医药整体观及辨证论治在肿瘤治疗中的优势。

案 4

刘某，女，60 岁。影像号：157027。2008 年 6 月 13 日初诊。

主诉：胆管癌术后 6 年余，发现腹膜后淋巴结转移 3 天。

病史：患者于 2002 年 6 月因上腹部不适 1 个月至中山大学一附院就诊，检查发现肝内占位，考虑为"肝内胆管癌"，遂于 2002 年 6 月 27 日行"左肝、胆囊切除术并肝十二指肠韧带淋巴结清扫术"，术后病理示：黏液腺癌，考虑胆管上皮来源可能性大；慢性胆囊炎；肝十二指肠韧带淋巴结可见转移性腺癌。术后未行特殊治疗。2002 年 8 月 13 日肝胆脾 B 超示：左肝部分缺如，肝 S8 段结节，胆囊切除术后。2002 年 11 月 5 日查 AFP、CEA、CA19–9、CA72–4 等均阴性。患者此后多次复查肝胆脾 B 超、肿瘤指标等均未见明显异常。至 2008 年 5 月患者出现胃脘部不适，1 个月来体重减轻 5kg。2008 年 5 月 28 日查相关抗原提示肿瘤指标升高：CEA 13.0μg/L，CA19–9 82.5μg/L。2008 年 6 月有 11 日中山大学一附院查上腹部 CT 示：肝左叶胆管细胞癌术后，腹膜后淋巴结转移；肝 S7、S5 段血管瘤。现为求进一步治疗前来门诊。

初诊时症见：上腹部胀闷不适，口干口苦，纳眠可，小便黄，大便偏烂。舌淡暗苔白，脉沉细。

中医诊断：癥积。

西医诊断：胆管黏液腺癌术后并腹膜后淋巴结转移（TxN1M0，Ⅲc 期）。

辨为肝盛脾虚证，治以疏肝健脾、祛瘀消癥为法。

处方：党参 15g，白术 15g，云苓 25g，八月札 15g，土鳖虫 6g，苦参 10g，莪术 15g，郁金 10g，山慈菇 15g，法半夏 10g，木香（后下）10g，甘草 6g。日 1 剂，水煎服。并口服卡培他滨片 1.5g，每日 2 次辅助化疗。

2008 年 8 月 15 日二诊：患者 2008 年 7 月 18 日查肿瘤指标较前略升高：CEA 13.78μg/L，CA19–9 103.3μg/L。现胃纳改善，上腹部不适，小便偏黄，大便滞下，体重较前增加 2.5kg。舌淡暗苔白，脉沉细。遵用前方，予上方去苦参、莪术、法半夏、山慈菇，加桂枝 10g，白芍 15g，高良姜 15g 温胃散寒，缓解胃部痉挛，加厚朴 15g 行气通便。

2008 年 10 月 13 日三诊：患者 2008 年 10 月 9 日复查肿瘤指标，显示降为正常。2008 年 10 月 10 日上腹部 CT（影像号：157027）示：肝左叶胆管细胞癌术后改变，肝右叶 S7、S5 多发海绵状血管瘤；肝胃间隙淋巴结转移（大小约 3.6cm×2.4cm）。考虑十二指肠憩室合并低位胆管轻度受压狭窄。现服用希罗达 6 个疗程，已停药，腹胀不适较前好转，晨起口干口苦，纳眠可，大便偏烂不成形，每日 1～2 次，小便正常，舌边暗红苔薄白，脉沉细弱。继续以健脾益气、祛瘀消癥为法，处方：木香（后下）10g，土鳖虫 6g，苦参 10g，党参 15g，白术 15g，云苓 25g，桃仁 10g，八月札 10g，法半夏 10g，高良姜 10g，甘草 6g。日 1 剂，水煎服。

此后患者坚持门诊复诊，以疏肝健脾、祛瘀消癥为法加减拟方。患者于 2009 年 7 月 3 日查 CEA，为 12.59μg/L，遂加用替吉奥胶囊口服。患者于 2011 年 11 月 9 日出现疾病进展，行上腹部 CT 示：肝脏新发多发转移瘤，肝胃韧带及胰头下方肿块较前进展。腹腔及腹膜后新发多发淋巴结转移。2011 年 11 月后失访，患者发病 9 年余，发现腹膜后淋巴结转移 3 年，通过中医药治疗有效地延长了患者的生存期。

按：目前在西医治疗中，对胆管癌尚未形成标准的化疗方案。因病理考虑为黏液腺癌，故先后予希罗达及替吉奥胶囊口服治疗。而中医药在治疗过程中通过辨证论治、扶正祛邪，大大提高了疗效，延长了患者的生存期。患者初诊时出现上腹部胀闷不适、口干口苦、小便黄、大便溏等症。根据脉症，辨为肝盛脾虚证，故治以疏肝健脾、祛瘀消癥为法。方中以四君子汤益气健脾，复加八月札疏肝行气，土鳖虫、莪术、郁金活血祛瘀，苦参、山慈菇解毒抗癌，法半夏燥湿化痰，木香宽中行气。药后情况改善，继续以疏肝健脾、祛瘀消癥为法加减拟方予之。患者坚持中西医结合治疗，肿瘤病灶控制良好，提高了患者生存质量，延长了生存期。可见，中医在结合现代医学治疗胆管癌中具有重要作用。

案 5

容某，男，67 岁。门诊号：3296927。2005 年 10 月 6 日初诊。

主诉：反复上腹部胀痛不适 2 年余。

病史：患者于 2003 年 4 月因上腹部胀满不适在江门中心医院就诊，行上腹部 CT，确诊为原发性肝癌，肿瘤约 3cm×3cm。2003 年 4 月 9 日检查示 AFP 492.3μg/L，遂于 2003 年 4 月上旬行右肝癌姑息性手术切除，术后病理示：高分化肝细胞癌。术后给予口服替加氟（FT-207）及左旋咪唑治疗半年。术后于 2003 年 5 月 8 日检查示 AFP 16.4μg/L。2005 年 9 月外院复查上腹部 CT 示：肝右叶下段多发小结节和小斑块异常密度改变。遂行肝 TACE 术，术后查 AFP 44.35μg/L。2005 年 10 月转至我院中西医结合治疗。

初诊时症见：精神疲倦，胃脘部胀痛不适，偶有口干口苦，纳眠可，大小便调。舌瘀暗苔薄白，脉弦滑。

既往史：患者既往有乙肝病史多年，1997 年在当地医院行肠癌切除术，术后化疗 3 个疗程（具体不详）。

中医诊断：肝癌；肠癌。

西医诊断：原发性肝癌术后介入术后复发（Ⅱ期）；肠癌术后。

辨为肝热血瘀证，治以清肝解毒、祛瘀消癥为法，方用四逆散合下瘀血汤加减。

处方：柴胡 15g，白芍 15g，枳壳 15g，甘草 6g，土鳖虫 6g，桃仁 10g，苦参 10g，八月札 15g，山慈菇 15g，半枝莲 15g，牡丹皮 15g，虎杖 30g。日 1 剂，水煎服。

2005 年 10 月 20 日二诊：外院复查相关抗原：AFP（-）。肝功能：ALT 320U/L，AST 175U/L，GGT 108U/L。上腹部 CT 示：右肝后下段散在碘油沉积，肝右叶密度欠均匀，原右叶多发结节病灶基本消失。现患者胃脘部胀痛较前好转，无口干口苦，纳眠可，二便正常，舌瘀暗苔薄白，脉滑数。遵用前法，在原方基础上减柴胡、白芍、枳壳，加用砂仁理气，加法半夏、黄芩清热，加用露蜂房解毒散结。

2006 年 3 月 28 日三诊：3 月 27 日复查肝功，指标较前好转：ALT 40U/L，AST 32U/L，GGT 337U/L。AFP（-）。现患者胃纳欠佳，余无明显不适，二便调，舌红苔白滑，脉弦细。方用四君子汤加味：党参 15g，白术 15g，云苓 25g，甘草 6g，薏苡仁 30g，女贞子 20g，桃仁 10g，茜根 15g，八月札 15g，山慈菇 15g，五味子 6g，露蜂房 10g。

患者此后坚持门诊复诊，中医以清肝健脾、祛瘀消癥为法，随证加减。2006 年 11 月 30 日复查 PET/CT（影像号：P02363）示：肝癌术后，残留肝右叶结节状高代谢灶，考虑为肝内转移。11 月 25 日 AFP 185.8μg/L。遂于

2006 年 12 月在我院 CT 引导下行肝内肿物射频消融术，术后辅以消炎止痛处理，恢复良好。患者每月复查肝功，每 3 个月复查肿瘤指标，均未见明显异常。至 2013 年 3 月 1 日做腹部 CT 示：肝癌综合治疗后，考虑肝右叶前段肿瘤大部分液化坏死；主动脉及双侧髂动脉硬化；腰椎退行性变；右侧心膈角淋巴结肿大。相关抗原指标未见异常。随访至 2015 年 6 月，患者发现肝癌后至今已达 13 年，生活如常人，KPS 评分 90 分。

　　附影像学资料：见附录一·图 18。

　　按：肝癌是一种恶性程度很高的肿瘤，大多数病例发现时已无外科手术指征，不能手术切除的中晚期肝癌患者的平均生存期仅 3～6 个月。本案根据患者病史、影像学资料，诊断明确，为原发性肝癌术后、介入后复发。缘患者年老体虚，疾病日久，肝盛犯脾以致脾气虚弱，肝郁化火伤阴则肝阴受损。故肝癌病及上、中、下三焦，临证在清肝热的同时，宜时时顾及益脾气、养肝阴以熄肝火。故处方以四逆散合下瘀血汤疏肝祛瘀，以四君子汤健脾益气，随证加女贞子等补益肝肾之品。治疗肝癌，以"疏肝健脾益气血，清热利湿祛痰瘀"为大法。强调健脾胃、补肝肾以扶正培本，疏肝清热、化痰祛瘀、解毒散结以驱邪治标。多选四君子汤、小柴胡汤、逍遥散、四逆散、下瘀血汤等随证加减，收效满意。本例患者长期应用中医药治疗，发病至今已13 年余，生活如常人，达到了长期"带瘤生存"的目的。

案 6

林某，男，60 岁。门诊号：3928291。2009 年 7 月 6 日初诊。

主诉：原发性肝癌术后 3 月余。

病史：患者于 2009 年单位体检时发现肝癌，2009 年 4 月 2 日在中山大学一附院行"肝 S5、S6 段切除＋胆囊切除术"，术后病理示：肝细胞癌，梁索型，Ⅱ级。术后于 4 月 13 日行肝 S8 段肿物射频消融术，2009 年 5 月 14 日查肝胆脾彩超示：肝 S8 消融灶（大小约 2.6cm×2.7cm），未见明显血供，肝部分切除术后，肝硬化，胆囊切除术后。2009 年 6 月 22 日查 AFP 示：13.97μg/L。2009 年 6 月复查，发现 S4 段新病灶，遂于 6 月 29 日再次行肝 S4 段肿物射频消融术。

初诊时症见：精神疲倦，上腹部腹胀，稍口干口苦，纳眠可，大便每日 4

次，无黏液脓血，小便正常。舌红苔薄白，脉弦。

中医诊断：肝癌。

西医诊断：原发性肝癌（Ⅲa期）。

辨为肝盛脾虚，痰瘀互结证。治以健脾益气、泻肝消癥为法，方用下瘀血汤合四君子汤加减。

处方：土鳖虫6g，桃仁10g，党参15g，白术15g，云苓25g，甘草6g，木香（后下）10g，郁金10g，枳壳15g，莪术15g，山慈菇15g，八月札15g。水煎服，日1剂。

2009年8月20日二诊：患者自觉服药后精神较前改善，8月3日肝胆脾B超示：肝S4、S8段消融灶，未见明显血供，肝部分切除术后，肝硬化。现仍腹胀，肝区稍疼痛，口干口苦，纳眠可，大便偏烂，每日4次，小便正常。舌淡苔薄白，脉沉细。遵用前法，处方：土鳖虫6g，桃仁10g，党参15g，白术15g，云苓25g，甘草6g，木香（后下）10g，郁金10g，枳壳15g，莪术15g，山慈菇15g，八月札15g，半枝莲30g，泽泻15g，龙葵草30g。水煎服，日1剂。

2009年11月16日三诊：患者于2009年11月16日查AFP 6.08μg/L，肝胆脾B超示：肝S8消融灶，未见明确血供，肝部分切除术后，肝硬化。现患者大便较前改善，每日2次，基本成形，余无明显不适。舌红苔薄白，脉滑。以上方加怀山药30g健脾益气，红花10g活血祛瘀。

患者坚持门诊治疗，情况稳定，生活如常人，多次复查肝胆脾B超及肿瘤指标均未见明显异常。2012年7月16日来诊：惟稍胸胁部隐痛，无嗳气泛酸，无大便秘结等不适，舌红苔薄黄，脉弦细。此为肝热气滞，方用下瘀血汤合四君子汤加减：土鳖虫6g，桃仁10g，党参15g，白术15g，云苓25g，甘草6g，木香（后下）10g，半枝莲30g，苦参10g，泽泻10g，山慈菇15g，川芎15g，白英20g，杜仲15g，郁金15g。水煎服，日1剂。

随访至2014年6月，患者肝癌术后坚持中医药治疗5年，未见肿瘤复发及转移，生活如常人，KPS评分90分。

按：此例肝癌患者术后射频消融后出现新病灶，再次射频后以中医药治疗。患者初诊时症见：精神疲倦，上腹部腹胀，稍口干口苦，大便每日4次。四诊合参，辨为肝盛脾虚，痰瘀蕴结证。故治以健脾益气、泻肝消癥为法，方用下瘀血汤合四君子汤加减。方中土鳖虫、桃仁、莪术活血祛瘀，党参、白术、云苓、甘草益气健脾，木香、枳壳、八月札行气通滞，郁金活血开郁，山慈菇化痰散结。诸药相合，共奏疏肝健脾、祛瘀散结之功。二诊时，患者自觉服药后精神较前改善，现仍腹胀，肝区稍疼痛，口干口苦，大便溏，舌淡苔薄白，脉沉细。遵前法，以健脾益气、泻肝消癥为法继续治疗。三诊时，现患者大便较前改善，每日2次，基本成形，余无明显不适，舌红苔薄白，脉滑。此诊脾运得健，泻下之余伤及脾阴，故以上诊方加怀山药健脾益阴，复加红花以增活血祛瘀之力。2012年7月16日来诊时，纳眠可、二便调，惟稍感胸闷，余无明显不适，舌红苔薄黄，脉弦数。此为肝热气滞，方用下瘀血汤合四君子汤加减以疏肝健脾、清肝祛瘀。患者术后坚持中医药治疗已5年，未见肿瘤复发及转移，生活如常人，彰显了中医药治疗的重要作用。

案7

冯某，男，56岁。住院号：176240。2008年7月15日初诊。

主诉：原发性肝癌术后2年余。

病史：患者于2006年5月30日外院体检时发现肝内占位，AFP516.5μg/L，考虑原发性肝癌，遂行手术切除。术后病理示：肝细胞癌，梁索型Ⅲ级。术后复查AFP6.57μg/L，HBV-DNA1.311×10^{6}cps/mL。2008年7月10日肝胆脾B超示：肝右叶实质回声增粗，考虑肝硬化。

初诊时症见：肝区偶有隐痛，双目黄染，胃纳可，夜寐欠佳。舌暗红薄白，脉细滑。

中医诊断：肝癌。

西医诊断：原发性肝癌术后复发并肝内转移。

辨为肝热血瘀证，治以清肝解毒、祛瘀消癥为法。

处方：土鳖虫6g，桃仁10g，八月札15g，莪术15g，山慈菇15g，半枝莲15g，守宫6g，龙葵草30g，泽泻15g，云苓25g，溪黄草30g，甘草6g。日1剂，水煎服。

2008年8月12日二诊：上方服后，无肝区疼痛，双目黄染缓解，纳眠可，二便调，惟感头晕。舌淡边有齿印，苔薄白，脉细。治疗以健脾益气、祛瘀消癥为法，予前方减溪黄草、泽泻，加用党参、白术加强健脾。处方：

土鳖虫 6g，桃仁 10g，八月札 15g，莪术 15g，山慈菇 15g，半枝莲 15g，守宫 6g，龙葵草 30g，党参 15g，云苓 25g，白术 15g，甘草 6g。日 1 剂，水煎服。

上方服 14 剂后诸症均消，后患者每 2 周前来门诊复诊，以健脾益气、祛瘀消癥为法随证加减。至 2009 年 2 月 23 日复查上腹部 CT 示：肝癌肝左叶术后改变，考虑肝右叶 S8 肿瘤（直径约 2.2cm）复发，轻度肝硬化，门静脉高压；慢性胆囊炎。遂于 2009 年 3 月 9 日在中山大学附属肿瘤医院行肝 S8 射频消融术。

2009 年 3 月 19 日诊：患者诉上腹部术后时隐痛，无口干口苦，纳眠一般，二便调。舌淡胖，苔白稍腻，脉弦细。治疗以疏肝行气、祛瘀止痛为法，方用四逆散加味：柴胡 15g，白芍 15g，枳壳 15g，甘草 6g，八月札 15g，木香（后下）10g，土鳖虫 6g，苦参 10g，红花 10g，川楝子 15g，郁金 15g，党参 15g。日 1 剂，水煎服。

患者坚持门诊治疗，2010 年 9 月 8 日于我院复查上腹部 CT 示：原发性肝癌左外叶切除术后改变，肝 S8 小肝癌术后改变，考虑肿瘤部分残留或复发，建议定期复查；肝硬化，门静脉高压。随访至 2014 年 5 月，患者肝癌术后 8 年，坚持中医药治疗，症状改善，情况稳定，KPS 评分 90 分。

按：此例为中西医结合治疗的又一成功案例，也是扶正与祛邪相结合的典型案例。扶正祛邪、整体辨治是中医药治疗的优势所在，而现代医学中的介入、手术、微创等治疗方法可视为"祛邪"的应用手段，容易造成人体正气的损害、肝脏功能的损伤。扶正即是运用中医传统理论，调和机体阴阳平衡；扶正是为祛邪创造必要的条件，祛邪是为了达到保肝抑瘤的目的。患者初诊时症见：肝区偶有隐痛，夜寐欠佳，舌暗红薄白，脉细滑。综合四诊，辨为肝热血瘀证。故治以清肝解毒、祛瘀消癥为法，方中土鳖虫、桃仁、莪术活血祛瘀，八月札疏肝行气，山慈菇散结化痰，守宫祛风通络，半枝莲、龙葵草、溪黄草清热解毒，泽泻、云苓淡渗利湿，甘草调和诸药。二诊时已无肝区疼痛，纳眠可，二便调，惟感头晕。此为脾虚痰瘀，故治以健脾益气、祛瘀消癥为法。此例始终根据患者虚实而权衡攻补之法，以益气健脾与疏肝祛瘀、散结解毒等法有机结合，有效控制肿瘤复发及进展，收效满意。

案 8

姚某，男，75 岁。住院号：210798。2006 年 11 月 7 日初诊。

主诉：右上腹隐痛 1 个月。

病史：患者于 2006 年 10 月中旬出现右上腹及胸胁部隐痛，2006 年 11 月 1 日至宝安区人民医院就诊，查 AFP16.03ng/mL，CT 示：肝右叶占位性病变。11 月 2 日于我院门诊就诊，上腹部 MR 示：肝右叶占位性病变，性质考虑为原发性巨块型肝癌，侵犯右肾上极，右侧肾后筋膜浸润，腹膜后淋巴结肿大；肝硬化，脾大，少量腹水。11 月 7 日查肝功能示：ALP 480U/L，AST 112U/L，ALT 72U/L，GGT 212U/L；AFP13.92μg/L。患者既往有乙型肝炎及肝硬化病史。

初诊时症见：消瘦，右上腹部及腰背部隐痛不适，无恶心呕吐，无呃逆反酸，无腹泻，无恶寒发热等不适，纳食尚可，眠安，大便调，夜尿频，无尿痛。近半年体重减轻约 5kg。舌质红苔黄白，脉弦滑。查体：皮肤及巩膜无黄染或出血点，未见蜘蛛痣及肝掌。全身浅表淋巴结未扪及肿大。腹肌平软，右上腹轻压痛，无反跳痛，肝于肋下 4 横指可扪及，质中，脾肋下未触及，双下肢无浮肿，移动性浊音（－）。

中医诊断：肝癌。

西医诊断：原发性肝癌（巨块型）并右肾转移、腹膜后淋巴结转移（Ⅳ期）。

辨为肝盛脾虚证，治以疏肝运脾、祛瘀消癥为法，方用四逆散合下瘀血方加味。

处方：柴胡 15g，白芍 15g，枳壳 15g，甘草 6g，土鳖虫 6g，桃仁 10g，莪术 15g，三棱 15g，蒲公英 30g，白术 15g，茯苓 25g，山慈菇 15g。

2006 年 11 月 14 日二诊：右上腹部及腰背部隐痛较前减轻，略口干口苦，纳眠可，二便调，方用四逆散加味：柴胡 15g，白芍 15g，枳壳 15g，甘草 6g，白术 15g，茯苓 25，土鳖虫 6g，桃仁 10g，莪术 15g，虎杖 30g，半枝莲 15g，山慈菇 15g。7 剂，日 1 剂，水煎服。

2006 年 11 月 21 日三诊：右上腹部及腰背部隐痛较前减轻，无口干口苦，纳眠可，二便调。处方：柴胡 15g，白芍 15g，枳壳 15g，甘草 6g，土鳖虫

6g，桃仁 10g，蜈蚣 3 条，虎杖 30g，半枝莲 15g，白术 15g，茯苓 25，山慈菇 15g。7 剂，日 1 剂，水煎服。

患者服药期间，于 2006 年 11 月 23 日在我院介入室行肝癌肝动脉灌注化疗栓塞术，情况稳定。12 月 7 日腹部 CT 示：原发性肝癌碘油栓塞术后，肿瘤大部分坏死；肿块突破肝包膜侵犯右侧肾上腺，下腔静脉瘤栓；肝左叶和右肾小囊肿。少量腹水。并于 2006 年 12 月 12 日、12 月 20 日在 CT 室行肝内肿物射频消融术。12 月 28 日上腹部 CT 示：原发性肝癌碘油栓塞术后，较前好转（最大切面 10cm×7.2cm，原为 12cm×7.7cm）；脾轻度肿大，腹膜后多发小淋巴结肿大；肝左叶和右肾小囊肿。患者在中医药治疗过程中注意扶正培本、健脾益气，常用四君子汤；同时应考虑患者年高体弱，肝肾亏虚，气血不足，加用六味地黄丸、八珍汤等。2007 年 3 月 30 日复查 CT 示：原发性肝癌侵犯右侧肾上腺碘油栓塞术后改变，现为 9.2cm×5.2cm（原为 10cm×7.2cm），较前有所好转，腹膜后散在小淋巴结肿，肝左叶和右肾小囊肿。2007 年 8 月 23 日复查 CT 示：原发性肝癌侵犯右侧肾上腺碘油栓塞术后改变，较前无明显变化，腹膜后散在小淋巴结肿，肝多发小囊肿。随访至 2007 年底，患者继续门诊中医药治疗，患者发病以中医药结合肝动脉灌注化疗栓塞术、射频消融术治疗 1 年余，情况稳定，生活如常人，KPS 评分 90 分。2008 年后失访，情况未明。

按：患者平素情志抑郁，肝气不舒，横逆犯脾，痰湿内生，气血不畅，瘀血内阻，痰瘀内阻，壅结成积。肝气不舒，气滞则血瘀，瘀血结于腹中，故见右上腹部及腰背部隐痛不适；脾虚运化失职，无法受纳水谷精微，故出现形体消瘦、体重下降。治当以疏肝健脾、祛瘀消癥为法。初诊时，患者右上腹部及腰背部隐痛不适，形体消瘦，体重下降。舌质红、苔黄白、脉弦细为肝盛脾虚之象，治疗以疏肝健脾、祛瘀消癥为法。二诊时患者腹痛较前好转，仍口干口苦，故去三棱，加虎杖以泻火解毒。三诊时患者已无口干苦，右上腹及腰背部隐痛较前减轻，予上方去莪术，加蜈蚣解毒散结。肿瘤患者介入治疗、射频消融术后，损伤正气，其体内正常的内环境往往受到一定程度的破坏，阴阳失衡，长期使用中医药治疗的目的是为了帮助患者建立一个新的内环境，即重新达到"阴平阳秘""带瘤生存"的状态，根据辨证论治的原则，往往对患者生存期延长、生存质量提高起到积极作用。本例患者长期应用健脾疏肝及抗癌解毒的中药，体现了中医药治疗癌症的独特之处，肝脏肿物得到控制，有效延长了生存期。

案 9

曾某，女，33 岁。住院号：334977。2012 年 10 月 31 日初诊。

主诉：肝内胆管细胞癌术后 1 月余。

病史：患者于 2012 年 6 月开始无明显诱因出现上腹部疼痛，为持续性隐痛，伴腹胀，至中山大学一附院就诊。8 月 27 日查 CA19-910618.43U/mL，8 月 28 日 PET/CT 示：肝门区肿块，代谢异常活跃，考虑恶性肿瘤，以胆管细胞癌可能性大；余肝内多发病灶，代谢异常活跃，考虑转移瘤。患者于 2012 年 9 月 5 日在气管内麻醉下行肝肿物切除术（右半肝 + 部分 S4+ 部分尾状叶切除）+ 胆囊切除术。术后病理（病理号：L39644）示：（肝脏肿物）镜下肝组织内见腺癌浸润。免疫组化：癌细胞 CK7（＋）、CK19（＋）、Villin（＋）、M-CEA（＋）、CDX-2（－）、CK20（－），免疫组化结果提示胆管来源可能性大。病理（病理号：L39812）示：（大体标本左半肝）镜下结合 L39644 免疫组化结果，病变符合肝内胆管细胞癌，中分化，周围肝组织呈纤维化改变；送检淋巴结可见转移癌（1/5），下腔静脉壁未见癌。术后恢复良好，2012 年 10 月 12 日复查上腹部 CT 示：肝内胆管细胞癌术后改变；与 2012 年 8 月 23 日旧片比较，残存肝左叶实质内多个新发结节，考虑肿瘤复发，肝门区和腹膜后见数个增大淋巴结。2012 年 10 月 22 日返该院行肝 TACE 术，术中灌注多美素 40mg，艾恒 200mg，注入碘油 2mL 栓塞。现患者为寻求中医药治疗前来门诊。

中医诊断：癥积。

西医诊断：肝内胆管细胞癌术后复发（T3N1M0，Ⅳa 期）。

初诊时症见：患者精神良好，肝区及术口位置偶有隐痛，纳眠差，无恶寒发热，无咳嗽咯痰，无头晕头痛，大便每日 2～3 次，质稀烂，小便可。舌暗红，苔白微腻，脉弦细。

辨证属肝郁血瘀，以疏肝行气、祛瘀解毒为法拟方。方中以柴胡、白芍、枳壳疏肝行气，桃仁、当归、川楝子活血止痛，厚朴行气燥湿，茯苓健脾培土，蒲公英、山慈菇、守宫解毒散结，郁金、酸枣仁凉血疏肝、安神定志，甘草调和诸药。

处方：柴胡 15g，白芍 15g，枳壳 15g，当归 10g，川楝子 15g，姜厚朴 10g，茯苓 25g，守宫 6g，蒲公英 15g，山慈菇 15g，燀桃仁 10g，郁金 10g，酸枣仁 30g 打碎，甘草 6g。7 剂，水煎至 200mL 温服。

2012 年 11 月 7 日二诊：患者肝区及术口疼痛好转，睡眠改善，觉口干，无口苦，胃纳欠佳，余无明显不适。舌暗红，苔薄白，脉弦细，尺脉沉。此为肝郁化热，灼伤阴液，肝肾阴亏，拟方以清肝泄热、养肝柔阴为法。处方：牡丹皮 10g，栀子 5g，苦参 10g，郁金 10g，蜈蚣 3 条，守宫 6g，柴胡 6g，白芍 15g，枳壳 15g，佛手 15g，麦芽 15g，女贞子 20g，墨旱莲 20g，山慈菇 15g，甘草 6g。中药 10 剂，水煎服。

2012 年 11 月 23 日三诊：患者口干较前缓解，胃纳改善，肝区及术口无明显疼痛，大小便基本正常。舌淡暗苔白，脉弦细，尺脉沉。复查腹部 CT 示：肝内胆管细胞癌肝叶切除术后改变，肝左叶多发结节，考虑转移瘤，腹主动脉周围多发小淋巴结肿。遵用前法，继续以清肝泄热、育阴生津、祛瘀软坚为法加减拟方。

患者在中医药治疗的同时，于 2012 年 11 月 28 日至 2013 年 4 月 12 日在我科行 GemOX 方案化疗 6 个疗程，具体方案为：健择 1200mg 静脉输液 d1，1400mg d8+ 奥沙利铂 150mg 静脉输液 d1。期间于 2013 年 1 月 16 日在 CT 引导下行经皮肝脏肿物 I^{125} 放射性粒子植入术。2013 年 9 月 2 日复查上腹部 CT 示：肝内胆管细胞癌肝叶切除术后改变，肝左叶转移瘤粒子植入术后改变，考虑粒子周围水肿较前减轻，粒子上方异常强化灶，肿瘤复发与炎性疤痕相鉴别，腹主动脉多发小淋巴结肿基本同前。最近于 2015 年 5 月 28 日在我院门诊复查上腹部 CT 示：肝内胆管细胞癌肝叶切除术后，残肝左叶多发转移瘤较前进展，左叶转移瘤粒子植入术后基本坏死。目前在门诊随诊，生活如常人，KPS 评分 90 分。

按：胆管细胞癌是指发生于肝内胆管（即左、右肝管第 1 级肝内分支以上）的癌肿，属原发性肝癌的一种，其恶性程度高，症状隐匿，预后很差，胆管细胞癌在生物学表现（肿瘤的发生、侵袭和转移等）和治疗方法上均明显有别于肝细胞癌，患者获得长期生存的最可能方法是根治性切除，保守治疗无5年生存者。患者就诊时已行胆管细胞癌手术切除，并发现肿瘤肝内复发，预后极差。根据辨证，中医治疗以疏肝行气、祛瘀解毒为法，喜用四逆散舒达肝气，桃仁、当归、川楝子活血止痛，蒲公英、山慈菇、守宫解毒散结；肝气不舒，则脾失健运，临证注意抑木扶土，加用茯苓健脾培土，如明·李梴在《医学入门》中强调："善治癥瘕者，调其气而破其血，消其食而豁其痰，衰其大半而止，不可猛攻峻施，以伤元气。宁扶脾正气，待其自化。"同时，湿热郁蒸，肝郁化热，最易劫血烁阴，致肝肾精血亏耗，故在清肝泻热的同时，注意滋水涵木，加用女贞子、墨旱莲、牡丹皮等养阴清热。患者经中西医结合治疗，目前肝内肿瘤病灶基本消失，定期门诊复查，正常生活和工作，生存质量高。

附影像学资料：见附录一·图19。

案10

张某，男，64岁。2005年2月初诊。

主诉：发现肝内占位性病变4个月。

病史：患者于2004年10月份体检时发现肝内占位，遂就诊于中山大学附属肿瘤医院，查AFP阳性（具体不详），确诊为原发性肝癌（巨块型），遂行肝癌手术治疗。术后病理示：肝细胞癌。术后行肝TACE术一次。

初诊时症见：神志清，精神可，稍倦怠，腹胀，进食后加重，口干不欲饮，纳眠欠佳，大便偏溏，日行1～3次，尿黄。舌苔白，舌质胖，脉弦细。查体：全身皮肤黏膜无黄染、出血点及蜘蛛痣，肝掌（＋）。腹部平软，右上腹壁沿肋弓下缘有一长约18cm手术疤痕，伤口愈合良好。剑突下有轻微压痛，无反跳痛、叩击痛，肝脾肋下未触及，双下肢轻度水肿。

中医诊断：肝癌。

西医诊断：原发性肝癌（巨块型）。

辨为肝盛脾虚证，治以健脾益气、疏肝消癥为法，以小柴胡汤合四君子汤加白扁豆、白芍、半枝莲、山慈菇拟方服用。

患者服7剂后，进食增加，腹胀、剑突下压痛减，夜寐可，大便每日1～2次，成形，小便黄，舌脉同前，守方加减治疗2个月。

2005年4月查AFP 908.4μg/L，于外院行PET/CT示：肝及肺内少许肿瘤，诊为肝癌肺转移。症见：刺激性咳嗽，无痰，仍腹胀，进食后明显，右上腹微痛，纳欠佳，夜寐差，大便调，小便黄。舌暗红，舌苔黄，脉弦细。辨为肝盛脾虚，热毒内蕴证，治以疏肝健脾、清热解毒为法，予小柴胡汤加厚朴、白芍、木香、郁金、虎杖、土茯苓、栀子、半枝莲、白花蛇舌草。

2005 年 4 月始行肝脏肿物介入治疗 3 次。介入后出现恶心、呕吐、发热，体温最高达 39.5℃，右胁部胀满疼痛，时放射至肩部等症状。此为肝热血瘀，兼有脾虚，故治以清肝凉血、健脾和胃之法，方用小柴胡汤合香砂六君子汤加栀子、丹皮、茵陈等。治疗 1 周后症状好转，肝功能维持在正常值 2 倍以内。2006 年 1 月肝功能降至正常，一直坚持门诊中医药治疗。2008 年 5 月复查 CT 示：肝癌术后介入治疗后改变，病灶情况较前未见明显变化；右肺结节直径＜1cm。随访至 2008 年 6 月，患者发病近 4 年，术后坚持中医药治疗 3 年余，症状改善，带瘤生存 3 年余，KPS 评分 80 分。此后随访脱落，情况不详。

按： 小柴胡汤为和法代表方，具有和解少阳、疏肝利胆、宣畅三焦、健脾和胃、通津液、降相火等功效，切合肝癌肝盛脾虚、肝火内盛的病机。我们临证常灵活运用小柴胡汤进行辨证加减。木盛乘土，肝盛脾虚者，以小柴胡汤合四君子汤加减疏肝健脾；肝气郁滞，日久化火者，加半枝莲、山栀子、白花蛇舌草、八月札等以疏肝行气、清肝解毒；身目黄染者，加绵茵陈、山栀子、溪黄草、田基黄等以利胆退黄；癌性腹水，瘀水内停者，加大腹皮、泽泻、车前草、猪苓、茯苓、红花等泄水逐饮、活血化瘀。此例患者为原发性肝癌（巨块型），术后以中医药治疗，症状得以改善，然在治疗的 2 个月期间，发现肺转移，其病情进展可见其恶性度之高，继续以小柴胡汤化裁治疗，并结合介入治疗，肿瘤得以控制，带瘤生存 3 年余。可见小柴胡汤化裁在肝癌的治疗中具有良好的效果，也体现了中医在提高患者生存质量和延长生存期中具有重要作用。

案 11

彭某，女，73 岁。门诊号：3156151。2008 年 3 月 25 日初诊。

主诉：原发性肝癌射频消融术后 2 周。

病史：患者于 2007 年以来反复出现右上腹隐痛不适，近 1 个月来症状加重，伴气促，遂于 2008 年 1 月 21 日前往广东省人民医院就诊。查上腹部 CT 示：肝右前叶见大小约 60mm×50mm 低密度影，周围似见假包膜，病灶上方胆管轻度扩张。诊断考虑原发性肝癌可能性大。2008 年 2 月 27 日查 AFP1025.39µg/L；2008 年 3 月 5 日在广州中医药大学第一附属医院行肝穿刺活检术，病理示：符合低分化肝细胞癌。患者于 2008 年 3 月 5 日及 3 月 11 日在 CT 引导下行肝射频消融术。

初诊时症见：右上腹及左侧胸部疼痛，进食后腹胀，时恶心欲呕，腰酸乏力，气短，纳眠尚可，大便 2 日一行，小便调。舌暗红苔黄厚，脉弦滑。查体：全身皮肤黏膜无黄染，浅表淋巴结未触及肿大，未见肝掌及蜘蛛痣。腹略膨隆，左上腹及剑突下轻触痛，未及肿物或包块，肝触诊肋下约 1 横指，肝区叩击痛（＋），脾触诊不满意。

中医诊断：肝癌。

西医诊断：原发性肝癌射频消融术后（Ⅲa 期）。

辨为肝热血瘀证，治以清肝泄热、化痰祛瘀为法，方用四逆散加味。

处方：柴胡 15g，白芍 15g，枳壳 15g，八月札 15g，土鳖虫 6g，苦参 10g，山慈菇 15g，当归 10g，郁金 10g，木香（后下）10g，香附 10g，甘草 6g。日 1 剂，水煎服。

2008 年 4 月 3 日诊：上方服 7 剂后，诸症稍减，守方加减续服 1 月余，患者腹胀较前减轻，气促好转，仍右上腹疼痛，口干无口苦，余无明显不适。

处方：柴胡 15g，白芍 15g，枳壳 15g，甘草 6g，八月札 15g，桔梗 10g，桃仁 10g，莪术 15g，当归 10g，薏苡仁 30g，木香（后下）10g，香附 10g。日 1 剂，水煎服。

上方服 7 剂后症状明显改善，患者坚持门诊复诊，以四逆散随证加减。后于 2008 年 6 月 3 日及 2008 年 10 月 30 日再行 2 次肝肿物射频消融术。术后复查：AFP 90.80µg/L。2011 年 6 月 3 日 CT 示：肝癌射频消融术后，病灶较前稍缩小，肿瘤大部分坏死，小部分存活；肝硬化。2011 年 6 月 13 日行经皮肝动脉栓塞化疗术 1 个疗程。

2012 年 5 月 12 日诊：患者于 2012 年 5 月 7 日于我院复查上腹部 CT 示：肝癌射频消融术后，病灶较前（2011 年 2 月 18 日）稍缩小，肿瘤大部分坏死，小部分存活；肝硬化；肝内胆管轻度扩张；左肾囊肿，右侧心膈角多发淋巴结肿大，与前相仿。查腰椎 MR 示：胸腰椎及椎间盘退行性变。考虑 T11 椎体骨转移瘤合并病理性压缩性骨折。遂转骨科行 "T11 椎体压缩骨折穿刺活检＋椎体成形术"，术后病理未发现转移性癌细胞。现患者感肝区隐痛，腰骶部疼痛明显，纳眠可，二便调，舌淡红苔薄白，脉沉细。治以疏肝行气、补肾祛瘀为法，方用四逆散加味：柴胡 15g，白芍 15g，枳壳 15g，甘草 6g，土鳖虫 6g，苦参 10g，龙葵草 30g，茯苓 25g，守宫 6g，桃仁 10g，山萸肉 10g，杜仲 15g，骨碎补 15g，山慈菇 15g，莪术 15g，露蜂房 15g。14 剂，日 1 剂，水煎服。

药后诸症改善，继续门诊治疗。随访至 2013 年 5 月，患者发病 5 年余，肝脏肿瘤控制良好。

附影像学资料：见附录一·图 20。

按：此例为原发性肝癌射频消融术后患者，初诊时症状较多，综合四诊，辨为肝热血瘀，痰热蕴结证。肝热血瘀，胸腹部气血不畅，不通则痛，故见右上腹及左侧胸部疼痛；肝木犯胃，胃气上逆，则恶心欲呕；痰热蕴结，脾胃受困，运化失职，则进食后腹胀。舌暗红苔黄厚，脉弦滑，均为肝热血瘀，痰热蕴结之征。故治以清肝泄热、化痰祛瘀为法，方用四逆散行气解郁、调和肝脾，复加八月札、香附疏肝行气，土鳖虫、郁金活血祛瘀，苦参清热解毒，山慈菇散结化痰，当归活血养血，木香理气宽中。2008 年 4 月 3 日就诊时，腹胀较前减轻，气促好转，仍右上腹疼痛，故继续以四逆散疏肝行气，随证加散结祛瘀、解毒抗癌之品。纵观此例，以中医药配合射频消融术，在控制肿瘤上起到相得益彰之功，肝脏肿瘤残留长期控制稳定，生存质量较高，起到带瘤生存的作用。

案 12

何某，男，55 岁，东莞人。门诊号：4087442。2009 年 8 月 10 日初诊。

主诉：上腹部疼痛 11 月余。

病史：患者于 2008 年 9 月因腹痛至外院就诊，CT 检查示：肝右后叶及肝肾隐窝占位性病变，遂行手术切除，术后病理示：肝细胞异型增生。术后予抗病毒治疗。2009 年 6 月行射频消融术（肝右后叶下段肿物），后行 3 次无水酒精瘤内注射。2009 年 6 月 3 日查 AFP4.88ng/mL。2009 年 7 月 11 日复查 CT 示：肝右后叶及肝前叶病灶较前增大。右侧肝肾隐窝区病灶切除后，肝肾隐窝内囊性占位较前明显缩小。肝硬化，脾大，门脉高压。现患者为求进一步治疗，来门诊以中医药治疗。

初诊时症见：腹部胀满疼痛，纳眠偏差，大便溏，每日 3 ～ 5 次，小便调，近期体重无明显变化。舌淡红苔薄白，脉弦。

中医诊断：肝癌。

西医诊断：原发性肝癌。

辨为肝盛脾虚，气滞血瘀证。治以健脾行气、解毒祛瘀为法。

处方：党参 15g，白术 15g，云苓 25g，甘草 6g，土鳖虫 6g，半枝莲 15g，厚朴 15g，枳实 15g，桃仁 10g，莪术 15g，酸枣仁 15g，麦冬 15g。日 1 剂，水煎服。

2009 年 9 月 7 日诊：上方加减服 1 个月后腹痛好转，眠转佳，胃纳改善，大便溏，日 3 ～ 4 次，小便可。舌脉同前。遵前法拟方：党参 15g，白术 15g，云苓 25g，甘草 6g，八月札 15g，半枝莲 15g，山慈菇 15g，远志 10g，桃仁 10g，龙葵草 30g，酸枣仁 15g。日 1 剂，水煎服。

2009 年 9 月 21 日诊：上方服 14 剂后纳眠可，小便调，大便稍溏，日 2 ～ 3 次，余无不适，舌脉同前。处方：党参 15g，白术 15g，云苓 25g，甘草 6g，土鳖虫 6g，半枝莲 15g，苦参 10g，泽泻 15g，桃仁 10g，莪术 15g，酸枣仁 15g，麦冬 15g，郁金 10g。日 1 剂，水煎服。

2009 年 10 月 12 日诊：近来大便次数减少，日 2 次左右，便溏，纳眠可。舌脉同前。处方：党参 15g，白术 15g，云苓 25g，甘草 6g，土鳖虫 6g，半枝莲 15g，苦参 10g，枝头花 15g，泽泻 15g，桃仁 10g，莪术 15g，酸枣仁 15g，麦冬 15g，郁金 10g，山慈菇 15g。日 1 剂，水煎服。

2009 年 12 月 11 日诊：上方服 7 剂后诸症皆消，患者此后坚持门诊中医药治疗，予四君子汤加减，一般情况良好。患者于 2009 年 11 月 4 日在南方医院行肝动脉硬化术，2009 年 12 月 4 日行"肝动脉栓塞术 + 脾部分栓塞术"。术后出现纳眠差，左上腹部稍疼痛。治以疏肝行气、祛瘀散结为法：柴胡 15g，白芍 15g，枳壳 15g，甘草 6g，郁金 10g，八月札 15g，木香（后下）

10g，山慈菇 15g，桃仁 10g，莪术 15g，桔梗 10g，山楂 20g，法半夏 10g。日 1 剂，水煎服。

上方服 14 剂后诸症均减，继续以上方加减以健脾行气、解毒祛瘀。2010年 5 月于南方医院再行介入治疗一次（具体不详），术后以四逆散合四君子汤加减坚持治疗。2010 年 8 月查 PET/CT 示：①肝右后叶呈术后改变，肝内未见恶性肿瘤征象。②肝硬化，肝内多发碘油沉积，伴多发囊肿。③肝门区及腹膜后未见异常。2010 年 8 月 17 日查 AFP1.2μg/L，HBV 定量＜ 1000 lopies/mL。患者此后坚持中医药治疗，基本以四逆散合四君子汤加减。随访至 2014年 5 月，患者发病近 5 年，经中医药治疗 4 年余，生活如常人，KPS 评分 80分。

按： 此例为原发性肝癌术后患者，并多次行射频消融、无水酒精注射等介入治疗，可见肿瘤残存，难以控制。初诊时症见：腹部胀痛，纳眠偏差，舌淡红苔薄白，脉弦。综合四诊，辨为肝盛脾虚，气滞血瘀证，治以健脾行气、解毒祛瘀法，方用四君子汤益气健脾，复加土鳖虫、桃仁、莪术活血祛瘀，半枝莲解毒抗癌，厚朴、枳实行气通滞，酸枣仁收敛宁神，麦冬养阴生津。2009 年 9 月 7 日诊时，眠转佳，纳可，大便次数减少。遵前法，继续以四君子汤益气健脾，复加八月札疏肝行气，半枝莲、山慈菇、龙葵草解毒散结，远志、酸枣仁宁心安神，桃仁活血祛瘀。2009 年 12 月 11 日诊时，患者行肝动脉硬化术，术后出现纳眠差，左上腹部稍疼痛。此为手术损伤气血，导致气滞血瘀，治以行气活血为主，兼以解毒散结，方用四逆散疏肝解郁，复加郁金宁心安神，八月札、木香行气通滞，莪术、桃仁、山慈菇祛瘀散结，桔梗散结化痰，山楂消食以助脾运，法半夏燥湿以醒脾。诸药合力，庶可建功。后以四逆散合四君子汤随证辅以行气祛瘀、解毒散结之剂，肿瘤得以控制，近期疗效满意。

案 13

邱某，男，57 岁，广州人。门诊号：3179612。2008 年 4 月 22 日初诊。

主诉：原发性肝癌术后 3 个月。

病史：患者于 1996 年发现乙肝小三阳后，长期以中药及中成药治疗。2006 年行抗病毒治疗，肝功能稳定。2008 年 1 月 CT 发现，肝大小为

2cm×3cm，遂行肝癌切除术。术后肝功能、AFP 均正常，但出现大量胸腹水，先后行 10 次抽胸水治疗（约 17000mL），初为血性，后色淡黄，病理未发现癌细胞，胸腹、盆腔 CT 及 MR，以及全身 PET/CT 均未发现转移病灶。

初诊时症见：疲倦乏力，术后伤口微感隐痛，仍感腹胀，进食后加重，纳呆，眠一般，二便可。舌暗红苔薄黄，脉弦细。既往有糖尿病史。

中医诊断：肝癌。

西医诊断：原发性肝癌（T3NxM1，Ⅳb 期）；胸腔积液；腹腔积液；肝炎后肝硬化；2 型糖尿病。

辨为肝热血瘀证，治以清肝泄热、祛瘀消癥为法。

处方：土鳖虫 6g，桃仁 10g，白芍 15g，甘草 6g，八月札 15g，苦参 10g，泽泻 15g，大腹皮 15g，云苓 25g，女贞子 20g，薏苡仁 30g，鳖甲（先煎）15g。日 1 剂，水煎服。

2008 年 5 月 6 日二诊：上方服 14 剂后腹胀稍减，纳眠可，二便调，舌脉同前。遵前法拟方：柴胡 15g，白芍 15g，枳壳 15g，甘草 6g，八月札 15g，苦参 10g，泽泻 15g，丹皮 15g，白蒺藜 15g，土鳖虫 6g，山慈菇 15g，半枝莲 15g。日 1 剂，水煎服。

2008 年 6 月 17 日三诊：上方服 14 剂后诸症稍减，后于 5 月 20 日至 6 月 3 日入住我院肿瘤科，复查相关抗原五项示 CA125 505.25 U/mL，余均正常。2008 年 5 月 26 日复查 CT 示：肝癌切除术后改变，肝硬化，门脉高压，食管下段胃底静脉曲张，脾脏肿大，大量腹水。右肺下叶炎症及盘状肺不张，右侧胸腔积液。继续予四逆散等疏肝健脾、散结化瘀之剂。现症见：精神疲倦，腹稍胀，纳眠可，二便调。处方：柴胡 15g，白芍 15g，枳壳 15g，甘草 6g，土鳖虫 6g，桃仁 10g，八月札 15g，鳖甲（先煎）15g，苦参 10g，山萸肉 15g，云苓 25g，泽泻 15g。日 1 剂，水煎服。

上方服 14 剂后腹胀减少，情况稳定。患者此后坚持中医药治疗，基本以四逆散合下瘀血汤加减。2009 年 2 月 4 日复查 CT 示：肝癌切除术后改变，上腹部未见肿瘤复发及转移征象。右下肺背段小结节，转移瘤待排。继续中医药治疗，情况稳定。2015 年 3 月 3 日复查 CT 示：肝癌切除术后改变，上腹部未见肿瘤复发及转移征象。肝硬化，脾肿大，门脉高压，食管下段胃底静脉曲张。多次复查肿瘤相关指标，未发现异常。随访至 2015 年 4 月，患者发病 7 年余，情况稳定。

附影像学资料：见附录一·图 21。

按： 此例患者为肝癌晚期，初诊时经抽胸水及利尿治疗后，胸腹水有所减少，仍感腹胀、疲倦乏力，术后伤口微感隐痛，进食后加重，纳呆。舌暗红苔薄黄，脉弦细。综合四诊，辨为肝热血瘀。肝热血瘀，气血不通，则腹胀满；术后损伤气血，气血瘀滞，故术后伤口隐痛；脾虚健运失职，可见纳呆。故治以清肝泄热、祛瘀消癥法，用下瘀血汤合芍药甘草汤加减。下瘀血汤活血祛瘀，合芍药甘草汤缓急止痛，复加女贞子、鳖甲补肝肾阴，云苓、薏苡仁、泽泻健脾利湿，苦参解毒利湿，八月札、大腹皮行气通滞。二诊时，腹胀稍减，纳眠可，二便调。故守前法，方用四逆散加味，去鳖甲、大腹皮、云苓、女贞子、薏苡仁，加土鳖虫、山慈菇、半枝莲以增祛瘀、散结、解毒之功，加丹皮以活血凉血，白蒺藜平肝解郁。后患者入住我院肿瘤科，查 CT 示：肝癌切除术后改变，上腹部未见肿瘤复发及转移征象；大量腹水；右肺下叶炎症及盘状肺不张，右侧胸腔积液。此为脾虚肝郁，痰瘀蕴结，故继续以四逆散加减以疏肝健脾、散结化瘀。后以四逆散合下瘀血汤加减，通过疏肝健脾、散结化瘀、补益肝肾后，腹水全消，诸症基本消失。2015 年 3 月复查 CT 示：上腹部未见肿瘤复发及转移征象。此例疗效显著，可见中医药在肝癌治疗中抑制癌毒复发的重要作用及优势。

案 14

梁某，男，71 岁，广东番禺人，离退休。门诊号：4194498。2009 年 9 月 21 日初诊。

主诉： 进行性消瘦 2 个月。

病史： 患者自 2009 年 7 月出现进行性体重下降，因患者素有糖尿病史，当时未予重视。2009 年 8 月因糖尿病就诊时查 B 超示：肝右叶占位。遂于 8 月 18 日行 CT 检查示：肝右叶肝细胞癌（多中心），最大一个约 42mm×49mm；胆囊多发结石；左肾小结石。患者为进一步明确诊断于 2009 年 8 月 25 日入中山大学附属肿瘤医院，查 AFP305.9ng/mL，考虑为肝右叶肝细胞癌，建议手术治疗，患者拒绝行手术治疗。2009 年 9 月 7 日入住我科，入院后完善相关检查，9 月 8 日查 AST 49U/L，ALT 47U/L，GGT 55U/L，AFP 346.68μg/L。

初诊时症见：疲倦乏力，时有头晕眼花，口干无口苦，腹部微胀，纳眠一般，二便调。舌淡红苔白腻，脉弦滑。

中医诊断：肝癌。

西医诊断：肝右叶肝细胞癌（T3N0M0，Ⅲa 期）。

辨为肝盛脾虚，痰瘀毒结证，治以疏肝健脾、祛瘀散结为法。

处方：土鳖虫 6g，桃仁 10g，龙葵草 30g，山慈菇 15g，莪术 15g，桔梗 10g，八月札 15g，半枝莲 15g，苦参 10g，茯苓 20g，甘草 6g。日 1 剂，水煎服。

2009 年 11 月 9 日诊：服 7 剂后患者精神好转，腹部胀满较前缓解，以上方化裁加减 30 余剂。现头晕眼花等症基本消失，微感口苦，纳眠可，舌红苔薄黄，脉弦滑。处方：土鳖虫 6g，桃仁 10g，龙葵草 30g，山慈菇 30g，莪术 15g，桔梗 10g，八月札 15g，半枝莲 15g，苦参 10g，茯苓 25g，甘草 6g，钩藤 15g，当归 10g，党参 15g，蜈蚣 3 条，白花蛇舌草 15g。日 1 剂，水煎服。

2010 年 3 月 8 日诊：上方服 14 剂后诸症基本消失，守前法，以疏肝健脾、祛瘀散结、解毒抗癌为法处方续服 3 月余。患者情况稳定，无明显不适，口干口苦、舌红苔白腻、脉弦。2010 年 3 月 5 日复查 CT 示：考虑原发性肝癌并肝内转移，或多中心，肝右后叶下段可见三个异常信号，大小分别为 1.6cm×1.5cm×1.7cm，2.5cm×2.6cm×2.3cm，3.5cm×4.0cm×3.6cm；胆囊多发结石并轻度胆囊炎；左肾小囊肿。治以祛瘀散结、解毒抗癌为法，处方：土鳖虫 6g，桃仁 10g，龙葵草 30g，山慈菇 30g，莪术 15g，桔梗 10g，白芍 15g，半枝莲 15g，葛根 20g，甘草 6g，墨旱莲 15g，浙贝 10g，党参 15g，蜈蚣 3 条，黄芩 15g，泽泻 15g。日 1 剂，水煎服。

上方服 14 剂后诸症均消，患者坚持门诊治疗，以疏肝健脾、祛瘀散结、解毒抗癌为法随证加减。2011 年 3 月 30 日查上腹 MR 示：肝右叶多发占位性病变治疗后复查。与 2010 年 9 月 18 日 MR 片比较：原肝右后靠后上叶病灶形态、大小未见明显变化，增强后动脉期仍见明显强化；另一病灶约 15mm×20mm×18mm，较前轻度缩小，且有部分囊变；靠下病灶大小约为

23mm×23mm，形态大小及信号与前大致相同，增强后无明显强化，提示坏死明显；未见新病灶；余所见同前。"肿物缩小，治以祛瘀散结、解毒抗癌法为主，处方：土鳖虫 6g，桃仁 10g，龙葵草 30g，山慈菇 30g，莪术 15g，桔梗 10g，白芍 15g，半枝莲 15g，白茅根 30g，甘草 6g，菊花 15g，葛根 20g，丹皮 15g，蜈蚣 3 条，白术 15g，苦参 10g。14 剂，日 1 剂，水煎服。

随访至 2014 年 5 月，患者自发现病灶 4 年余，未行手术及化疗，以西医护肝对症治疗后，单纯以中医药治疗，肿瘤缩小，未见新病灶，情况稳定，生活如常人，现仍于门诊治疗中。

按：此例患者初诊时症见：疲倦乏力，时有头晕眼花，口干无口苦，腹部微胀，纳眠一般，二便调，舌淡红苔白腻，脉弦滑。综合脉症，辨为肝盛脾虚，痰瘀毒结证。因患者素患肝炎多年，加之平素嗜烟，致使邪毒内蕴，肝盛乘脾，脾虚则健运失常，水湿不能正常运化则痰浊内生，肝气不舒，气滞不行，则瘀血内停，痰、瘀、毒互结则发为本病。疲倦乏力为脾虚表现，肝内包块为痰瘀毒结聚而成，舌淡红苔白腻、脉弦滑均为肝盛脾虚，痰瘀毒结之征。故治以疏肝健脾、祛瘀散结为法，方中土鳖虫、桃仁、莪术活血祛瘀，龙葵草、半枝莲、山慈菇、苦参解毒抗癌，桔梗散结化痰，八月札疏肝行气，茯苓健脾化湿，甘草调和诸药。2009 年 11 月 9 日诊时，头晕眼花等症基本消失，微感口苦，纳眠可，舌红苔薄黄，脉弦滑。故守前法，在前方中加钩藤平肝息风，党参、当归补益气血，蜈蚣、白花蛇舌草解毒抗癌。后继续以疏肝健脾、祛瘀散结、解毒抗癌为法，收到满意效果。纵观此例，患者肝内肿物较大，未行手术、微创等积极治疗，仅以西医护肝对症治疗。后坚持中医药治疗，而肿物较前缩小，未见新病灶，肿瘤得以控制，实属不易，可见中医在治疗肿瘤中的重要作用。

案 15

林某，男，58 岁。住院号：324992。2009 年 12 月 18 日初诊。

病史：患者因体检行 B 超检查发现肝区占位肿物，于 2009 年 12 月 3 日到广东省人民医院行肝区肿物切除术（具体不详），术后病理示：肝细胞癌。术程顺利，术后到我院门诊就诊，寻求中医药治疗。

初诊时症见：精神尚可，右上腹隐痛，伴牵拉不适感，口干口苦，纳眠可，大小便调。舌暗红苔白，脉弦细。

中医诊断：肝癌。

西医诊断：原发性肝癌切除。

此乃肝脾受损，气机阻滞，肝郁化火，瘀血内停，湿热毒蕴，辨证当属肝热血瘀，治疗以疏肝解郁、清肝解毒、祛瘀散结为法。

处方：土鳖虫 6g，枳壳 15g，焯桃仁 10g，山慈菇 15g，夏枯草 15g，桔梗 10g，丹参 15g，半枝莲 15g，白芍 15g，茜草 15g，甘草 6g，柴胡 15g，墨旱莲 20g，牡丹皮 15g，郁金 10g，山楂 20g。7 剂，水煎服。

2009 年 12 月 25 日二诊：患者肝区隐痛较前好转，仍口干，腹部牵拉不适感，余尚可。舌暗红苔白，脉弦细。辨证同前，以疏肝行气、清肝解毒、祛瘀散结为法拟方，具体方药如下：柴胡 15g，赤芍 15g，枳壳 15g，甘草 6g，焯桃仁 10g，莪术 15g，山慈菇 15g，桔梗 10g，丹参 15g，半枝莲 15g，白芍 15g，茜草 15g，甘草 6g，生地黄 15g，牡丹皮 15g，郁金 10g。

2010 年 1 月 8 日三诊：患者肝区隐痛基本消失，口干好转，时有腹部牵拉不适，汗出较多，活动后明显。舌淡暗苔白，脉弦细。肝热已清而阴血瘀毒内结，遂予疏肝解郁、祛瘀解毒为法，处方：浙贝母 10g，山慈菇 15g，焯桃仁 10g，半枝莲 15g，猫爪草 30g，预知子 15g，醋莪术 15g，柴胡 15g，白芍 15g，枳壳 15g，地龙 10g，桔梗 10g，麦冬 15g，甘草 6g，泽泻 15g，浮小麦 30g。

患者服药后汗出减少。此后一直坚持每 2 周前来门诊复诊，定期复查腹部 CT 未见异常。至 2012 年 6 月 6 日复查 CT：考虑肝癌术后肝右叶 S8 段复发，腹膜后淋巴结转移，肝及左肾小囊肿。右肾上腺多发结节大致如前，考虑增生可能性大。腰椎退行性变。6 月 20 日行 PET/CT 示：①肝 S7 呈术后改变；肝 S8 两处结节，局部葡萄糖代谢活性未见增高，结合强化方式，考虑为肝细胞癌；腹膜后肿大淋巴结、右肺下叶肿块、右肾上腺结节，局部葡萄糖代谢活性轻度增高，考虑为转移性肝细胞癌病变。②胰头区肿物伴环形糖代谢活性增高，考虑转移性淋巴结可能性大，不排除胰头受累。③左肾上腺结节并环形强化，局部糖代谢稍增高，考虑转移瘤病变可能大。④ 18F-FDG-PET/CT 体部扫描其他部位未见实体恶性肿瘤代谢影像。患者出现肝癌并肝内、肺、肾上腺复发转移，腹膜后多发淋巴结转移，于 2012 年 7 月 9 日在 CT 引导下行经皮肺穿活检术和肺肿瘤及肝肿瘤氩氦冷冻消融术，肺穿刺病理符合肝细胞转移。患者开始口服舒尼替尼胶囊靶向药物治疗，并继续门诊服用中药。

2012 年 7 月 15 日诊：患者精神疲倦，腹部胀满感，口干，无口苦，无腹痛腹泻，胃纳欠佳，大小便调。舌淡暗苔白，脉弦细。此为肝气郁滞，肝阴受损，治以疏肝行气、滋养肝阴为法，处方：生地黄 15g，玄参 15g，女贞子 20g，墨旱莲 20g，浙贝母 10g，山慈菇 15g，大腹皮 15g，猫爪草 30g，预知子 15g，醋莪术 15g，柴胡 15g，白芍 15g，枳壳 15g，地龙 10g，牡丹皮 15g，甘草 6g。患者服药后腹胀、口干均有所缓解。

此后患者继续门诊中医药治疗。2013 年 12 月 3 日复查胸腹部 CT 示：肝癌综合治疗后，肝内未见明显存活肿瘤，大致同前（2013 年 7 月 8 日片）；双侧肾上腺小结节大致同前，右中肺野外带结节较前稍有缩小；左上肺钙化灶，胰头囊性包块同前。患者肝癌术后 3 年余，一直坚持中医药治疗，虽出现肿瘤复发转移，经综合治疗肿瘤复发及转移病灶基本消失，治疗效果良好。

附影像学资料：见附录一·图 22。

按：清·王泰林在《西溪书屋夜话录》中指出："肝火燔灼，游行于三焦，一身上下内外皆能为病，难以枚举。"法当清化肝经之郁火。肝癌致病，因肝脾受损，气机阻滞，郁而化火，久病累及肝肾之阴，导致瘀血内停，湿热毒蕴。故治疗当注重清肝泄热、舒达肝气。患者初诊时为肝癌术后不久，右上腹隐痛，伴牵拉不适感，口干口苦，舌暗红苔白，脉弦细。辨证属肝热血瘀，以疏肝解郁、清肝解毒、祛瘀散结为法拟方，方中以柴胡、白芍、枳壳、甘草疏肝行气，茜草、丹参、牡丹皮、郁金等清泄肝热、解毒化湿，以半枝莲、夏枯草等解毒祛湿，桃仁、土鳖虫、山慈菇等祛瘀散结，白芍、墨旱莲固护肝阴。二诊时患者肝区隐痛较前好转，仍口干，腹部牵拉不适感，舌暗红苔白，脉弦细。辨证同前，予前方减夏枯草、山楂，加用生地黄清肝养阴，白芍改赤芍，并加莪术增祛瘀散结之力。三诊时肝区隐痛基本消失，口干好转，时有腹部牵拉不适，汗出较多，活动后明显，患者肝热已清而阴血瘀毒内结，遂以疏肝解郁、祛瘀解毒为法拟方用药。予猫爪草、地龙、预知子等祛瘀解毒，泽泻清肝化湿，浮小麦、白芍等养阴敛汗。患者坚持中医药治疗，1年6个月后始出现肿瘤复发转移，经综合治疗现仍健在，生活如常人，生存期超3年，充分展现了中医药治疗在抑制癌毒、减毒增效方面的积极作用。

案16

舒某，男，33岁。门诊号：5773217。2011年1月26日初诊。

病史：患者于2003年9月单位体检时发现肝肿瘤，遂于广州市肿瘤医院治疗，9月29日行介入治疗。2003年10月24日行肝肿瘤切除术，肿瘤大小约1.8cm×1.8cm，切除部分5cm×5cm。术后诊断：原发性肝细胞性中分化肝肿瘤。术后肝功及AFP均在正常范围之内。2003年10月开始口服中药。至2007年3月复查，AFP持续升高，于中山大学附属肿瘤医院行射频术，AFP下降至56 ng/mL，后呈倍数增长，半年后复发。2007年9月于中山大学附属肿瘤医院行介入治疗。术后AFP由5000 ng/mL下降至1500 U/mL。2007年10月及2008年4月行微波治疗，9月于珠江医院行介入治疗。2010年1月于该院行切除肝左叶及胆囊手术，术后有残余，AFP 288 ng/mL。3月入院行化疗，AFP升至2600 ng/mL，2010年3月、4月于武汉陆军总医院行无水酒精注射治疗。2010年5月20日突发十二指肠球部溃疡，引起大量吐血，行手术切除好转。2010年11月19日于广州军区总医院复查PET/CT示：肝癌术后综合治疗后，对比上次2009年1月16日片PET/CT，考虑为肿瘤复发；肝门区及腹膜后未见明显淋巴瘤转移征象；左侧髂骨骨质改变伴代谢增高，密度基本同前。2011年1月26日于我院查AFP 9678.64ng/mL。现患者为求中医药治疗前来门诊。

初诊时症见：患者精神疲倦，觉肝区隐痛不适，纳眠差，二便调。舌淡暗苔薄白，脉弦数。

中医诊断：肝癌。

西医诊断：原发性肝癌综合术后复发（T1N0M0，Ⅰ期）。

辨证为肝郁脾虚证，治以疏肝行气、健脾化痰、祛瘀消癥之法，方拟四逆散合四君子汤加减。

处方：柴胡15g，白芍15g，枳壳15g，甘草6g，云苓25g，白术15g，党参 15g，当归 10g，半枝莲 15g，山慈菇 15g，土鳖虫 6g，桃仁 10g，法半夏 10g。同时开始予口服舒尼替尼胶囊（50mg，每日 1 次，2 月 4 日起给药）。

2011 年 2 月 21 日二诊：现面色萎黄，下眼睑微肿，纳眠可，大便每日 2～3 次，小便可。舌红边有齿痕，苔薄白，脉弦数。患者已服 20 天索坦。肿瘤标志物：AFP 5131.82 ng/mL，CEA 4.13 μg/L。患者 AFP 下降明显，考虑治疗有效，皮肤萎黄、白细胞及血小板下降考虑为舒尼替尼引起的不良反应，嘱患者减量为 37.5mg，每日 1 次。中医方面，在前方基础上加强健脾化湿、滋阴养血之力，具体处方如下：党参 15g，白术 15g，茯苓 25g，白芍 15g，枳壳 15g，当归 10g，半枝莲 15g，山慈菇 15g，桃仁 10g，甘草 6g，仙鹤草 30g，木香 15g，泽泻 15g，墨旱莲 15g，阿胶（烊化）10g，广藿香 15g。14 剂，水煎服。

2011 年 3 月 5 日三诊：患者精神改善，双眼睑浮肿较前消退，胃纳欠佳，口干，无口苦，肝区稍有隐痛，大小便调。舌暗红边有齿痕，苔薄白，脉弦细。辨证属肝肾阴虚，瘀毒蕴结，遂以滋养肝肾、祛瘀解毒为法治之，处方：柴胡 15g，白芍 15g，枳壳 15g，甘草 6g，茯苓 25g，重楼 15g，半枝莲 30g，女贞子 20g，墨旱莲 20g，醋鳖甲（先煎）30g，桃仁 15g，山慈菇 15g。

患者服药后口干缓解，胃纳较前改善。一直坚持每 2 周前来门诊复诊。2012 年 6 月 30 日复查上腹 CT 示：右肝前部结节强化病灶并肝内数个结节强化病灶，考虑复发，与前片比较肝 s8 段病灶强化程度较前减低，其余病灶改变不明显；肝癌术后，肝右叶介入治疗术后碘油沉积，与 4 月 6 日片相比大致相仿，膈下结节无明显改变。患者继续口服舒尼替尼胶囊，后未再出现浮肿、骨髓抑制等严重并发症，生活质量较高。

2014 年 1 月 12 日复诊：患者精神良好，胃纳、睡眠良好，无明显不适。舌淡暗苔白，脉弦滑。复查上腹部平扫＋增强 CT 示：肝癌术后，肝右叶介入治疗术后碘油沉积，增强动脉期明显不均匀强化，与 2013 年 9 月 21 日 CT 片比较，所见大致同前；胃大部分切除术后改变。中药治疗以疏肝健脾、祛瘀散结为法拟方：柴胡 15g，白芍 15g，枳壳 15g，甘草 6g，茯苓 25g，白术 15g，薏苡仁 30g，八月札 15g，守宫 6g，桃仁 10g，牡丹皮 15g，莪术 15g，女贞子 20g，杜仲 15g，徐长卿 30g。14 剂。

患者自 2003 年发现原发性肝癌后，以手术、介入治疗及中医药治疗为主进行综合治疗，至今达 12 年，疾病控制稳定，效果极好。目前患者仍在门诊随访治疗中。

附影像学资料：见附录一·图 23。

按：原发性肝癌的病因有内、外两方面：内因重视七情所伤，肝郁化火，横逆犯脾，久病累及肝肾之阴；外因以湿热郁蒸、瘀毒蕴结为多见。临床用药注重疏肝健脾、滋水涵木、祛瘀解毒法的应用。患者年轻时发病，发现肝脏肿瘤后已行手术及多次介入和微创治疗，元气耗伤，肝脾受损，初诊时见精神欠佳、肝区隐痛、舌淡暗苔薄白、脉弦数，此为肝气郁滞，脾土不运，痰瘀互结，治疗以疏肝行气、健脾化痰、祛瘀消癥为法。方中以四逆散疏肝行气、调和肝脾，党参、白术、茯苓、法半夏等健脾化痰，桃仁、土鳖虫、山慈菇、半枝莲解毒祛瘀。服用后患者肝区隐痛缓解，但因舒尼替尼药物反应，出现面色萎黄、下眼睑微肿，此为肝肾不足，阴液受损，处方以墨旱莲、当归、阿胶等加强滋肾养阴、补益气血。三诊时患者双眼睑浮肿较前消退，胃纳欠佳、口干、肝区稍有隐痛、舌暗红边有齿痕、苔薄白、脉弦细，辨证属肝肾阴虚，瘀毒蕴结，遂以滋养肝肾、祛瘀解毒为法，予四逆散合二至丸进行加减用药。患者坚持门诊服用中药，同时配合服用舒尼替尼靶向药物治疗。多次复查提示肝区病灶控制稳定，未出现明显进展。患者自 2003 年发现肝细胞肝癌后以中药配合手术、介入、靶向药物等综合治疗手段，不但有效缓解了手术、介入治疗带来的毒副作用，还充分发挥了抗肿瘤治疗效果，提高其生活质量，达到了长期的带瘤生存。

四、结语评述

原发性肝癌是世界上最常见的恶性肿瘤之一，在我国肿瘤死亡率中居第二位。同时，我国也是肝癌发病率最高的国家之一，占世界肝癌发生总数的 43%。我国每年约 13 万例患者死于此病，大约占全球肝癌死亡病例的 40%。在农村次于胃癌，在城市次于肺癌。在我国，病毒性肝炎是导致肝癌的一个主要病因，尤其以乙型病毒性肝炎多见，长期研究发现，肝炎、肝硬化、肝癌是不断迁移演变的三部曲。

肝癌死亡率高，远期疗效取决于能否早期诊断及治疗。其起病隐匿，病程短促，据一般估计，肝癌自起病至出现症状到死亡的自然病程约 2 年，出现临床症状至死亡一般为 4～6 个月。原发性肝癌若不经治疗，自然生存期平均为 4.3 个月。常见死因是全身衰竭、上消化道出血、肝昏迷和肝衰竭。肝癌的主要治疗手段是手术切除，早期术后 1 年、3 年及 5 年生存率分别为 80%～92%、61%～86% 和 41%～75%。中山大学附属肿瘤医院的 1389 例肝癌行肝切除术后的 5 年生存率为 37.6%，小于 5cm 肝癌 5 年生存率为 57.3%。但现实情况是，90% 的肝癌患者因肿瘤较大或肝硬化而失去手术机会。对于因肿瘤偏大而不能切除者，可先使用局部治疗，如肝动脉化疗栓塞术，待肿瘤缩小后争取二期切除，5 年生存率可达 30%～50%；因肝硬化严重而不能切除的小肝癌，如单个肿瘤大小 2～5cm 或多个肿瘤之和 < 3cm 者，可选择肝移植，术后 5 年生存率可达 78%～80%。非手术切除的姑息性治疗，5 年生存率不到 10%。

中医认为，肝癌病位在肝，与脾、肾密切相关。病因有内、外两方面，外因为六淫之邪，以湿热郁蒸为多见；内因重视七情所伤，肝郁化火，横逆犯脾。本病早期临床表现不明显，一旦发病，病情复杂，发展迅速，病机转化急剧，预后较差。初起病机多以气郁脾虚湿阻为主，进一步可致湿热毒瘀互结，耗伤阴血，终致正衰邪实，病情恶化，甚则阴阳离决。故治疗应根据邪正盛衰、阴阳虚实，始终坚持扶正与祛邪相结合、攻补兼施、标本兼治的原则，扶正多以健脾益气、补益肝肾为法，祛邪以清肝泄热、解毒祛瘀、消癥散结为法。

中医药治疗已渗入肝癌综合治疗中的每一环节，包括与手术、放疗、化疗，以及肝癌的介入手术等治疗，都需要中医药治疗的全程参与。即便是肝癌早期，术后复发风险仍较高，而晚期肝癌患者，因其肝功能差、有多发转移等情况，已无力行手术、介入、放化疗等治疗，此时，中医药治疗主导作用尤为凸显。中医药在肝癌治疗中注重保肝与抑瘤并举，其在肝癌各分期的作用主要体现在：①早期肝癌：围手术期配合中医药治疗扶正补虚，术后稳定期配合中医药抗转移、防复发，可提高肝癌术后远期生存率，改善术后肝脏功能。②中期肝癌：配合微创治疗，减轻微创治疗的副作用，保肝抑瘤，提高生活质量，使带瘤生存。③晚期肝癌：占主导地位。以扶正固本为主，治疗目的为缓解症状，维护肝功能，提高生存质量，延长生存期。

健脾理气调和肝脾，清热化湿祛瘀解毒——胰腺癌治验

胰腺癌在中医文献中并无明确的病名，根据其临床表现，见于"癥瘕""积聚""伏梁""黄疸"等疾病中。"胰腺"是现代医学的解剖名词。中医古籍中提到的"津管""总提""胰子"等大致与胰腺相当。

一、文献述略

1. 病位

早在春秋战国时代，许多医家论述就包括了胰的功能及其病变，论点较广泛。如《难经·五十六难》认为伏梁"起脐上，大如臂，上至心下"，即是指心下至脐有肿物，犹梁之横架于胸膈。痞气"在胃脘，覆大如盘，久不愈，令人四肢不收，发黄疸，饮食不为肌肤"。《伤寒论》里的"结胸""膈痛""心痛"之类疾病，都可能包括胰腺癌的病变。至清代以后，中医解剖学有了新的发展，胰腺的概念也较前清晰，认为肿块与肝脏、脾脏和胰腺在生理功能与病机方面互相关联。如清·王清任《医林改错》云："津管一物，最难查看，因上有总提遮盖，总提俗名胰子，其体长于贲门之右，幽门之左，正盖津门，总提下前连气府，接小肠。""胃外津门左名总提，肝连于其上。""肚腹有块必有形之血。"王清任观察了胰腺的解剖位置及其邻近器官，认为肿块与肝脏、脾脏和胰腺在生理功能与病机方面互相关联。

2. 临床表现

胰腺癌的常见症状多由湿热内生引起，有中上腹痛、黄疸、纳差、恶心呕吐，以及发热口渴、小便黄赤、腹水、消瘦等。对于胃脘痛，《素问·病能》就指出："则热聚于胃口而不行，胡胃脘为痛也。"关于黄疸，《圣济总录·黄疸门》中记载："多因酒食过度，水谷相并，积与脾胃，复为风湿所搏，热气郁蒸，所以发为黄疸。"唐·王焘《外台秘要》："心腹积聚，日久癥

癖，块大如杯碗，黄疸，宿食朝起呕变，支满上气，时时腹胀，心下坚结，上来抢心，傍攻两胁，彻背连胸。""腹中疢气癖硬，二胁脐下硬如石，按之痛，腹满不下食。"

3. 病因病机

对于其病因病机，历代医家论述颇多，多认为胰腺癌的发生与湿、热、瘀、毒等病邪搏结于腹部有关，而正气虚弱、脏腑失调是发病的内在条件。如《圣济总录》卷第七十二记载："积气在腹中，久不瘥，牢固推之不移者癥也，此由寒温失宜、饮食不节，致腑脏气虚弱，食饮不消，按之其状如杯盘牢结。久不已，令人身瘦而腹大，至死不消。"或因酒食不节、饥饱失宜，因脾胃受损而运化失调、升降不和，可致湿浊内生，邪毒留滞，日久痰浊气血互结；或因脏腑失于调和，气机阻滞，脉络不通，痰浊内生，气血痰浊积聚而成，如元代朱丹溪《丹溪摘玄》云："由阴阳不和，脏腑虚弱，四气七情常失所以，为积聚也，久而为癥瘕成块。"或因气机不利，脾湿困郁，郁久化热，湿热蕴结，日久成毒，湿热与瘀血热毒交阻，结为积块。

4. 预后

中医学中类似胰腺癌晚期的描述，多认为预后不佳。如《圣济总录》："积气在腹中，久不瘥，牢固推之不移者癥也……按之其状如杯盘牢结，久不已，令人身瘦而腹大，至死不消。""久病羸乏，卒然胀满，喘息不得，与夫脐心突出，或下利频频，百药遍尝，未见一愈者耳。"

二、临证发微

气机不畅，脾虚湿困，瘀毒蕴结是胰腺癌发病的主要病机，正气虚弱、脏腑失调是发病的内在条件。其发病与脾、胃、肝、胆功能失调密切相关。临证时必须抓住主要病因病机，以"扶正祛邪"为主要治则，并分清标本虚实，灵活运用健脾理气、化痰祛湿、祛瘀解毒等治法。

1. 健脾理气，调和肝脾

脾胃亏虚，气机不畅，肝郁犯脾是胰腺癌发病的主要原因。因脾失运化，水湿郁困，郁久化热，湿热蕴结，致脾胃湿热；或结胸膈痛，进而肝脾瘀结；或疾病日久，脾虚气血生化乏源，多见消瘦、乏力、纳差等恶病质。其病机的产生无不与脾胃密切相关，故治疗注重健脾理气、调和肝脾。

临证常用香砂六君子汤合四逆散加减。香砂六君子汤由陈夏六君子汤加木香、砂仁而成。方中人参、白术、茯苓、甘草健脾益气、燥湿化痰；木香行气止痛，砂仁、陈皮、半夏化湿和中；诸药合用，共奏健脾理气、化痰祛湿之效。四逆散出自《伤寒论》，其主要功效为行气解郁、调和肝脾。方中柴胡入肝胆经，既能疏肝解郁，又透邪升阳，使肝气条达，郁热外达，为君药；肝体阴而用阳，阳郁为热易伤阴，故以白芍敛阴泄热、补血养肝，为臣药；枳实行气散结而畅脾滞，合柴胡肝脾并调，升降互用，以增舒畅气机之力，为佐药；甘草健脾和中，合白芍则缓急止痛。全方配伍精妙，散收互用，升降并施，以达肝脾同治、气血并调之功。疼痛较甚可加延胡索、川楝子、徐长卿；腹部结块较硬可加守宫、地龙、土鳖虫、猫爪草以化痰散结；胸胁不舒者可加柴胡、香附；疲倦乏力者可加黄芪、山药、薏苡仁、山萸肉；食欲不振较甚者可加山楂、鸡内金。

2. 清热化湿，祛瘀解毒

胰腺癌以湿、热、瘀、毒为标，互为因果，互相影响，根据临证所见，可分为以下几种类型：

（1）湿热蕴结型：常因三焦不利，水湿内停，郁而化热而成。症见：上腹部胀满不适或胀痛，发热缠绵，口渴而不喜饮，或见身黄、目黄、小便黄，口苦口臭，便溏臭秽，舌红苔黄或腻，脉数。治以清热利湿解毒，予茵陈蒿汤加龙葵、八月札、半枝莲、白花蛇舌草、蒲公英等以加强清热利湿解毒之效。

（2）瘀毒蕴结型：因中焦气机不畅，气滞日久，瘀血内生，蕴结成毒，留滞腹中。症见：腹中痞块，胀满疼痛拒按，痛无休止，痛处固定，恶心呕吐或呃逆，面色晦暗，形体消瘦，纳呆食少，便秘或溏，舌质青紫，边有瘀斑，苔薄白，脉弦细或涩。治以活血祛瘀、解毒散结，以下瘀血方或膈下逐瘀汤加减。方中以桃仁、土鳖虫活血祛瘀，大黄清热通腑。瘀血内结较甚者，以红花、川芎、当归、赤芍活血化瘀，丹皮清热凉血化瘀；腹痛明显者，以香附、乌药、枳壳、延胡索疏肝解郁、行气止痛；腹部痞块者，加三棱、莪术活血破瘀。

（3）阴虚内热型：此型常见于疾病晚期。患病日久，耗伤阴津，阴虚则阳亢，内热由此而生。症见：上腹部胀满不适或胀痛，低热，盗汗，午后颧红，心烦不寐，咽干口燥，口干喜饮，便燥行艰，舌质红苔燥或少苔，脉细数。治以滋阴益胃、凉血软坚，以一贯煎加减。方中以生地黄、沙参、麦冬养血滋阴为主药；川楝子疏肝理气，鳖甲、牡丹皮、女贞子、墨旱莲凉血软坚为辅。腹胀明显者，加大腹皮、香附；兼血虚者，加白芍、鸡血藤、首乌。

三、验案举隅

案1

蔡某，男，74 岁。住院号：309321。2011 年 11 月 22 日初诊。

病史：患者因"上腹部饱胀感 10 余日"于 2011 年 10 月 25 日到中山大学附属第一医院就诊，行腹部 CT 示：胰区头见一类圆形等密度软组织影，大小约 62cm×46mm；胰管扩张，胆总管及肝内胆管轻度扩张，肠系膜上静脉部分包绕侵犯；腹膜后、肠系膜见多发肿大淋巴结。查 CEA 2.52μg/L，CA199 35.32U/mL。2011 年 10 月 31 日行手术探查，见胰头部一约 5cm×6cm 肿物，质硬，胰腺上缘、SMA、腹主动脉旁及肠系膜根部可及肿大淋巴结，肠系膜上静脉和门静脉与肿物粘连紧密，考虑术中可能出现不可控制的大出血，故放弃胰十二指肠切除术。术后病理示：胰腺腺癌，并胰腺上缘淋巴结转移。为求进一步治疗，由门诊收入我科。初诊时症见：精神疲倦，上腹饱胀感，纳少，眠一般，大便 3 日未排，小便调。发病以来体重减少。舌淡暗苔白，脉弦细，舌底络脉曲张。

中医诊断：癥积脾虚气滞，痰瘀内结。

西医诊断：胰腺癌并腹膜后多发淋巴结转移（T4N1M，Ⅲ期）。

治法：健脾化痰，活血祛瘀。

处方：厚朴 10g，枳实 15g，土鳖虫 6g，桃仁 10g，党参 15g，白术 15g，半枝莲 15g，山慈菇 15g，苏梗 10g，肿节风 30g，龙葵 30g，醋莪术 15g，郁金 10g，甘草 6g，茯苓 25g。水煎服，日 1 剂。

2011 年 12 月 6 日二诊：患者服药后精神改善，腹胀感较前好转，仍胃纳欠佳，大便每日可解，余无明显不适，于 11 月 29 日开始行"健择＋替吉奥"

方案化疗。舌淡暗苔白，脉弦细，舌底络脉曲张。遵用前法，予减枳实、紫苏梗、龙葵草，加用山楂、鸡内金改善胃纳，猫爪草祛瘀散结。处方：土鳖虫 6g，桃仁 10g，党参 15g，白术 15g，半枝莲 15g，山慈菇 15g，厚朴 15g，肿节风 30g，猫爪草 30g，醋莪术 15g，郁金 10g，甘草 6g，茯苓 25g。14 剂，水煎服。

2011 年 12 月 20 日三诊：患者胃纳改善，上腹部隐痛，时有嗳气，进食后腹胀，大小便调。舌淡暗苔白，脉弦，舌底络脉曲张。以疏肝解郁、祛瘀止痛、解毒散结为法。处方：柴胡 15g，白芍 15g，枳实 15g，炙甘草 6g，蒲公英 30g，丹参 20g，百合 30g，乌药 10g，僵蚕 10g，茯苓 25g，神曲 20g，鸡内金 15g，莪术 15g，蜈蚣 3 条，桃仁 10g。患者服用后腹痛胀满感较前进一步缓解。

患者坚持服用中药，2011 年 11 月至 2012 年 4 月行"健择＋替吉奥"方案化疗 7 个疗程，配合以尼妥珠单抗靶向药物治疗。2012 年 4 月 9 日复查 CT 示：病灶较前有所缩小好转。后患者以中药维持治疗，并定期复查腹部 CT。直至 2013 年 5 月 20 日全腹 CT 示：胰头癌并胆道轻度梗阻、胰管梗阻，肝右叶转移瘤，较前进展。遂于 2013 年 5 月 25 日开始行"紫杉醇白蛋白结合型＋顺铂"方案化疗 6 个疗程。2014 年 1 月 20 日复查全腹 CT 提示：胰头癌并胆道梗阻、胰管梗阻，肝右叶转移瘤病灶基本同前。患者初诊时即为中晚期胰腺癌，中西医并治，尤其是自 2012 年 4 月后只以中药进行调治，1 年后始出现疾病进展，仍以中西医配合治疗，可见中药在解毒抑瘤，稳定瘤灶方面的积极作用。至 2014 年 8 月，患者发病已 2 年余，至今存活，疗效良好。

附影像学资料：见附录一·图 24。

按： 中医认为，气机不畅，脾虚痰湿是胰腺癌发病的主要病机，而正气虚弱，脏腑失调是发病的内在条件。因胰腺病位在上腹部，与肝、脾邻近，若病邪蕴结胰腺，则脾胃气机郁滞，受纳失常，则见腹胀、纳呆；脾不运化，水谷精微不化，气血生化乏源则倦怠、不思饮食。初诊时患者精神疲倦，上腹饱胀感，纳少，眠一般，大便 3 日未排，舌淡暗苔白，脉弦细，舌底络脉曲张。辨证属脾虚气滞，痰瘀内结，故以健脾化痰、活血祛瘀为法治之。以党参、白术、茯苓、甘草益气健脾，枳实、厚朴、苏梗行气和胃，土鳖虫、桃仁、郁金、莪术活血化瘀，半枝莲、山慈菇、肿节风、龙葵草解毒散结。二诊时患者精神改善，腹胀感较前好转，仍胃纳欠佳，大便每日可解，遵用前法，予减枳实、紫苏梗、龙葵草，加用山楂、鸡内金改善胃纳，猫爪草祛瘀散结。三诊时以上腹部隐痛、嗳气为主要表现，遂以疏肝解郁、祛瘀止痛、解毒散结为法，以四逆散合百合乌药散进行加减，服药后诸症皆减。患者发现时即属中晚期胰腺癌，以中医治疗贯彻整个治疗过程，长期抑制癌毒复发，稳定病灶，至今已2年余，疗效良好。

案2

崔某，女，46岁。门诊号：0005713874。2011年1月20日初诊。

主诉：左上腹疼痛不适2年余，发现肝占位半月余。

病史：患者2年前无明显诱因出现左上腹疼痛不适，休息后可缓解，伴腹胀，无反酸嗳气，无恶心呕吐，无腹胀腹泻等不适，一直未重视且未予系统诊治，症状反复。2010年12月19日在外院常规体检行B超检查示：肝内多发占位，12月22日进一步行上腹部增强CT检查示：①肝内多发结节，考虑转移瘤；②胰头肿物，考虑胰腺癌可能；③右下肺小结节，不排除转移瘤。遂转诊我院。2011年1月10日在CT引导下行肝肿物穿刺活检，病理示：送检组织见肿瘤细胞增生，结合免疫组化结果，诊断为分化较好的神经内分泌瘤，结合形态及临床病史，符合胰腺来源的分化较好的神经内分泌瘤。免疫组化：Hep（−），TTF−1（−），HCG（−），insulin（−），CK8/18（＋），CGA（＋），Syn（＋＋），CD56（＋＋＋），Ki67（＋20%）。术后为求进一步治疗前来门诊。

初诊时症见：精神疲倦，左上腹时有隐痛，腰骶部酸软，胃纳欠佳，余无明显不适，大小便调。舌淡暗苔薄白，脉沉细。

中医诊断：癥积。

西医诊断：胰腺神经内分泌瘤并肝多发转移（G2T2N0M1，Ⅳ期）。

辨证属脾肾亏虚，瘀毒蕴结，予健脾补肾、祛瘀解毒中药。

处方：枳壳15g，桃仁10g，茯苓25g，甘草6g，红豆杉6g，党参15g，白术15g，黄芪30g，牛膝15g，土鳖虫6g，龙葵30g，肿节风30g，山慈菇15g，半枝莲30g，杜仲15g，泽泻15g。同时予苹果酸舒尼替尼（索坦）37.5mg，每日1次，口服。

2011年2月4日二诊：患者服药2周，现精神较前改善，腹痛缓解，胃纳改善，腰骶部酸软感，温按则缓。舌淡暗苔薄白，脉沉细。辨证同前，以温阳补肾、健脾化痰、祛瘀解毒为法。处方：枳壳15g，桃仁10g，茯苓25g，甘草6g，红豆杉6g，党参15g，土鳖虫6g，龙葵30g，肿节风30g，山慈菇15g，川芎10g，猫爪草30g，桑寄生30g，牛膝15g，桂枝15g，白芍15g，仙鹤草30g。水煎服，日1剂。

2011年2月17日三诊：患者精神尚可，活动后乏力，伴口干，复查血象提示中性粒细胞Ⅲ度骨髓抑制，腰膝酸软感好转，余无明显不适。舌淡红苔薄白，脉沉细。遵用前法，在二诊拟方基础上减龙葵、桑寄生、川芎、桂枝、白芍，加用女贞子、墨旱莲补肾养阴，白术、黄芪、鸡血藤益气养血。处方：枳壳15g，桃仁10g，甘草6g，红豆杉6g，黄芪30g，党参15g，茯苓25g，白术15g，鸡血藤30g，土鳖虫6g，女贞子20g，墨旱莲20g，肿节风30g，山慈菇15g，地龙10g，猫爪草30g，泽泻15g，仙鹤草30g。每日1次。

服药1周，患者精神体力改善，复查血分析提示中性粒细胞回升至正常。患者坚持门诊服用中药，舒尼替尼减量服用（250mg，每日1次×10天，停10天，再开始下一周期），定期行CT复查，显示胰头肿物稳定、肝内多发肿物较前明显缩小。2013年3月腹部CT提示：胰头肿瘤大小基本同前，肝内转移灶进一步缩小，疗效评估为部分缓解（PR）。目前仍于门诊以中医药治疗为主，配合小剂量舒尼替尼治疗，病情稳定。2015年4月复查全腹部CT示：胰腺癌侵犯门静脉肠系膜上静脉及脾静脉汇合处，较前变化不大，肝转移较前进展。仍门诊服药，病人情况良好，正常上班。

附影像学资料：见附录一·图25。

按： 胰腺神经内分泌肿瘤（pancreatic neuroendocrine tumors，PNETs）是来源于胰腺多能神经内分泌干细胞的一类肿瘤，较为罕见，约占原发性胰腺恶性肿瘤的2%。与常见的胰腺导管腺癌比较，PNETs侵袭性低，生长缓慢，愈后相对较好。目前，手术是治疗PNETs的首选方法，也是唯一可达到治愈的治疗方式。但由于PNETs起病隐匿，确诊时常已失去手术机会，对于不能手术的PNETs肝转移患者的治疗，目前尚有争议。本例患者确诊时已有肝多发转移，难以手术治疗。我们以中医药治疗联合口服舒尼替尼治疗。初诊时患者精神疲倦，左上腹时有隐痛，腰骶部酸软，胃纳欠佳，舌淡暗苔薄白，脉沉细。辨证属脾肾亏虚，瘀毒蕴结，予健脾补肾、祛瘀解毒为法拟方。其中，党参、白术、茯苓、甘草、黄芪等健脾补气，怀牛膝、杜仲补肾强腰，桃仁、红豆杉、龙葵、肿节风等活血祛瘀、解毒散结。二诊时患者腹痛缓解，胃纳改善，腰骶部酸软感，温按则缓。舌淡暗苔薄白，脉沉细。此为肾阳不足，失于温煦，故以温阳补肾、健脾化痰、祛瘀解毒为法，方中以桂枝、怀牛膝、桑寄生温阳补肾。三诊时活动后乏力，伴口干，Ⅲ度骨髓抑制，遵用前法，在二诊拟方基础上减龙葵、桑寄生、川芎、桂枝、白芍，加用女贞子、墨旱莲补肾养阴，白术、黄芪、鸡血藤益气养血。服药后患者各项症状改善。

对于靶向药物治疗 PNETs，有研究表明经治的晚期 PNETs 客观缓解率（包括 CR 和 PR）为 9.3%，中位无进展生存期为 11.4 个月，而安慰剂组客观缓解率为 0，中位无进展生存期为 5.5 个月，两者差别有统计学意义。患者以中医药治疗为主，配合小剂量舒尼替尼药物口服（250mg，每日 1 次 ×10 天，停 10 天，再开始下一周期）至今已 4 年余，定期随访患者，耐受性佳，生活质量良好。

四、结语评述

胰腺癌是一种极其凶险的恶性肿瘤，胰腺癌的早期诊断率较低，Ⅰ期患者仅占 2.3% ～ 7%，80% 以上的胰腺癌病人确诊时只能行探查术或姑息性手术，能根治者仅占 5% ～ 30%。因此，胰腺癌的预后极差，总体 5 年生存率不到 10%。局限于胰头且无转移的胰腺癌手术切除后的长期生存率可达 20%，中位生存时间为 13 ～ 20 个月；但是，即使行根治性胰十二指肠切除，单纯手术治疗的胰腺癌患者切除术后的局部复发率仍可高达 85%，手术结合放、化疗者也有 50% ～ 70% 的复发、转移率。对不能手术切除的胰腺癌，由于胰腺癌对放、化疗的敏感度较低，治疗更为棘手，绝大多数在 1 年内死亡，有转移者生存期更短，仅 3 ～ 6 个月。

虽然胰腺癌的发病原因尚未完全明了，但研究表明，胰腺癌与生活方式有很大关系，吸烟、高脂饮食、糖尿病人群患胰腺癌的概率明显高于其他人群。因此，预防工作就必须从改变不良的生活方式入手。预防措施包括：①

保持环境清洁，防止空气及食物污染，避免接触萘胺和苯胺等有害化学物质。②注意饮食卫生，杜绝暴饮暴食，少吃煎、炸、烤食品，适当多吃些粗粮、新鲜蔬菜和水果，控制高脂肪饮食的摄入。③改变不良嗜好，戒烟，少饮咖啡，避免过度饮酒。④积极治疗慢性胰腺炎、慢性胆囊炎等，有肿块或假性囊肿的早日切除。⑤积极开展防癌普查，对 40 岁以上人群有条件者，定期做B 超检查，以早期发现、早期诊断、早期治疗。

近年的研究显示，中医药在胰腺癌的治疗方面有一定的作用，可能提高胰腺癌患者的生存质量或延长患者生存期。胰腺癌的发生与痰、湿、瘀、毒等病邪搏结于腹部有关，正气亏虚、痰湿瘀毒内阻为胰腺癌的主要病机，其发病与脾、胃、肝、胆功能失调密切相关。治疗应以标本兼顾为原则，当据证采用健脾理气、清热化湿、活血祛瘀、养阴清热等法，并始终以扶正健脾为主法贯穿整个治疗过程。

健脾培土调气血，通腑泄浊祛毒瘀——大肠癌治验

大肠癌是指起源于大肠黏膜上皮的恶性肿瘤。其发病部位包括了盲肠、升结肠、横结肠、降结肠、乙状结肠、直肠和肛管。临床多以腹痛、大便习惯改变、便血、腹部肿块为主要表现。在中医古代文献中，类似于"积聚""便血""肠风""脏毒""肠蕈""下痢""锁肛痔"等病症。

一、文献述略

1. 病位

《灵枢·五变》云："肠中积聚者……皮肤薄而不泽，肉不坚而淖泽。"《灵枢·百病始生》曰："起居不洁，用力过度，则络脉伤……肠胃之络伤，则血溢于肠外，肠外有寒，汁沫与血相搏，则并合凝聚不得散而积成矣。"均指出大肠癌病位在大肠。

2. 症状

《脾胃论》谓："其症里急后重，欲便不便，或白或赤，或赤白相半，或

下痢垢浊，皆非脓而似脓者也……毒聚肠胃，将肠胃膏脂血肉，蒸化为脓，或下如烂瓜，或如屋漏水，此腐肠溃胃之证候……非寻常治痢之法所能克也。"详细论述大肠癌恶病质表现，论治不同于寻常治痢之法。《血证论》云："脏毒者，肛门肿硬，疼痛流水。"其论述与大肠癌临床表现类似。锁肛痔见于清·祁坤《外科大成》："肛门内外如竹节锁紧，形如海蛇，里急后重，便粪细而带扁，时流臭水。"指出大肠癌大便变细之特点。便血之名首见于《内经》，《金匮要略》继《内经》之后提出远血、近血之分。

3. 病因病机

《灵枢·五变》谓："人之善病肠中积聚者……则肠胃恶，恶则邪气留之，积聚乃伤，肠胃之间，寒温不次，邪气稍至，蓄积留止，大聚乃起。"《灵枢·水胀》云："肠覃何如？寒气客于肠外，与卫气相搏，气不得荣。因有所系，癖而内著，恶气乃起，息肉乃生。"指出大肠癌外邪入侵，营卫失和之病机。《外科正宗·脏毒论》云："又有生平性情暴急，纵食膏粱，或兼补术，蕴毒结于脏腑，火热流注肛门，结而为肿。其患痛连小腹，肛门坠重，二便乖违，或泻或秘，肛门内蚀，串烂经络。"阐明情志损伤，饮食不节，以致脾胃受损，运化失司；脾虚则湿毒内蓄，蓄久化热，湿热毒邪流注肠道，导致局部气血运行不畅，湿毒瘀滞凝结而成肿瘤。《景岳全书·积聚》曰："凡脾肾不足及虚弱失调之人，多有积聚之病，盖脾虚则中焦不运，肾虚则下焦不化，正气不行则邪滞得以居之。"认识到"正虚"与"邪结"是积聚发病的两个基本方面，并在此基础上逐渐确立了扶正祛邪、攻补兼施的治疗原则。

4. 证治

《金匮要略·惊悸吐衄下血胸满瘀血病脉证治》云："下血，先便后血，此远血也，黄土汤主之。下血，先血后便，此近血也，赤小豆当归散主之。"《伤寒论》立白头翁汤，主治毒深陷血分，下迫大肠所致肛门灼热，下痢脓血。明·吴旻辑《扶寿精方》所载槐角丸，主治肠风下血。清·杨睿撰《伤寒温疫条辨》所载地榆散，主治伤寒温病，热毒不解，日晡壮热，腹痛，便利脓血者。这些方剂至今仍常用于肠癌的辨治用药当中。

5. 预后

《外科正宗·脏毒论》曰："其患痛连小腹，肛门坠重，二便乖违，或泻或秘，肛门内蚀，串烂经络，污水流通大孔，无奈饮食不餐，作渴之甚，凡犯此未得见其有生。"详细描述大肠癌恶病质表现，指出其预后不佳。

二、临证发微

肠癌的发病多因饮食不节，恣食肥甘、燥热或生冷之物，渐成久痢久泻，导致脾不健运，湿热瘀毒下迫大肠，热伤肠络，毒邪成痈而发为肠癌。治以健脾培土调气血，通腑泄浊祛毒瘀。

1. 健脾培土调气血

《景岳全书》指出："饮食失节，起居不时，以致脾胃受伤，则水反为湿，谷反为滞，精华之气不能输化，致合污下降而泻利作矣。"肠道为传导之官，其功能为传化物而不藏，若肠道传导功能失司，湿热蕴毒内结于肠中，上犯于胃，反累脾土，脾不健运，生化之源不充，加之肠道肿瘤消耗精血，遂致脾肾两虚、气血并损。因此，我们认为，本病以本虚标实为特点，本虚多为脾虚胃弱或兼有肾虚，标实多以湿热、瘀毒为患，二者互为因果，是一种全身属虚，局部属实的疾病。

脾胃虚弱是肠癌发病的最重要的病理基础。《医宗必读》曰："积之成也，正气不足而邪气踞之。"明·张景岳指出："脾肾不足及虚弱失调之人，多有积聚之病。"因为脾胃为后天之本，气血生化之源，主运化。脾虚则运化失常，精微失布，水湿停蓄，湿浊内生，加之正气虚衰，易受邪侵，湿热瘀毒留滞肠道，日久积聚成块，发为本病。脾气虚弱，升提无力，则水谷精微难以输布；胃气不足，则通降不能，水谷及其糟粕难以下行，故临证尤其重视健脾益气，如党参、黄芪、白术、茯苓、薏苡仁等，方选参苓白术散之属；若脾肾亏虚者，治宜健脾益气、补血固肾，以四君子汤合四神丸加减，可选用党参、云苓、黄芪、薏苡仁、诃子、首乌、鸡血藤、白芍、苦参等；气血不足者，加党参、白术、黄芪、枸杞子、首乌、黄精等；肾阳不足，畏寒肢冷者，加淫羊藿、山萸肉、熟附子等；肝肾阴虚，唇红口干者，选用熟地黄、女贞子、墨旱莲、桑寄生、桑椹子等。

2. 通腑泄浊祛毒瘀

大肠为六腑之一，司传导之职，根据"六腑以通为用""泻而不藏"的生理特点，临床多用通腑祛邪之法治之，治疗的关键是理气祛湿、化瘀解毒、通腑泻浊。我们在临床中重视运用清热祛湿、解毒祛瘀、行气导滞之法，均可视为"通腑为用"的具体运用。

对于湿热、瘀毒的辨证，若症见腹痛腹胀、下利赤白、里急后重、大便黏液，时伴有脓血、肛门灼热感、口苦口干、恶心纳差、舌苔黄腻、脉滑数。辨证属湿热蕴结，治宜清肠泄热、祛湿止痢，方药常以槐角丸加减。选用槐花、地榆、苦参、肿节风、薏苡仁、败酱草、白花蛇舌草、蒲公英、白头翁等药物。若见腹胀刺痛，腹有肿块，便下脓血黏液，或里急后重，舌质紫暗或有瘀斑，苔黄，脉涩，此乃大肠瘀毒，治宜活血祛瘀、解毒散结，处方以下瘀血方或膈下逐瘀汤加减，可选用桃仁、土鳖虫、大黄、当归、莪术、枳壳、八月札、香附、牡丹皮等药物。不论何种证型，均注意加用行气导滞药物，如厚朴、桔梗、木香、枳壳、砂仁等。

在组方中，余喜用虫类药物，因其能搜风活血、穿经入络、通络散结，常选用蜈蚣、地龙、全蝎、守宫、僵蚕等药物，既能入络攻坚化积，又可以毒攻毒散结，能有效治疗结直肠癌并预防其复发转移。在使用虫类药时，需辨证明确，选药精当，注意配伍、剂量、疗程，慎用毒性较大的药物。

3. 整体论治，随证加减

在肠癌患者应用手术、放疗、化疗等治疗手段的同时，针对性地调整中医药治疗方案。如肠癌手术治疗极易耗气伤血，术后早期当以理气养血为先，旨在恢复脾胃的升降功能；术后中期，脏腑虚损，气虚血瘀，当以健脾益气为主，活血祛瘀为辅；手术后期，脾胃功能渐恢复，当扶正攻邪兼顾，以巩固疗效；临床上注意根据术后病人体质特点，体壮者以清热祛湿、解毒祛瘀为主，体虚者以健脾益气、扶助正气为主。

直肠癌放疗后，患者易出现口渴欲饮、低热盗汗、疲倦乏力等气津两伤之象，可酌情加用生地、麦冬、石斛、花粉等养阴生津之品；若出现放射性直肠炎，表现为大便次数增多、稀便、粪便带血或黏液、里急后重感，大便潜血试验阳性等，常予口服自拟清肠解毒方（地榆、赤芍、茜草、薏苡仁、白头翁、黄芩、黄连、当归、醋延胡索、枳壳），并配合金银花、黄柏、五倍子、土茯苓、苦参、侧柏炭、槐花等中药进行灌肠，以达清热祛湿、祛瘀解毒之效，疗效良好。患者化疗期间常常出现脾气虚弱，胃失和降的情况，治疗当以健脾和胃为主法，以陈夏六君子汤或温胆汤加减，辅以麦芽、鸡内金、山楂、八月札、佛手等和胃消食，能够较好地提高患者对化疗的耐受能力，减轻化疗的胃肠道反应。

腹泻是肠癌患者常见的临床症状，久泄必伤脾胃，并伤阴及肾。所谓"脾土强者，自能胜湿，无湿则不泄"，我们在治疗时注重升阳健脾、调和气血。处方喜用参苓白术散健脾祛湿，酌情加用升麻、葛根升提胃气；若湿热蕴结于肠，则以葛根芩连汤清泻里热、坚阴止利，加用败酱草、槐花、苦参、白芷等解毒祛湿；因肺与大肠相表里，肺气肃降，则促进大肠传导，临证加用桔梗、八月札、白芍等宣畅肺气、调和肝脾。

三、验案举隅

案 1

何某，男，60 岁。门诊号：3284953。2005 年 11 月 24 日初诊。

主诉：反复腹泻 8 月余。

病史：患者于 2005 年 3 月开始出现大便次数增多，未予重视。2005 年 9 月 7 日在中山一附院行肠镜示：直肠癌；病理示：中分化腺癌。9 月 15 日查腹部 CT 示：符合直肠癌，并浆膜层受累及，肝转移未排，脾转移瘤可能性大。于 9 月 21 日行直肠癌姑息性切除术，肿瘤侵犯及淋巴结情况不详。术后病理：中分化腺癌。术后未行放化疗，于 11 月 17 日在中山一附院复查 CT 提示：肠癌术后复查，肝内多发囊肿，脾内病灶及右肾囊肿相似。

初诊时症见：腹泻水样便，约每日 10 次，无黏液脓血，纳呆，眠欠佳，发病以来体重下降约 15kg。舌红苔薄黄，脉细滑。

中医诊断：肠癌。

西医诊断：直肠中分化腺癌术后（Duke's C 期）。

辨为脾虚湿困，瘀毒内结，治以健脾化湿、祛瘀解毒。

处方：党参 15g，云苓 25g，白术 10g，甘草 6g，败酱草 30g，槐花 15g，土鳖虫 6g，苦参 10g，知母 15g，黄柏 15g，白芍 15g，升麻 10g，葛根 20g。日 1 剂，水煎服。

患者以上方加减服用 1 月余，腹泻症状明显改善，大便每日 7～8 次，基本成形，胃纳较前改善。患者此后口服希罗达单药化疗 7 个疗程，期间时有腹泻，服用中药后可基本控制。

2006 年 11 月 7 日诊：患者已完成希罗达化疗，现口干，大便约每日 6～7 次，质中，成形，每次量少，夜间尤甚，夜寐易醒，纳可，小便调。舌红苔薄黄，脉弦。治以清利湿热、活血祛瘀，方用葛根芩连汤合下瘀血汤加减：土鳖虫 6g，桃仁 10g，葛根 20g，黄芩 15g，黄连 6g，甘草 6g，苦参 10g，八月札 15g，白芷 10g，败酱草 30g，土茯苓 25g，桔梗 10g。日 1 剂，水煎服。

药后诸症均减，未再出现腹泻，后继续门诊中医药治疗，始终以健脾益肾、清热祛湿、祛瘀解毒为法加减调治。患者每年复查 1 次肠镜、腹部 CT 及肿瘤相关抗原等，均未见明显异常。随访至 2015 年 5 月，患者肠癌术后至今已 9 年余，生活如常人，KPS 评分 90 分。

按： 肠癌患者出现腹泻是很常见的，中药调治不仅可以减轻症状、改善体质，还可发挥解毒抗癌的作用。久泄必伤脾胃，伤阴及肾。所谓"脾土强者，自能胜湿，无湿则不泄"，治疗以"升阳健脾调气血，通腑泻浊祛毒瘀"为法。初诊时患者腹泻日久，脾胃受伤，阴液亏虚，久病及肾，且泻多必亡阴，故治疗以健脾益气、滋阴补肾为本，清热祛湿、祛瘀散结为标。故处方以参苓白术散加减健脾化湿；以升麻、葛根升提，鼓舞胃气上腾，即所谓下者举之也；辅以败酱草、槐花、苦参等清热祛湿、解毒抗癌；土鳖虫活血祛瘀。2006 年 11 月 7 日诊时，以葛根芩连汤清泻里热、坚阴止利；下瘀血汤之桃仁、土鳖虫活血祛瘀；因肺与大肠相表里，肺气肃降，则促进大肠传导，故加桔梗宣畅肺气；复加苦参燥湿解毒，八月札疏肝行气，白芷燥湿排脓，败酱草清热解毒，土茯苓解毒除湿。患者肠癌术后一直坚持中医药治疗，多次复查未见肿瘤复发，充分体现了中医药治疗在改善患者生存质量、抑制癌毒复发中的积极作用。

案 2

陈某，男，72 岁。2003 年 9 月 15 日初诊。

主诉：发现结肠癌 3 年余。

病史：患者于 2000 年因大便习惯改变发现结肠癌，并于当年 4 月在广州市第一人民医院行 "乙状结肠癌根治术"，病理示：中等分化腺癌。术后给予 "CF+5-Fu" 方案化疗 8 次。2003 年 6 月，发现左肝外叶转移瘤，7 月在中山一附院行肝切除术，术后病理提示：肝组织内见腺癌结节，符合肠癌肝转移。术后口服 FT-207 化疗。

初诊时症见：精神可，无诉明显不适，纳眠可，二便调。舌淡红暗，苔黄厚腻，脉细弦。

中医诊断：肠癌。

西医诊断：结肠癌术后化疗后肝转移（Duke's D 期）

辨为痰瘀毒结证，治以祛瘀化痰、解毒散结为法。

处方：厚朴 15g，土鳖虫 6g，大黄 6g，槐花 15g，蒲公英 30g，白芷 10g，土茯苓 25g，桃仁 12g，守宫 6g，薏苡仁 30g，云苓 25g，甘草 6g。7 剂，日 1 剂，水煎服。

2003 年 9 月 25 日诊：夜间耳鸣，纳眠可，二便调。舌红苔黄厚，脉弦细。辨证为肝肾亏虚，痰瘀内结，并以补益肝肾、化痰散结为法立方：柴胡 10g，白芍 15g，枳壳 15g，桑寄生 20g，鳖甲（先煎）15g，女贞子 20g，半枝莲 15g，夏枯草 20g，露蜂房 10g，桃仁 10g，土鳖虫 6g，甘草 6g。日 1 剂，水煎服。

上方服 14 剂后耳鸣明显改善，2003 年 10 月 8 日腹部 CT 示：结肠癌肝转移术后肝左内叶小结节，考虑肝内转移瘤；肾囊肿。并于 10 月 27 日在外院行肝脏射频消融治疗，术后自 2003 年 12 月起，患者每 2～3 月复查 B 超未见转移性肝癌介入治疗后复发；复查血象、肝肾功能、相关抗原及 CA 组合未见明显异常。直至 2007 年 7 月 5 日于中山一附院做 B 超示：肝 S6 结节，约 2.5cm×2.3cm，考虑为转移性肝癌；肝 S5 消融治疗后未见明显血供。7 月 6 日 CT 示：肝转移瘤，肝 S5～S6 消融灶内见血供，其后方结节复发。并于 2007 年 7 月 11 日在中山一附院行肝肿物射频消融术。期间患者坚持中医药口服治疗，消融术后继续以健脾益肾、解毒散结为法，在原方基础上加减。

随访至 2007 年 11 月，患者肠癌术后已 7 年，发现肝转移后已 4 年，一直坚持中医药治疗，KPS 评分为 90 分。

按: 该患者为大肠癌术后肝转移的老年男性。中医认为脾主运化，胃主受纳，大肠主传导；水谷入胃，经腐熟后将水谷之精气上输于脾而转输全身，其水谷之糟粕则经小肠、大肠而排出体外。脾失健运，胃失和降，大肠长期传导失司，气机通降不用，则湿毒内滞，大肠瘀结而出现腹泻、便秘等症状。故在治疗上始终注意健脾益气、补益肝肾为本，并谨遵"六腑以通为用，以降为和"的原则，给予行气通腑、清热利湿、活血化瘀、解毒散结以通利下焦，使得邪有出路。本例患者肠癌术后经中医药治疗后，生活如常人，提高了生存质量，而且延长了生存期，取得比较理想的疗效。

案 3

黄某，男，34 岁。2002 年 9 月 24 日初诊。

主诉：发现升结肠癌 2 年余，术后发现颈部淋巴结转移 20 天。

病史：患者于 2000 年 4 月无明显诱因出现腹部胀痛，伴腹泻，曾在当地医院就诊，未发现占位病变，后间断服用中药，症状反复。8 月 12 日在广州市中医院经气钡双重造影检查诊断为"升结肠癌"，于 2002 年 8 月 16 日在该院行"右半结肠癌根治术"，术后病理为：黏液腺癌。术后行"5-Fu 4.0g + CF 120mg"方案化疗 1 个疗程，症状改善。20 天前发现左颈部肿物，为求进一步治疗入住我科。

初诊时症见：左颈部肿物 4 粒，质硬，自觉酸痛不适，精神可，体力差，胃纳少，口干，大便每日 2 次，小便调，夜寐安。发病以来体重无明显减轻，无呕吐、便血等症状。舌暗红苔少，脉弦。查体：左颈部浅表淋巴结可触及肿大，共 4 粒，直径大至 4cm，质硬，无明显压痛，可活动，腹部尚对称，右腹部腹直肌外缘见术痕，长约 12cm，已愈。

中医诊断：肠癌。

西医诊断：升结肠癌术后化疗后（T3NxM1a，Ⅳa 期）。

辨为脾虚失运，瘀毒蕴结证，治以益气健脾、祛瘀解毒为法。

处方：土鳖虫 6g，桃仁 15g，莪术 15g，苦参 10g，槐花 15g，八月札 15g，白花蛇舌草 30g，白头翁 15g，党参 15g，茯苓 25g，陈皮 6g，甘草 6g，石斛 15g。日 1 剂，水煎服。

2002 年 10 月 5 日二诊：上方服药 10 剂，患者左颈部肿物如前，轻度腹泻，大便稀溏，每日 1～2 次，纳欠佳，小便调，夜寐安。舌暗红苔少，脉弦。治以健脾益气、利湿止泻。在前方基础上减白花蛇舌草、八月札、白头翁、石斛，加用举元煎（黄芪、白术、升麻、党参、炙甘草）益气升阳、祛湿止泻，以及法半夏、薏苡仁祛湿止泻。处方：党参 20g，茯苓 25g，白术 15g，败酱草 30g，法半夏 15g，陈皮 6g，升麻 10g，甘草 6g，黄芪 20g，薏苡仁 30g。日 1 剂，水煎服。

2002 年 10 月 13 日三诊：1 周后前来复诊，患者腹泻停止，时有恶心，无呕吐，胃纳较差，眠可，二便调。舌淡红苔薄白，脉沉。治以益气解毒化瘀，佐以和胃降逆之品。前方减举元煎（黄芪、升麻），加用竹茹、生姜益气和胃、降逆化痰。处方：党参 15g，茯苓 25g，白术 15g，败酱草 30g，法半夏 15g，橘皮 10g，竹茹 15g，半枝莲 15g，薏苡仁 30g，桃仁 10g，土鳖虫 6g，甘草 6g。水煎服，日 1 剂。

2002 年 12 月 15 日四诊：精神体力良好，颈部肿物消失，胃纳欠佳，口干，无恶心呕吐，夜寐安，二便调。舌淡红苔薄白，脉沉。治以益气解毒化瘀，处方：土鳖虫 6g，桃仁 12g，厚朴 15g，蒲公英 30g，白芍 15g，败酱草 30g，槐花 15g，薏苡仁 30g，党参 20g，茯苓 25g，白术 15g，甘草 6g。日 1 剂，水煎服。

患者在门诊行中医药治疗的同时，自 2002 年 9 月 27 日至 2003 年 1 月 17 日行 FLOFOX 方案化疗 6 个疗程，2003 年 1 月 24 日 CT 示：升结肠癌术后改变，未见肿瘤复发，肠系膜及腹膜后淋巴结多发转移。此后患者一直门诊就诊，随访至 2009 年 6 月，患者以中医药治疗 7 年余，情况稳定，症状改善，生活如常人，KPS 评分 80 分。

按： 大肠癌的发病多因饮食不节，过食肥甘厚味或啖食不洁之物，遂致湿热蕴蒸；或恣食生冷瓜果，中阳被遏，寒湿滞肠，脾不健运，湿郁成瘀，日久化毒而成大肠癌。大肠癌的病位在大肠，与脾胃关系密切，故诊治过程中始终注意以益气健脾、祛瘀解毒为法进行加减。初诊之方，以下瘀血汤及四君子汤加减化裁，方中以槐花、白头翁、苦参、白花蛇舌草清肠解毒祛湿为君药；以桃仁、土鳖虫祛瘀破结，莪术、八月札消积散结止痛为臣药；辅以党参、茯苓等益气健脾，石斛养阴和胃为佐。二诊时，患者精神体力较前好转，左颈部肿物如前，轻度腹泻，大便稀溏，在原方基础上减清热解毒之品，加用举元煎益气升阳，法半夏、薏苡仁、败酱草祛湿止泻。三诊时腹泻停止，时有恶心，无呕吐，前方基础上加用竹茹、生姜（与党参、陈皮、甘草一起组成橘皮竹茹汤）益气和胃、降逆化痰。四诊时患者颈部肿物消失，胃纳欠佳，口干，仍以益气健脾、祛瘀解毒为法，减去橘皮、竹茹，加用槐花、蒲公英、厚朴进一步清肠行气、解毒化湿。

本例整个诊治过程以益气健脾、祛瘀解毒为法贯穿始终，临证常选择益气健脾药物如党参、白术、茯苓、黄芪等，祛瘀解毒常选用蒲公英、槐花、败酱草、白花蛇舌草、苦参、薏苡仁、法半夏等，以及桃仁、土鳖虫、莪术加强祛瘀破结之力。针对大肠癌的病理特点和生物学特性，选用具有抗癌作用的单味中药进行辨病用药，常选用苦参、败酱草、地榆、薏苡仁等。

案 4

罗某，男，77 岁。门诊号：000005579016。2010 年 12 月 14 日初诊。

主诉：结肠癌术后 2 月余。

病史：因"发现 CEA 升高 5 月余"行肠镜示：升结肠占位。患者于 2010 年 10 月 18 日在当地医院行腹腔镜下"右半结肠切除术"。术后病理示：右半结肠中分化腺癌，淋巴结（1/12 阳性），分期为 T4N1M0，Ⅲb 期。术中予以替加氟腹腔内化疗。2010 年 12 月 3 日予 FOLFOX 方案化疗 1 个疗程，因难以耐受化疗毒副作用，后改用希罗达单药化疗。现为求进一步中医药治疗前来门诊。

初诊时症见：疲倦，胃纳较差，晨起口干，无口苦，无恶寒发热，无腹痛腹泻等。舌暗红苔白，脉弦。

中医诊断：肠癌瘀毒内结。

西医诊断：升结肠癌术后（T4N1M0，Ⅲb 期）。

大肠为传导之官，积滞内停，湿热蕴结，瘀毒内聚，肿瘤内生，故治疗强调在清热利湿的基础上，加以祛瘀解毒，标本兼顾。

处方：土鳖虫 6g，桃仁 10g，茯苓 25g，党参 15g，杜仲 15g，地榆 15g，槐花 15g，半枝莲 15g，山慈菇 15g，酸枣仁（打碎）15g，知母 15g，甘草 6g。

2010 年 12 月 21 日二诊：患者食欲增加，口干较前无明显缓解，汗出多，睡眠时尤著。治疗以益气养阴、祛瘀解毒、安神定志为法，具体方药如下：土鳖虫 6g，桃仁 10g，葛根 20g，太子参 30g，麦冬 15g，山慈菇 15g，半枝莲 15g，地榆 15g，槐花 15g，生地黄 20g，牡丹皮 15g，糯稻根 30g，浮小麦 30g，甘草 6g。14 剂，水煎服。

2011 年 1 月 5 日三诊：患者胃纳改善，无明显口干，汗出减少，难以入睡，大便偏烂，无口苦，无恶寒发热，无腹痛腹泻等。舌暗红苔白，脉弦。在前方基础上减太子参、麦冬、葛根、生地黄等，加用郁金、远志、酸枣仁安神定志，具体方药如下：桃仁 10g，土鳖虫 6g，山慈菇 15g，槐花 15g，地榆 15g，龙葵 30g，红豆杉 6g，败酱草 15g，酸枣仁 15g，郁金 10g，川楝子 15g，远志 15g，茯苓 25g，甘草 6g。14 剂，水煎服。

2011 年 1 月 20 日四诊：患者时有呕吐，自觉辛苦，停用希罗达。余无明显不适。舌淡红苔白，脉弦滑。继续以化痰散结、祛瘀解毒为法拟方。

患者坚持门诊中医药治疗已 4 年，于 2014 年 5 月 27 日行结肠多发息肉高频电凝电切切除术，病理结果回复：乙状结肠癌。遂于 2014 年 6 月 4 日送手术室在全麻下行乙状结肠癌根治前切除吻合术（Dixon 术），术程顺利，术后病理（132191）示：①（乙状结肠）癌肿物切除术后根治标本，未见癌残留；②（上、下切缘）未见癌浸润；③肿物旁淋巴结未见癌转移（0/2）。2014 年 6 月 12 日就诊，术后疲倦乏力，胃纳较差，下腹部胀满，活动后气促。舌淡红苔白微腻，脉弦细。治以健脾和胃、行气消胀、祛瘀解毒为法，处方：党参 15g，白术 15g，茯苓 25g，炙甘草 6g，麦芽 30g，槐花 15g，地榆 15g，败酱草 15g，木香（后下）10g，苦参 10g，泽泻 15g，白芷 15g，薏苡仁 30g，水煎服用。患者复诊时乏力、纳差、腹胀症状基本缓解。随访至 2014 年 8 月，患者多次复查胸腹部 CT 均未见肿瘤复发征象，生活自理。

按： 患者为结肠癌术后，分期为 Ⅲ b 期，根据美国癌症联合会（JACC）的资料，大肠癌 Ⅲ 期的 5 年生存率为 59.5％。手术切除后总的 5 年生存率为 40%～60%。患者术后因难以耐受化疗毒副作用，只完成 FOLFOX 方案化疗 1 个疗程，希罗达单药化疗 6 个疗程。后一直坚持单纯中医药治疗。初诊时患者见疲倦、纳差、口干等症，舌暗红苔白，脉弦，辨证属瘀毒内结，治疗以清肠祛湿、祛瘀解毒为法，方中以地榆、槐花、半枝莲等清热祛湿，桃仁、土鳖虫、山慈菇祛瘀解毒，知母养阴清热，党参、茯苓、杜仲健脾补肾。二诊时患者胃纳改善，仍口干、纳差、汗出，辨证同前，以太子参、麦冬、葛根、生地黄等加强益气健脾、养阴生津，糯稻根、浮小麦和营敛汗。三诊时胃纳改善，无明显口干，汗出减少，难以入睡，故在前方基础上减太子参、麦冬、葛根、生地黄等，加用郁金、远志、酸枣仁安神定志。治疗以清肠祛湿、祛瘀解毒为主，辅以健脾和胃、益气养阴之法，辨证加减。患者肠癌术后中药治疗 4 年余，发挥了中医中药在肠癌术后抑制癌毒复发、改善生活质量的突出作用。

案 5

谢某，男，68 岁。2004 年 3 月 16 日初诊。

主诉：右侧腹痛伴腹胀半年余。

病史：患者因"右侧腹痛伴腹胀 2 个月"于 2003 年 11 月 3 日入住广东省人民医院，B 超示：腹腔积液。于 11 月 6 日行剖腹探查术，冰冻切片示：（大网膜）纤维脂肪组织中黏液癌转移；病理示：结肠肝曲黏液腺癌，（直肠）绒毛管状腺瘤。因无法手术遂关腹。之后在广州市第一人民医院及荔湾区人民医院行内科对症及支持治疗。近 1 月来恶心呕吐、腹泻水样便 2 周，今日为求中医药治疗就诊于我科门诊。

初诊时症见：神志尚清，嗜睡，疲倦乏力，语声低微，肢凉，腹胀痛，纳差，大便偏稀烂，小便量尚可。舌淡，苔白厚腻，脉细弱。体格检查：腹部膨隆，腹水征阳性。双下肢浮肿。腹部正中可见术痕。左中下腹及右下腹可触及巨大肿块，质硬，压痛（＋），无反跳痛。

中医诊断：肠癌。

西医诊断：结肠腺癌并腹腔多发转移。

辨为脾肾阳虚，水湿内停证，治以温阳利水、祛瘀消癥为法，方用真武汤加减。

处方：炮附子 10g，茯苓 25g，白术 15g，芍药 15g，生姜 8g，土鳖虫 6g，桃仁 10g，党参 15g，升麻 10g，泽泻 15g，大腹皮 15g，甘草 6g。日 1 剂，水煎服。

2004年3月23日诊：1周后患者腹胀好转，仍嗜睡、疲倦乏力、肢凉、纳差，辨证同前。在原方基础上去大腹皮、升麻、泽泻，改黄芪益气固表，猪苓利水而不伤阴，八月札疏肝理气继续治疗。处方：党参15g，茯苓25g，炮附子10g，白术15g，生姜8g，芍药15g，黄芪20g，土鳖虫6g，桃仁10g，猪苓15g，八月札15g，甘草6g。7剂，日1剂，水煎服。

2004年3月30日诊：患者疲倦乏力，腹水明显减少，腹胀痛进一步减轻，仍肢冷，纳眠尚可，二便正常。舌淡红苔白腻，脉沉。治疗以温阳化气、祛瘀消癥为法，在前方基础上去宣散水气的生姜、利水之猪苓，加用制大黄活血化瘀，半枝莲利水消肿继续治疗。处方：党参15g，茯苓25g，炮附子10g，白术15g，八月札15g，芍药15g，黄芪20g，土鳖虫6g，桃仁10g，制大黄8g，半枝莲15g，甘草6g。日1剂，水煎服。

2004年4月16日诊：腹胀、乏力进一步缓解。

按：本例患者为结肠癌腹腔广泛转移病人，初诊时患者大量腹水、腹胀痛。关于腹水的治疗，要点不外乎利小便、开腠发汗，以使邪有出路。本例患者本身体质虚弱，脾肾阳虚症状明显，用药特点在于应用经方真武汤及下瘀血汤加减治疗结肠癌并腹水。真武汤出自《伤寒论》，方中附子辛温大热，壮肾阳而化水气；白术苦温燥湿，健脾治水；生姜宣散水气，并佐附子助阳；茯苓淡渗利水，佐白术健脾，有利水之功；芍药酸苦微寒，既可敛阴和营，又可制附子之刚燥。伤寒大家刘渡舟教授分析真武汤中白芍的应用，认为其妙在"既助肝之疏泄以利小便，又平补阴血以防范劫阴之弊"。在癌性腹水的治疗中，临床以脾肾阳虚证常见，治疗往往需要大量放水，而结果是造成患者处于一种阴虚的状况，这时候患者往往既有脾肾阳虚又有脾肾阴虚或气阴两虚的情况。故处方时特别注意既助阳化气行水，又注意养阴以滋气化之源。遣方注意辨病与辨证相结合，因癥积乃气滞、血瘀、痰湿搏结日久而成，故在治疗癥积时，在辨证的同时坚持运用活血祛瘀药物，常用下瘀血方，并在遣方过程中一直贯穿始终。

案6

罗某，女，63岁。住院号：226148。2009年7月2日初诊。

主诉：发现升结肠肿物1年余。

病史：患者于 2007 年 11 月 6 日在我院行全身 CT 及肠镜检查，提示结肠恶性肿瘤。遂于 11 月 22 日在全麻下行"右半结肠切除术＋胆囊切除术"，术后病示：升结肠高分化腺癌。术后共行 6 个疗程化疗（奥沙利铂＋5-Fu+CF 化疗 3 个疗程，奥沙利铂＋希罗达化疗 3 个疗程），末次化疗为 2008 年 6 月。2009 年 6 月 12 日在我院行全腹 CT 示：升结肠癌术后改变，十二指肠与胰头间腹膜后肿块，考虑淋巴结转移。为控制肿瘤病灶，予希罗达单药口服，患者服用希罗达后出现剧烈的恶心呕吐反应，未服用完本疗程而停药。

初诊时症见：疲倦乏力，频恶心呕吐，胃胀满，食后尤甚，胃纳差，大小便调。舌暗红苔薄黄，脉滑。

中医诊断：肠癌。

西医诊断：升结肠癌术后腹腔淋巴结广泛转移。

辨为脾胃失和，痰湿内蕴证，治以健脾祛湿、和胃降逆为法，予橘皮竹茹汤合四君子汤加减。

处方：陈皮 6g，竹茹 15g，党参 15g，白术 15g，云苓 25g，法半夏 10g，甘草 6g，木香（后下）10g，蒲公英 30g，露蜂房 10g，山慈菇 15g，桃仁 10g。日 1 剂，水煎服。

2009 年 7 月 10 日二诊：患者恶心呕吐较前明显好转，食欲改善，恶寒，易汗出，偶有咳嗽，大小便正常。舌淡红苔少，脉沉。以益气固表、解毒祛瘀为法，处方：土鳖虫 6g，桃仁 10g，地龙 10g，厚朴 15g，党参 15g，白术 15g，北芪 20g，糯稻根 30g，麦冬 15g，竹茹 15g，五味子 10g，防风 15g，甘草 6g。日 1 剂，水煎服。

患者服药后恶寒、汗出症状明显改善，患者此后坚持服用中药，以健脾和胃、祛瘀解毒为法加减处方，并顺利完成本疗程希罗达化疗，未再出现严重消化道反应。此后患者未再进行化疗，门诊口服中药，以益气健脾、祛瘀散结为法继续治疗，如党参、白术、茯苓、黄芪、蒲公英、槐花、龙葵、蛇莓、白花蛇舌草、苦参、桃仁、土鳖虫、莪术等随证加减。随访至 2010 年 1 月，患者术后坚持中医药治疗，情况稳定。

按：本例患者为肠癌术后淋巴结转移，在服用希罗达的过程中出现严重的恶心呕吐反应，中医辨证为"脾胃失和，痰湿内蕴证"，中药以健脾和胃为主调理，四君子汤并橘皮竹茹汤加减处方。橘皮竹茹汤出自《金匮要略》，方药组成有橘皮、竹茹、生姜、人参、大枣、甘草等六味药。主治胃虚有热之呃逆、呕吐，方中橘皮辛苦而温，行气和胃而止呃；竹茹甘寒，清热安胃以止呕；人参补中以复胃气之虚。待正气恢复，胃复和降，患者在中药配合下顺利完成希罗达单药化疗。可见，中医药治疗起到了良好的减毒增效作用。

案7

陆某，女，52岁。门诊号：2436441。2007年8月7日初诊。

主诉：直肠癌术后3年，肠梗阻术后1个月。

病史：患者于2004年8月出现大便带血，于2004年9月29日行直肠癌根治术，术后病理为：中分化管状腺癌。术后化疗6个疗程（艾恒+5-Fu），后一直于门诊坚持中医药治疗。患者于2007年7月出现腹痛腹胀、肛门停止排气，腹平片示小肠梗阻，遂于2007年7月11日行剖腹探查下肠粘连松解术。

初诊时症见：周身疲倦，纳呆，夜寐欠佳，头晕，大便每日7～8次，无黏液脓血，小便正常。舌淡红苔薄白，脉细弦。

中医诊断：肠癌。

西医诊断：直肠癌根治术后。

辨为气滞血瘀证，治疗以疏肝行气、活血化瘀为法。

处方：柴胡15g，白芍15g，枳壳15g，甘草6g，土鳖虫6g，桃仁10g，八月札15g，厚朴10g，莪术15g，泽泻15g，葛根20g，车前子15g。日1剂，水煎服。

2007年8月20日诊：患者服药后精神较前改善，大便次数略有减少，每日6～7次，质软成形，口干，余无明显不适。舌淡红苔薄白，脉浮弦。予补益肝肾、祛瘀消癥之剂，处方：桃仁10g，土鳖虫6g，苦参10g，葛根20g，桑寄生20g，桑椹子20g，厚朴15g，八月札15g，山慈菇15g，半枝莲15g，莪术15g，甘草6g。日1剂，水煎服。

患者此后每周门诊随诊，以健脾益肾、祛瘀散结为法加减调治。多次复查相关抗原指标均未见明显异常。至2009年3月6日因乙状结肠深肌层撕裂，在外院行乙状结肠浆肌层修补术。

2009 年 4 月 3 日诊：腹部隐痛，大便每日 5～6 次，里急后重感，时感肛门坠胀，无便血，无腹痛，纳眠尚可，小便正常。舌红苔薄白，脉弦细。此为湿热瘀毒，壅滞肠中，气血不和所致，以行气化湿、祛瘀解毒为法治疗，处方：僵蚕 10g，槐花 15g，败酱草 30g，桃仁 10g，土鳖虫 6g，麦冬 15g，桔梗 10g，厚朴 15g，党参 15g，茯苓 25g，白头翁 15g，香附 15g，甘草 6g。日 1 剂，水煎服。

患者服用 7 剂后腹部隐痛减轻，里急后重感消失。后患者坚持门诊治疗，以健脾益肾、疏肝行气、祛湿化瘀为法随证加减。随访至 2014 年 5 月，患者肠癌术后已 9 年余，复查未见复发或转移，生活如常人，KPS 评分 90 分。

按：肠癌病位在大肠，发病与脾肾密切相关，脾肾亏虚、湿毒瘀阻为主要发病机制。本病以正气不足为本，以湿邪、热毒、瘀滞为标，是一种全身属虚，局部属实的疾病。余多以健脾益肾与祛湿化瘀解毒药物并用，总结出多个有效药对。喜用：①党参、茯苓：以健脾渗湿、扶助运化。②桑椹子、桑寄生：对肝肾亏虚，阴液不足所致的口干症状效果良好。③薏苡仁、败酱草：薏苡仁甘淡健脾渗湿、排脓开壅利肠，败酱草善治肠痈、破瘀排脓，协同起清热祛湿、解毒凉血之功效，尤其适用于湿性黏腻、伴里急后重感者。④桃仁、土鳖虫：桃仁活血化瘀润燥，土鳖虫逐瘀破结，并开血闭，两药合用，祛瘀散结之力强。⑤厚朴、桔梗：厚朴归脾、胃、大肠经，能燥湿消痰、下气除满，桔梗入肺经，宣肺祛痰。因肺与大肠相表里，肺主肃降，促进大肠传导，大肠传导，有利于肺的肃降，两药合用，则气机得以宣降。

案 8

谢某，女，65 岁。住院号：139523。2004 年 11 月 16 日初诊。

主诉：结肠癌术后 2 月余。

病史：患者于 2000 年食较硬食物后出现腹泻，在省人民医院行电子结肠镜提示：乙状结肠息肉。在门诊行肠镜下息肉钳除术后定期随访。2004 年 3 月，省人民医院病理报告：乙状结肠息肉，部分增生。2004 年 9 月初出现腹泻，每日 1～6 次，便时及便后有少许淡黄色黏液随大便排出。遂于广东省人民医院行结肠镜检查，示：①升结肠癌；②乙状结肠腺瘤，未排除恶变。病理结果：①升结肠中分化腺癌；②乙状结肠绒毛状腺癌。患者于 2004 年 9

月 13 日在我院二外科行"右半结肠切除术 + 乙状结肠部分切除术"。术中见：升结肠近肝处有一肿块，约 4cm×4cm 大小，升结肠动脉根部有肿大淋巴结数粒，为花生米大小。乙状结肠与直肠交界处有一肿物，大小约 3cm×3cm。肝右叶膈面处有小硬结 3 个，为扁豆和花生米大小，质硬实，盆腔未扪及硬结。术后病理示：乙状结肠黏液腺癌，浸润至深肌层，淋巴结（0/2）；升结肠黏液腺癌，浸润全层，淋巴结（2/2）。2004 年 9 月 29 日 MR 示：①肝内多发结节影，直径 0.8cm ～ 2.0cm 不等，考虑肝多发转移瘤；②左右肾囊肿。术后转入我科治疗，分别在 2004 年 10 月 8 日、10 月 30 日给予 FOLFOX 方案化疗 2 周期。因出Ⅳ度骨髓抑制及消化道副作用，患者拒绝再行化疗，今日转为门诊进行中医中药治疗。

初诊时症见：自觉心烦而欲呕，胁部胀满不适，目眩，头晕，腹泻，大便日行 8 次，稀水样，无明显腹痛，无发热，小便调，纳寐差。舌暗红苔白腻，脉弦细。

中医诊断：肠癌。

西医诊断：结肠癌术后肝转移（TxNxM1，Ⅳ期）。

辨为肝盛脾虚，瘀毒内聚证，治疗以疏肝健脾、祛瘀解毒为法立方，予小柴胡汤合下瘀血汤、白头翁汤加减化裁。

处方：柴胡 15g，法半夏 10g，红参 15g，黄芩 10g，白头翁 15g，黄连 10g，葛根 10g，槐花 15g，土鳖虫 6g，桃仁 12g，露蜂房 10g，山慈菇 15g，生姜 3 片，大枣 10g，甘草 6g。日 1 剂，水煎服。

2004 年 11 月 23 日诊：上方服 7 剂后腹泻得以控制，每日 2 ～ 3 次，精神好转，心烦症状消失，胁部胀满减轻，自觉咽干口苦。舌暗红，苔转白，脉弦细。故减清热祛湿、解毒止痢之品，加用健脾、祛湿、疏肝药物，在原方基础上去白头翁、黄连、露蜂房，加白术 15g，云苓 25g，白芍 10g，八月札 15g 等健脾疏肝之品：柴胡 15g，法半夏 10g，红参 15g，黄芩 10g，葛根 10g，槐花 15g，白术 15g，茯苓 25g，土鳖虫 6g，桃仁 12g，山慈菇 15g，白芍 15g，生姜 3 片，大枣 10g，甘草 6g，八月札 15g。7 剂，日 1 剂，水煎服。

2004 年 11 月 30 日诊：药后二便可，出现咳嗽，活动后气促，双下肢浮肿，纳眠差，方用四君子汤合下瘀血汤、葶苈大枣泻肺汤加减：党参 15g，白术 15g，茯苓 25g，桃仁 10g，土鳖虫 6g，葶苈子 10g，大枣 4 枚，白花蛇舌草 30g，八月札 15g，泽泻 15g，砂仁（后下）6g，槐花 15g。日 1 剂，水煎服。

上方服 7 剂后，患者无明显咳嗽，双下肢未见浮肿，胃纳较前好转，大便偏烂，或可成形，未见黏液脓血，手足皮肤紫暗微肿皲裂，眠欠佳，无明显腹痛腹胀、恶心呕吐等不适。后患者坚持门诊治疗，以疏肝健脾、祛瘀解毒为法随证加减处方，情况稳定，症状改善。2005 年 6 月复查 CT 示：结肠癌术后改变，未见肿瘤复发，肠系膜及腹膜后淋巴结未见明显肿大。肝内多发结节影，结合病史考虑为肝转移癌。患者 2005 年开始口服希罗达多程。至 2008 年 10 月 31 日复查全腹部 MRI 示：结肠癌肝转移化疗后复查，现见肝尾页、右叶下段病灶，较 2008 年 6 月 17 日片略增大；双肺转移瘤。此后患者多次住院治疗，以中医药治疗为主，配合腹部深部热疗。患者因肝功能衰竭于 2009 年 2 月去世，生存期达 4 年余。

按： 本例为晚期大肠癌病人，手术时已出现肝转移及盆腔、腹膜转移，故于术后化疗。但患者为老年女性，不能耐受细胞毒性化学药物之攻伐，转中医药门诊治疗。因患者多年结肠息肉病史，反复出现腹泻、便秘等大肠传化糟粕功能失职的症状，而"六腑以通为用，以降为和"，长期传导失司，通降不用，则致大肠瘀毒，故见腹泻；胃的通降还包括小肠将食物残渣下输于大肠，以及大肠传化糟粕的功能活动在内，故本病见欲呕、纳差之症；肺与大肠相表里，必然影响上焦，因此三焦气道不通，阳气枢机不利，肝胆气机疏泄失常，少火郁而胆火上扰则目眩，少火郁内，扰动心神则心烦，郁火灼津，不润咽喉故咽干。因患者年事已高，加之手术及化疗，正气受损，脾气虚弱，少阳枢机不利，脾气升降失常，故有头晕、纳呆。治疗上在祛瘀解毒的同时着眼于"和"。遂用小柴胡汤合白头翁汤祛瘀解毒，以小柴胡汤和解枢机、疏利三焦。因辨证准确，收到显著疗效。初诊之方，以小柴胡汤和解少阳、疏泄三焦气机之郁滞，柴胡苦平，入肝胆经，透泄与清解少阳半表之邪并能疏泄气机之郁滞；黄芩苦寒，清泄少阳半里之热；半夏、生姜和胃降逆止呕；红参、大枣益气健脾、固护正气；白头翁、黄芩、黄连、槐花等清热燥湿、凉血止泻；以桃仁、土鳖虫活血化瘀，配合露蜂房、山慈菇祛瘀消癥止痛。全方紧要处仍在小柴胡汤，疏解少阳气机郁滞，恢复脾气升清降浊功能，如三焦气机不畅，纯用清热祛湿、解毒止泻药物亦无法解除患者腹泻之顽疾。2004 年 11 月 23 日诊时患者腹泻得以控制，每日 2 ～ 3 次，精神好转，心烦症状消失，胁部胀满减轻。自觉咽干口苦，舌暗红，苔转白，脉弦细。故减清热祛湿、解毒止痢之品，加用健脾、祛湿、疏肝药物。

《伤寒论》230 条说，服用小柴胡汤后"上焦得通，津液得下，胃气因和，身濈然汗出而解"。反之亦然，即凡上焦不通，津液不下，胃气不和者皆可应用小柴胡汤主之。这也是他认为小柴胡汤可疏利三焦的原因。在诊治例患者的过程中，始终谨守病机，在小柴胡汤的基础上辨证治疗，取其疏利三焦、扶正抗邪、消癥散结之功。此例患者手术时已出现肝转移及盆腔、腹膜转移，未行规范性化疗，除行 FOLFOX 方案 2 个疗程及口服希罗达数疗程外，未行肝脏肿物切除或射频消融术，患者一直以中医药治疗为主，既控制了病情，又改善了症状，提高了生存质量，延长了生存期。

案 9

郑某，女，63 岁。住院号：259522。2009 年 9 月 25 日初诊。

主诉：反复干咳 7 月余，腹痛、便血 3 个月。

病史：患者于 2009 年 2 月开始干咳，偶有胸痛，2009 年 6 月开始出现腹痛，并大便次数增多，每日 7 ～ 8 次，伴有黏液，便血色鲜红。遂在某医院行肠镜检查示：降结肠脾曲癌伴狭窄；病理：降结肠腺癌。全腹 CT 示：①肝脏多发结节，考虑转移瘤可能性大；②子宫左前方团块影，考虑来源于左侧附件恶性肿瘤可能性大。患者未行放化疗及手术治疗。后在我院行胸部＋全腹部 CT 示：左下腹占位，大小约 8.0cm×6.4cm×8.0cm，侵犯乙状结肠、膀胱及子宫，左侧卵巢癌与乙状结肠癌鉴别，并左肺、肝脏转移。相关抗原指标：CEA 8.87μg/L，CA125 62.2U/mL。现为求进一步中医药治疗前来肿瘤科治疗。

初诊时症见：腹痛，大便每日 3 ～ 4 次，伴鲜红色血便，因患者使用坐便出血量难以估计，时有干咳，胃纳欠佳。近来体重减轻约 2kg。舌暗红苔薄黄，脉细涩。

中医诊断：肠癌。

西医诊断：降结肠腺癌并肝、左肺、盆腔转移（TxNxM1，Ⅳ期）。

辨为瘀毒蕴结，破血妄行，治以清肠止血、健脾益气、祛瘀解毒为法。

处方：黄芪 30g，党参 30g，当归 10g，苦参 10g，五倍子 10g，槐花炭 15g，半枝莲 15g，白花蛇舌草 30g，徐长卿 30g，土鳖虫 6g，白芍 15g，葛根 20g。日 1 剂，水煎服。

另以中药汤剂直肠内滴注以清热解毒、止血活血。处方：五倍子 12g，仙鹤草 30g，墨旱莲 20g，金银花 20g，红花 10g，黄柏 15g，鸦胆子 15g，大黄 15g，诃子 15g，北芪 30g。加水 1200mL，煎至 250mL，直肠内滴注，每日 1 次。

1 周后患者便血症状较前明显改善，大便约每日 2 次，暗褐色，质软，带少量血丝，腹痛好转，余尚可。患者以上方加减调治，坚持口服中药及中药直肠内滴注。并于 2009 年 10 月至 2009 年 12 月行卡培他滨片单药化疗 3 个疗程，期间未规律服用。直至 2009 年 12 月患者再次出现大便出血，后于 2010 年 2 月因肠癌恶病质去世。

按： 肠癌便血是其常见的临床症状，单用西药止血处理效果欠佳。本例为肠癌晚期患者，年老体弱，并发症多，失去手术机会，选用中药保留灌肠进行治疗较为适宜。中药保留灌肠药物可直达病所，能较好地控制肿瘤的发展，提高患者生存质量。此例患者通过内服中药，外用中药直肠内滴注，很好地控制了便血症状。灌肠方中以金银花、黄柏、鸦胆子等清肠解毒；五倍子、诃子涩肠止血；大黄活血化瘀、凉血止血；北芪、墨旱莲益气养阴。诸药协同，共奏清热解毒、活血化瘀、凉血止血、益气扶正之功效。

案 10

陈某，男，68 岁，深圳人。门诊号：3284622。2007 年 3 月 1 日初诊。

主诉：结肠癌术后 1 年余，发现肺部肿物 1 月余。

病史：患者于 2006 年 1 月 15 日因发现结肠癌，于深圳市人民医院行手术切除肿物。术后病理示：黏液性腺癌。术后予"5-Fu+CF"方案化疗 6 个疗程。2007 年 1 月 14 日复查发现肺部小肿物。2007 年 1 月 8 日 PET/CT 示：右肺上叶前段结节状浓缩影，腹膜后未见 LN 转移灶。2007 年 1 月 9 日行穿刺活检，结果示：右上肺转移性黏液腺癌。1 月 22 日行 VATS 右上肺楔形切除术，术后未予化疗。

初诊时症见：双下肢酸软无力，偶咳嗽，量少色白，纳眠可，二便调。舌暗红苔白厚腻，脉弦滑。

中医诊断：肠癌。

西医诊断：结肠黏液性腺癌术后肺转移切除术后（TxN0M1，Ⅳ期）。

辨为脾虚湿困，痰瘀蕴结证，治以健脾利湿、化痰祛瘀为法。

处方：党参15g，茯苓25g，白术10g，甘草6g，守宫6g，土鳖虫6g，浙贝10g，苦参10g，薏苡仁30g，泽泻15g，槐花15g，葛根20g。日1剂，水煎服。

2007年3月15日诊：上方服14剂后双下肢酸软好转，咳嗽稍减，余无不适。处方：土鳖虫6g，桃仁10g，桔梗10g，甘草6g，守宫6g，厚朴10g，白花蛇舌草30g，槐花15g，葛根20g，莪术15g，苦参10g，八月札15g。日1剂，水煎服。

2007年9月23日诊：上方服14剂诸症均减，守方随证加减续服6月，情况稳定，患者未感明显不适。舌暗红苔薄白，脉细滑。2009年7月23日复查肝肾功能，相关抗原五项未见异常，胸部CT示：右肺转移瘤术后改变，局限纤维变。处方：土鳖虫6g，桃仁10g，党参15g，白术15g，茯苓25g，甘草6g，苦参10g，莪术15g，八月札15g，守宫6g，僵蚕10g，薏苡仁30g。日1剂，水煎服。

后患者坚持门诊治疗，以健脾利湿、化痰祛瘀为法随证加减。2007年12月3日查胸部CT示：结肠癌肺转移术后改变，右上肺局限性纤维变。肠镜示：①结肠癌术后吻合口炎；②直肠多发息肉；③慢性直肠炎。相关抗原五项未见异常。随访至2011年9月，患者肠癌术后4年余，坚持门诊中医药治疗，复查未见复发或转移，生活如常人，KPS评分90分。

按： 此例为结肠癌晚期患者，术后化疗后出现右上肺转移，后行VATS右上肺楔形切除术，术后未予化疗。初诊时症见：双下肢酸软无力，偶咳嗽，量少色白，舌暗红苔白厚腻，脉弦滑。四诊合参，辨为脾虚湿困，痰瘀蕴结证。脾主四肢，脾虚则肢体气血生化不足，可见双下肢酸软无力；脾虚湿困，痰瘀犯肺，则见咳嗽；舌暗红苔白厚腻，脉弦滑均为佐证。故治以健脾利湿、化痰祛瘀法，方用四君子汤益气健脾化湿，复加薏苡仁、泽泻、槐花清肠祛湿，守官、浙贝、土鳖虫、苦参解毒祛瘀，葛根升阳止泻。2007 年 3 月 15 日诊时，双下肢酸软好转，咳嗽稍减，余无不适，方用下瘀血汤合桔梗汤加减以祛瘀散结、升阳利湿、解毒抗癌。此例患者，以健脾利湿、化痰祛瘀为法贯穿始终，随证以四君子汤、下瘀血汤加减，肿瘤得以控制，提高了患者生存质量。

案 11

吴某，女，48 岁，广州人。门诊号：187991。2007 年 4 月 24 日初诊。

主诉：乙状结肠癌术后化疗后 2 周。

病史：患者于 2007 年 3 月初开始自觉大便后排便不尽感，每日 1～3 次，量少，质软，大便带血，色鲜红，量不多，无明显血块、无脓血黏液。在当地医院就诊，治疗效果不明显，遂于 3 月 22 日于我院肛肠科诊治，行结肠镜检查示：乙状结肠癌（Brroman Ⅲ 型）；乙状结肠和直肠多发息肉。3 月 24 日电子结肠镜示：Brroman Ⅲ 型；乙状结肠和直肠多发息肉。3 月 28 日病理结果回报示：乙状结肠中分化腺癌。遂于 3 月 29 日在全麻下行"乙状结肠癌根治术"，术后病理（44243）示：①乙状结肠中分化腺癌，浸润肠壁全层并累及网膜；②肠两断端未见癌浸润；③肠系膜淋巴结未见癌转移。术后于 4 月 10 日行 FOLFOX 方案化疗 1 个疗程。化疗后出现严重腹泻，最多达每日 40 次，服易蒙停后出现 2 日无大便。

初诊时症见：腹胀，左下腹伤口处时有隐痛不适，纳眠可，二便调。舌淡暗苔薄黄，脉细缓。

中医诊断：肠癌。

西医诊断：乙状结肠癌术后化疗后（T3N0M0，Ⅱa 期）。

辨为气滞血瘀，湿热蕴结证，治以行气祛瘀、清热利湿为法。

处方：土鳖虫 6g，桃仁 10g，白芍 15g，甘草 6g，苦参 10g，槐花 15g，白芷 10g，秦皮 15g，黄柏 15g，黄芩 15g，败酱草 30g，香附 10g。日 1 剂，水煎服。

2007 年 8 月 28 日诊：上方服 7 剂后，腹胀痛好转，后患者入住我院，分别于 5 月 1 日，5 月 15 日，5 月 30 日，6 月 14 日，6 月 29 日，7 月 16 日，8 月 2 日共行 8 次化疗。现无明显不适，纳眠可，二便调，舌淡暗苔薄白，脉细滑。处方：党参 15g，茯苓 25g，白术 15g，甘草 6g，土鳖虫 6g，桃仁 10g，黄精 15g，枸杞 15g，黄芪 15g，女贞子 20g，八月札 15g。日 1 剂，水煎服。

2007年11月20日诊：以上方加减服3月余，现患者无明显不适，大便成形，每日2～3次，小便调，纳眠可。舌红苔薄白，脉弦细。治以清肠利湿、化痰祛瘀为法，处方：槐花15g，秦皮15g，白芷10g，地榆15g，葛根20g，苦参10g，八月札15g，守宫6g，土鳖虫6g，地龙10g，薏苡仁30g，甘草6g。日1剂，水煎服。

上方服14剂后大便次数减少，后患者坚持中医药治疗，以理气健脾、清热解毒、祛瘀散结等法随证治之，情况稳定，无明显不适。随访至2013年5月，患者情况稳定，多次复查相关抗原五项均正常，肠镜未见肿瘤复发及转移，生活如常人，KPS评分90分。

按：此例为乙状结肠癌患者，中医药配合辅助化疗，在化疗期间当注重健脾补气，化疗后注重祛瘀解毒。患者初诊时腹胀，左下腹伤口处时有隐痛不适，舌淡暗苔薄黄，脉细缓。综合四诊，辨为气滞血瘀，湿热蕴结证。气滞血瘀，腹部经脉不利，则见腹胀；术后损伤气血，可致气滞血瘀益甚，故术后伤口处隐痛见矣。治以行气祛瘀、清热利湿为法，方中香附疏肝行气，土鳖虫、桃仁活血祛瘀，槐花凉血止泻，白芷升阳燥湿，黄柏、黄芩、苦参、秦皮清热燥湿，败酱草清热解毒，白芍、甘草缓急止痛。2007年8月28日诊时，患者服7剂后，腹胀痛好转，后行8次化疗，治以益气健脾、补益肝肾为法，方用四君子汤益气健脾，复加黄芪、黄精、女贞子、枸杞益气养血、补益肝肾，行气活血者只八月札、土鳖虫、桃仁3味。盖化疗后虽无特殊不适，然肝肾气血已虚，宜减攻伐之剂，以扶正为主。2007年11月20日诊时，患者已无明显不适，大便成形，每日2～3次，舌红苔薄白，脉弦细。此时以祛瘀散结、清热利湿为法，稍佐扶正，盖此时正气尚可，而邪毒实结，故以攻邪为主，邪去而正自安。

四、结语评述

大肠癌包括结肠癌和直肠癌，是常见的恶性肿瘤之一。在欧美国家，大肠癌的病死率居所有肿瘤的第2位，也是全世界范围内导致死亡的主要原因之一，患病率呈逐年增长趋势，患病年龄也明显提前。由于早期无症状性大肠癌的临床表现缺乏特异性，常漏诊误诊而延误治疗，以致患者就诊时病变已处于中晚期，疗效较差，预后不良。

大肠癌预后在常见消化道肿瘤中相对较好，根据美国癌症联合会（JACC）的资料，大肠癌 Ⅰ、Ⅱ、Ⅲ、Ⅳ 期的 5 年生存率分别为 93.2%、82.5%、59.5%、8.1%。手术切除后的 5 年生存率为 40%～60%。对于无法手术或术后复发、耐药的 Ⅳ 期患者，预后较差，自然生存期仅 4～9 个月。影响大肠癌的预后因素很多，分期、体质状况、病理类型、治疗方法等是晚期患者的主要预后指标。

中医药治疗肠癌在改善患者生存质量、延长患者生存期上有着独特的优势。中医认为，肠癌的发病多因饮食不节，恣食肥甘、燥热或生冷之物，渐成久痢久泻，导致脾不健运，湿热瘀毒下迫大肠，热伤肠络，毒邪成痈而发为肠癌。大肠为六腑之一，司传导之职，根据"六腑以通为用""泻而不藏"的生理特点，临床多用通腑祛邪之法治之。治疗的关键是清热祛湿、解毒祛瘀、行气导滞，均可视为"通腑为用"的具体运用。本病以本虚标实为特点，本虚多为脾虚胃弱或兼有肾虚，标实多以湿热、瘀毒为患，是一种全身属虚，局部属实的疾病。临床治疗重视健脾培土、理气通腑为用，并提倡辨病论治与辨证论治相结合，重视用抗癌药物祛除邪毒。

健脾祛湿化痰瘀，理气疏肝复运化——十二指肠癌治验

原发性十二指肠癌是指原发于十二指肠各段的恶性肿瘤，但不包括 Vater 壶腹、胆总管下段及胰头的恶性肿瘤。在中医古代文献中，十二指肠属于六腑之一的"小肠"，具有受盛化物、泌别清浊的生理功能，该病临床多以腹痛、黄疸、贫血、呕吐为主要表现，文献论述主要集中在"积聚""腹痛""呕吐""黄疸"等病症中。

一、文献述略

1. 病位

中医理论认为，小肠为六腑之一，是一个相当长的空腔器官，位于腹中，

其上在幽门处与胃下口相接，其下在阑门处与大肠之上口相连。《灵枢·肠胃》曰："小肠后附脊，左环回周叠积，其注于回肠者，外附于脐，上回运环十六曲，大二寸半，径八分分之少半，长三丈二尺。"这与现代医学的解剖结构基本相符。

2. 症状

《脾胃论》所说："肠胃为市，无物不受，无物不入，若风、寒、暑、湿、燥一气偏胜。"因饮食不节、情志抑郁或外邪入里等导致的宿食、虫积、内热、湿浊、痰饮、瘀血等病理产物，可阻塞肠道气机，出现腹胀、腹痛、肠鸣、便溏、便秘等临床表现。或由于湿阻中焦，脾胃功能失常，影响肝胆的疏泄，以致胆汁不循常道，溢于肌肤，而发生黄疸。

3. 病因病机

小肠属腑，六腑以通为用，以降为顺，具有受盛化物、泌别清浊的生理功能。《素问·灵兰秘典论》："小肠者，受盛之官，化物出焉。"受盛化物主要表现在两个方面：一是小肠盛装胃初步消化之食物；二是将胃初步消化之饮食物进一步消化吸收，将水谷化为精微。而泌别清浊即是将消化后的饮食物，分为水谷精微和食物残渣两个部分，将水谷精微吸收，食物残渣向大肠输送，最后在吸收水谷精微的同时，吸收大量的水分，因此又称"小肠主液"。如李东垣在《脾胃论》中指出："大肠主津，小肠主液，大肠小肠受胃之营气，乃能行津液于上焦，灌溉皮毛，充实腠理。"

对于小肠病的病机特点，古人主要认为与气机郁滞、湿浊困阻、饮邪内停、瘀血阻滞、升降失司、虚实传变等密切相关。张介宾说："小肠居胃之下，受盛胃中水谷而分清浊，水液由此渗入前，糟粕由此而归于后，脾气化而上升，小肠化而下降，故曰化物出焉。"若邪气积聚，脾气不升，化物失常，则"肠胃恶，恶则邪气留之，积聚乃伤，肠胃之间，寒温不次，邪气稍至，蓄积留止，大聚乃起"。而因饮食不节、情志抑郁或外邪入里等导致的宿食、虫积、内热、湿浊、痰饮、瘀血等病理产物，也可阻塞肠道气机，而出现脐腹胀满疼痛、腹胀肠鸣、痛则欲泻、泻而不爽、大便黏稠等临床表现。

4. 证治

历代医家对小肠肿瘤的治法少有明确论述，通过对有限的文献进行梳理，发现古人认为当以理气止痛、健脾化湿、活血化瘀、温中散寒、润肠通腑、消食导滞为主要治法。

5. 预后

中医认为，小肠肿瘤病初起多属实，为气滞、血瘀、痰湿、邪热，四者之间相互影响，日久则耗伤正气，由实转虚，或阳虚，或阴虚，或转为虚劳。胃气虚实直接影响疾病的发展，如《素问·平人气象论》："平人之常气禀于胃，胃者，平人之常气也。人无胃气曰逆，逆者死。"

二、临证发微

十二指肠属中医"小肠"范畴，为六腑之一，生理特点以通为用，以降为顺。若脾胃虚弱，气机失调，通降失常，湿邪内生，壅塞肠道，进而聚湿生痰，痰瘀互结于小肠而成肿瘤。故当治以健脾祛湿化痰瘀、理气疏肝复运化。

1. 健脾祛湿化痰瘀

脾胃虚弱，痰湿内生是十二指肠癌发病的最重要的病理基础。发病以全身属虚、局部属实为特点，本虚多为脾虚胃弱，标实多以湿邪、痰瘀为患，二者互为因果。其治疗尤其需要重视健脾胃、化痰湿。因小肠居腹中，上接幽门，与胃相通，两者不仅解剖位置相连，而且功能上密不可分，胃气不足，影响小肠受盛化物和泌别清浊的功能，而小肠受邪也直接影响胃之升降、脾之健运，从而导致气机阻滞，生化乏源，湿毒内盛。《推求师意·伤食》亦曰："下脘消化糟粕，入大小之肠，如食入于肠胃有停留不化者，有食物已去而害其脾胃转运之气者，因之而致其清浊不分者。"而小肠受湿，也可损伤脾阳，出现肠病及脾。

临床中用药以健脾祛湿、化痰祛瘀为主法，并根据辨证特点灵活予以理气和胃、温胃散寒、化痰导滞、活血化瘀、清热化湿诸法。疾病属虚者，治以扶正为主，根据阴阳偏盛、邪正相争之异，分别用温阳补中、健脾益气、和中养胃、滋养胃阴诸法。虚实并见者，则扶正祛邪之法兼而用之。脾胃亏虚，纳食欠佳者，治宜健脾益气、行气和胃，以四君子汤加减，可选用党参、白术、云苓、黄芪、木香、枳壳、鸡内金等；若脾胃虚寒，畏寒肢冷者，予高良姜、熟附片、白芍、肉豆蔻等温胃散寒；若痰湿内盛，痞满腹胀者，予苍术、薏苡仁、陈皮、藿香、法半夏等行气化痰；若血瘀内阻，腹痛明显者，予三七、八月札、延胡索、川楝子、郁金等活血化瘀；若腹痛隐隐、口燥咽干者，予一贯煎合芍药甘草汤加减。

2. 理气疏肝复运化

十二指肠乃空腔器官，与外界相通，本身就多气，痰湿内生，首先导致气机失调，使其受盛化物、泌别清浊的功能减退。在具体治疗上，重视疏肝理气，因小肠的降浊、胃的和降，有赖肝之疏泄，肝气不疏则土壅木郁，肝木克土。因此，若要理气，必先调肝，即所谓"治肝可以安胃""土得木而达"，以通调一身气机为要。

据余多年临证，多以疏肝理气、化湿泄热为法，处方以柴胡疏肝散加减，予柴胡、芍药、香附、枳壳、佛手等药。食后胀甚或胀由食滞者，配莱菔子、焦山楂等；胀由痰阻、腹部满闷者，选用法半夏、苍术、陈皮、胆南星、砂仁、石菖蒲等；胃热炽盛，口干口苦者加蒲公英、黄芩、山栀子；嗳腐吞酸者加黄连、吴茱萸、槟榔，并据寒热偏盛灵活变通黄连、吴茱萸用量比例；上腹刺痛，气滞血瘀者，选用桃仁、赤芍、土鳖虫、三七、莪术等；胃阴不足者，加麦冬、天冬、石斛；气血亏虚者，加黄芪、当归、女贞子、鸡血藤等。在组方中，常适当选用蜈蚣、地龙、全蝎、守宫、僵蚕等虫类药物，既能入络攻坚化积，又可以解毒祛瘀。

中医药联合手术、放疗、化疗等治疗手段时，则应以扶正为主要治疗原则，如手术治疗极易耗气伤血，术后早期，当以理气养血为先，旨在恢复小肠的受盛化物、泌别清浊功能；术后中期，脏腑虚损，气虚血瘀，当以健脾益气为主、活血祛瘀为辅；术后后期，脾胃功能渐恢复，当扶正攻邪兼顾，以巩固疗效。临床上注意根据术后病人体质特点，体壮者以祛湿化痰、行气解毒为主，体虚者以健脾理气、扶助正气为主。

三、验案举隅

案1

聂某，男，72岁。门诊号：0007387994。2013年6月13日初诊。

主诉：反复腹痛 3 年余。

病史：患者于 2010 年无明显诱因下出现发热、腹痛，遂至医院就诊，行超声检查发现肝外胆管扩张，胆囊增大；CT 发现胆总管和胰管扩张，壶腹周围癌，肝内血管瘤。后行电子肠镜检查示：十二指肠乳头部恶性肿瘤；病理检查示：十二指肠乳头部腺癌。2010 年 5 月 6 日于中山大学第三附属医院行"胰十二指肠切除术"，术后病理示：壶腹部中分化腺癌；癌细胞浸润十二指肠全层、胰腺表面及胆总管壁；肠系膜根部淋巴结 1/1 见转移癌，肠系膜上动脉旁淋巴结 1 枚，未见转移癌。术后于 2010 年 10 月开始不规律口服希罗达化疗，至 2013 年 1 月停服，2012 年 3 月 27 日至 2012 年 4 月 13 日患者行 TOMO 断层调强放疗。2013 年 2 月患者无明显诱因下出现腹部隐痛，饭后尤甚，便后缓解。4 月 2 日行 PET/CT 检查示：①十二指肠癌术后、化疗后，与上次（2012 年 9 月 24 日）相比，腹主动脉右前方新增淋巴结转移，原腹主动脉左旁淋巴结转移灶代谢较前增高。②原双侧肺门及纵隔多发淋巴结炎性增生，与上次比较代谢增高，建议定期复查。现患者为求进一步诊治前来就诊。

初诊时症见：疲倦，偶有腹部隐痛，胸闷，时有头晕头痛，胃纳欠佳，大便质硬，日 1 次，小便频，近 3 个月体重下降约 3kg。舌淡暗苔白，脉细。

中医诊断：肠癌。

西医诊断：①十二指肠癌术后化疗后腹主动脉旁淋巴结转移（TxNxM1，Ⅳ期）；②高血压病 2 级极高危；③冠状动脉粥样硬化性心脏病。

辨证属脾气内虚，痰瘀毒结，故以健脾化痰、祛瘀解毒为法拟方。

处方：熟党参 15g，白术 15g，茯苓 25g，龙葵 30g，藿香 15g，槟榔 15g，木香（后下）10g，法半夏 10g，肿节风 15g，土鳖虫 6g，香附 15g，白芍 15g，黄芪 30g，甘草 6g，预知子 15g。7 剂，水煎服。

2013 年 6 月 20 日二诊：腹痛缓解，疲倦纳呆较前好转，胃纳增加，睡眠欠佳，口干，时有胸闷，头晕头痛，大便易解，质软成型，小便基本正常。舌淡暗苔白，脉细滑。予健脾化痰、祛瘀散结为主法，辅以养阴滋肾、安神定志，具体方药如下：熟党参 15g，茯苓 25g，薏苡仁 30g，藿香 15g，槟榔 15g，木香（后下）10g，红豆杉 6g，肿节风 15g，土鳖虫 6g，香附 15g，生地黄 20g，鳖甲（先煎）30g，女贞子 20g，酸枣仁（打碎）15g。水煎服。

2013 年 7 月 4 日三诊：精神良好，口干及睡眠均较前改善，间有胸闷、头晕头痛，余无明显不适。继用前法，减木香、香附、生地，加丹参、车前草、钩藤等祛风止痛、活血化瘀。处方：熟党参 15g，茯苓 25g，薏苡仁 30g，藿香 15g，槟榔 15g，红豆杉 6g，肿节风 15g，土鳖虫 6g，丹参 20g，车前草 15g，钩藤 15g，鳖甲（先煎）30g，女贞子 20g，酸枣仁（打碎）15g。

2013 年 7 月 25 日前来复诊，患者诸症改善，7 月 23 日完成第 1 个疗程"FOLFIRI+ 泰欣生"方案化疗，过程顺利。现胃纳欠佳，活动后稍气促，余尚可。舌脉同前。以健脾补肾、扶助正气为主法，处方：熟党参 15g，茯苓 25g，薏苡仁 30g，枳壳 15g，怀牛膝 15g，女贞子 20g，墨旱莲 20g，红豆杉 6g，肿节风 15g，桃仁 10g，土鳖虫 6g，丹参 20g，钩藤 15g，鳖甲（先煎）30g。服药后患者胃纳、体力较前明显好转。

患者此后一直坚持服用中药，并陆续完成 8 个疗程"FOLFIRI+ 泰欣生"方案化疗。2014 年 3 月 18 日腹部 CT 示：十二指肠癌术后改变，肠道未见明显复发征象，腹腔及腹膜后多发淋巴结较前缩小，双肺多发病灶大致如前。后门诊中医药治疗，随访至 2014 年 8 月，精神体力良好，无腹痛腹泻、头晕乏力、胸闷气促等症，KPS 评分 80 分。

评：本例为十二指肠癌术后复发患者，老年，分期为 Ⅳ 期，因腹痛就诊。初诊时以腹部隐痛、胸闷、头晕头痛、胃纳欠佳为主要表现，舌淡暗苔白，脉细。辨证属脾气内虚，痰瘀毒结。本病病位在大肠，与脾脏密切相关。因脾主运化，胃主受纳，脾升胃降，共同调节机体对饮食的吸收、运化和排泄，如脾胃受伤，水湿内停，聚于大肠，与体内痰瘀互结，变生瘀毒而成此病。治疗以健脾化痰、理气通腑、祛瘀解毒为法，方中以四君子汤及黄芪健脾益气，木香、槟榔、香附等理气通腑，法半夏、肿节风、土鳖虫、藿香等清热利湿、化痰祛瘀。二诊时腹痛缓解，疲倦纳呆好转，胃纳增加，睡眠欠佳，口干，时有胸闷、头晕头痛，以健脾化痰、祛瘀散结为主法，辅以养阴滋肾、安神定志。三诊时患者仍间有胸闷、头晕头痛，继用前法，在前方基础上减木香、香附、生地，加丹参、车前草、钩藤等祛风止痛、活血化瘀。因患者年老久病，五脏亏虚，正气内损，脾肾不足，在中医药治疗过程中当注意扶助正气、健脾补肾，故四诊后着力在健脾的同时加以补肾滋肾。整个治疗过程中贯穿健脾补肾、理气通腑、祛瘀解毒这条主线，患者得以继续完成后续化疗，过程顺利，总体疗效良好，患者生活质量得到较好的改善。

案2

陈某，男，70岁。住院号：115893。2007年3月29日初诊。

主诉：十二指肠腺癌术后2年余。

病史：患者于2005年初无明显诱因出现上腹部疼痛，在某医院行胃镜检查发现十二指肠肿物，活检提示：十二指肠腺癌。即行"胃大部分切除＋胆囊切除＋十二指肠切除术"，术后未行放化疗。每3个月左右复查CT，未见复发。2007年2月27日复查CT示：未见肿瘤复发，腹膜后多发小淋巴结。现为求进一步中医药治疗前来门诊就诊。

初诊时症见：时有中下腹阵发性隐痛，大便约每日4次，偏稀烂，纳眠可。舌红苔白，脉滑。

中医诊断：肠癌。

西医诊断：十二指肠腺癌术后（T3N0M0，Ⅱa期）。

辨为湿热蕴结，气滞血瘀证，治以清热祛湿、行气活血为法。

处方：土鳖虫6g，桃仁10g，苦参10g，香附15g，八月札15g，厚朴15g，槟榔15g，木香（后下）10g，半枝莲15g，蒲公英30g，莪术15g，甘草6g。水煎服，每日1剂，分2次服。

2007年4月13日二诊：服药14剂后，已无腹痛，大便约每日3次，质软成型，余无明显不适。舌淡红苔白，脉弦。湿热已除，予健脾益气、解毒抗癌并举，处方：党参15g，白术15g，云苓25g，木香（后下）10g，砂仁（后下）6g，蒲公英30g，薏苡仁30g，半枝莲15g，山慈菇15g，守宫6g，桔梗10g，甘草6g。

患者坚持门诊复诊，予健脾和胃、行气化湿、祛瘀解毒之剂进行治疗，以二诊方药进行加减。加减法：腹痛时加白芍15g，八月札15g；腹胀时加槟榔15g，厚朴15g；纳呆者加鸡内金15g，山楂15g；腹泻时加山药20g，泽泻15g，罂粟壳10g；下肢浮肿时加用车前草15g，龙葵草30g；口干加葛根20g，麦冬15g；下肢红肿渗液时加用丹皮15g，丹参30g，白蒺藜15g，当归

10g，赤芍 15g，金银花 15g，水牛角 60g，生地 20g。为了抑制肠癌的再复发和转移，选用桃仁、土鳖虫、白花蛇舌草、山慈菇、蒲公英、半枝莲、槐花等祛瘀解毒。

患者以中药调服，多次复查 CT 及相关抗原指标均未见明显异常。至 2009 年 3 月 12 日在广州军区总医院行 PET/CT 示：①残胃肿瘤复发，侵及相邻膈下腹膜；②腹膜后及右侧腹股沟多发淋巴结转移；③肝脏多发转移，脾脏转移；④左侧胸膜转移。诊断为十二指肠癌术后复发并腹膜后淋巴结、肝、脾、胸膜转移（Ⅳ期）。因病情进展，遂予替吉奥胶囊单药口服化疗，患者反复出现血小板抑制，合并血小板减少性紫癜，予减量后仍难以耐受，未能规律完成化疗。患者坚持服用中药。于 2009 年 9 月 4 日复查 PET/CT 提示：原残胃高代谢复发灶、腹膜后及右侧腹股沟淋巴结转移灶体积较前明显缩小；原肝、脾高代谢转移灶消失。患者于 2010 年 5 月因突发心律失常去世，生存期达 5 年。

按：此系肠癌术后患者，术后出现肠癌复发并多发转移，为Ⅳ期病例。中医认为，肠癌与湿热内蕴、湿毒血瘀滞肠有关。后因正气严重受损，湿热瘀毒泛溢而出现广泛转移。治疗始终坚持扶正祛邪的原则，以健脾和胃、扶助正气为本，并应用清热祛湿、祛瘀解毒药物以治标。方中常以四君子汤以健脾益气，在此基础上选用半枝莲、白花蛇舌草、苦参、薏苡仁、山慈菇、蒲公英等清热祛湿、祛瘀解毒散结；"六腑以通为用"，故常以木香、槟榔、八月札、厚朴、桔梗等药物行气通腑。患者肠癌术后 4 年余始发现复发转移，且后期因血小板抑制难以完成化疗，仍以中医药治疗为主，足见中医药治疗在改善患者体质、控制肿瘤复发上发挥了重要的作用。

四、结语评述

原发性十二指肠癌是指原发于十二指肠各段的恶性肿瘤，不包括 Vater 壶腹部、胆总管下段，以及胰头部的肿瘤，其发病率为 0.035%，占胃肠道恶性肿瘤的 0.35%，占小肠恶性肿瘤的 25% ～ 54%。十二指肠癌多见于 26 ～ 83 岁的人群，男女之比为 1.45：1，平均年龄 54 岁，高发年龄 >50 岁。从患者的发病部位来看，十二指肠癌主要可以分为乳头下部癌、乳头周围区癌、乳头上部癌。乳头周围是十二指肠癌的高发区域，患者出现此类情况可能与细菌与胆汁之间的作用有关。

原发性十二指肠癌患者在发病早期，其症状表现得较为隐蔽，患者通常会出现贫血、消瘦、乏力、呕吐、恶心、疼痛及上腹不适等症状。由于缺乏重视，往往导致延误诊断。随着时间的推延，方可根据肿瘤生长方式及位置的不同表现出相应的体征及不同的症状。纤维十二指肠镜能对十二指肠黏膜的具体情况进行直接观察，对其病灶范围、形态及具体部位进行确定，同时还可以对患者进行取材活检，并对病灶邻近组织是否存在继发肿瘤、胰腺癌及壶腹癌进行鉴别，其对于原发性十二指肠癌的诊断具有较高的应用价值。

就目前的医学技术而言，一旦确诊原则上尽早手术治疗，其主要术式有胰十二指肠切除术，十二指肠与胰及胆管解剖关系密切，肿瘤侵犯胰头采用胰十二指肠切除术已被认为是彻底的根治性手术。放疗、化疗对十二指肠癌无显著疗效，个别报道化疗能延长存活时间，可在术中或术后配合使用；十二指肠腺癌总的预后较胰头癌与胆总管下段癌好，其手术切除率达70%以上，根治性切除后5年生存率为25%～60%。但不能切除的十二指肠癌预后差，生存时间一般为4～6个月，几乎无长期生存病例。

中医认为，十二指肠属小肠腑，以通为用，以降为顺，具有受盛化物、泌别清浊的生理功能；对于十二指肠癌的病机特点，主要认为与气机郁滞、痰湿困阻、瘀血阻滞、运化失常、虚实传变等密切相关。中医治疗以健脾祛湿、疏肝理气、活血化瘀、解毒散结为主要治法。中医药治疗作为综合治疗方法之一，可贯穿于疾病放疗、化疗、手术治疗过程当中，不但可减轻放、化疗的毒副作用，促使造血功能恢复，调整和改善患者的免疫机能，而且可抑制癌毒生长，起到抑瘤增效、改善生活质量的积极作用。

益肾健脾疏肝郁，散结利湿祛瘀毒——肾癌治验

肾癌又称肾细胞癌，起源于肾小管上皮细胞，可发生于肾实质的任何部位，但以上、下极为多见，少数侵及全肾；左、右肾发病机会均等，双

侧病变占 1%～2%。典型的肾癌"三联征"为尿血、腰痛和肿块，可伴有发热、乏力、消瘦、纳呆、贫血，以及咳嗽、咯血等远处转移的表现。在中医学文献记载中，类似"肾积""腰痛""尿血""癥积""淋证""中石疽"等病症。

一、文献述略

1. 病位

清·顾世澄《疡医大全》曰："石疽生腰胯之间，肉色不变，坚硬如石，经月不变……"明确指出石疽病位在腰胯之间，其解剖位置及临床表现类似肾癌。

2. 症状

《素问》云："胞移热于膀胱，则癃，溺血。""少阴涩则病积溲血。""腰者，肾之府，转摇不能，肾将惫矣。"指出肾癌尿血、腰痛之症。自《内经》首次记载肾癌相关症状后，后世医家代有阐述。如张仲景《金匮要略》云："淋之为病，小便如粟状，小腹弦急，痛引脐中。""肾着之病腰以下冷痛，腰重如带五千钱。"清·吴谦《医宗金鉴》云："（中石疽）生于腰胯之间，缠绵难以收功。其疽时觉木痛，难消难溃，坚硬如石，皮色不变。"均对肾癌腰痛症状做了精要描述。

3. 病因病机

《素问·四时刺逆从论》云："少阴……涩则病积溲血。"指出肾阴受损，相火内动，扰乱阴络而血下渗，发为血尿。《金匮要略》云："热在下焦者，则尿血。"《医学入门》云："溺血以心热移于小肠。"均指出尿血为下焦有热所致。《证治准绳·淋》："淋病必由热甚生湿，湿生则水液浑浊凝结而为淋。"在热邪的基础上，提出了"湿热蕴结"在淋病发病病机中的重要作用。《诸病源候论·诸淋病候》云："诸淋者，由肾虚而膀胱热故也。"对淋证病因病机进行了高度明确的概括，即淋证以肾虚为本、膀胱热为标。《丹溪心法》云："腰痛主湿热，肾虚，瘀血，挫闪，有痰积。"对肾癌腰痛病机概括详尽。明·张景岳指出："腰痛之虚，十居八九。"强调肾虚在腰痛发病中的作用。

4. 证治

中医学认为，肾癌病位在肾，多由肾气亏虚，外受湿热邪毒，入里蓄毒而成。治疗多强调补肾为大法。正如《证治论补·腰痛》指出："惟补肾为先，而后随邪之所见者以施治，标急则治其标，本急则治其本，初痛宜疏邪滞、理经遂，久痛宜补真元、养血气。"《景岳全书·淋浊》曰："淋之初病，则无不由乎热剧，无容辨矣。但有久服寒凉而不愈者，又有淋久不止而痛涩皆去，而膏液不已，淋如白浊者，此为中气下陷及命门不固之证也。故必以脉以证，而察其为寒为热为虚，庶乎治不致误。"张景岳对淋证的治疗，倡导"凡热者宜清，涩者宜利，下陷者宜升提，虚者宜补，阳气不固者宜温补命门"的随证施治原则。

5. 预后

《诸病源候论》："症者……若积引岁月，人皆柴瘦，腹转大，随致死。"清·顾世澄《疡医大全》曰："石疽生腰胯之间……若黑陷不起，麻木不痛，呕哕不食，精神昏乱，脉散或代者死。"指出肾癌晚期出现恶病质，预后不佳。

二、临证发微

肾癌病位在肾，肾虚是发病之关键所在，而又与肝脾关系密切。其病机可分为虚实两端，虚为脏腑失和，脾肾亏虚；实则多为湿热、气滞、血瘀、痰凝等。虚实常互为因果，因虚致实，或因实致虚。诸种因素相混，日久成积，发为该病。治疗大法为：益肾健脾疏肝郁，散结利湿祛瘀毒。

1. 益肾健脾疏肝郁

肾为先天之本、水火之脏，主司阴阳。肾虚则气化失司，水湿停聚，日久化为热毒，耗伤肾之阴精，而致痰湿瘀毒缠绵不化，邪毒蕴蓄水道，结于腰府，形成肾癌，诚如《素问·脉要精微论》所云："腰者肾之府，转摇不能，肾将惫矣。"肾虚失于气血之濡养，则腰痛。《素问·四时刺逆从论》云："少阴……涩则病积溲血。"此因肾阴亏虚，相火妄动，扰乱阴络而血下渗，发为血尿。《三因极一病证方论·尿血证治》云："病者小便出血，多因心肾气结所致，或因忧劳、房室过度。"可见，肾虚是发病之根本，治当辨阴阳之异而调之，俾阴阳和而生化著矣。若肾阳亏虚者，宜温肾补阳，如淫羊藿、巴戟天、杜仲、菟丝子、肉苁蓉等，方用肾气丸或右归丸之属；肾阴亏虚者，宜滋肾养阴，如黄精、桑椹子、鳖甲、龟板、枸杞、女贞子等，方用六味地黄丸或左归丸之类。

肾癌除与肾关系密切相关外，与肝脾功能失职亦密不可分。盖脾属土，肾属水，脾土克肾水，以维持动态平衡。脾主运化水谷精微，以养五脏，为后天之本。《素问·六节藏象论》云："肾者，主蛰，封藏之本，精之处也。"肾之阳气，蒸化脾土，使脾气健运，运化水谷精微，布散津液，一部分营养周身，一部分不断地补充先天生殖之精，使肾维持藏精主生育、生髓强筋骨、补脑髓聪耳目等功用。《灵枢·决气》亦云："谷气入满，淖泽注于骨，骨属屈伸，泄泽，补益脑髓，皮肤润泽。"由此可见，"生之本在于肾，养之本在于脾也"。故治肾癌，除补肾外，亦不忘兼补脾以益气养血，选药如黄芪、党参、熟地、当归、茯苓、白术、制首乌、怀山药、薏苡仁等，方为归脾汤、十全大补汤、八珍汤之属。

肝属木，肾属水，水涵木，二者异名而同类，精血相互资生。后天之精血来源于水谷精微，血行于脉道，藏于肝；精布散周身，藏于肾。生理状态下，脉中之血于肾中可化为肾精，补养肾中精气，使肾中精气充盈，诚如李时珍《本草纲目》所言："谓精为血俊者，精非血不化也；谓精为宝者，精非气不养也，故血盛则精长，气聚则精盈。"肾中之精气与心火相交，亦可转化为血而充于脉中，随脉循行上下，故徐用诚《玉机微义》云："（血）藏受于肝……施泄于肾。"《本草纲目》亦谓："肾之津液，入心化赤而为血。"正常情况下，血可化精，精可化血，精与血的这种相互转化功能，使得精血维持一种平衡状态，保证了机体生命活动的正常进行。可见，肝血赖肾精的滋养，才能资生有源，肝木繁盛；肾精得到肝血化生之精的补充，才能肾水充足，源泉不竭。若肾精亏损，血乏精化，可导致肝血不足；肝血不足，无血化精，也可引起肾精亏损。肝肾互相资生、依赖和影响，故有"肝肾同源""乙癸同源"之谓。所以，治疗肾癌，除补肾之外，当兼以养肝，治以补益肝肾，用药如桑寄生、杜仲、川断、怀牛膝、菟丝子、狗脊等，方剂如地黄饮子之类。

又肝性喜条达而恶抑郁，肝气升发能启诸脏之气而生升有因，气血冲和则生机不息，故司疏泄者肝也。若肝郁气滞，气不行血，气血壅于经脉，影响肾经气机，可致肾气郁滞，痰瘀蕴结，积聚成矣。故治肾癌，亦当调肝之气机，治以疏肝解郁，选药如柴胡、枳壳、八月札、郁金、香附、青皮等，方剂则常用四逆散、柴胡疏肝散、逍遥散等。

2. 散结利湿祛瘀毒

肾癌邪实致病多因湿热之邪，兼有瘀毒、痰积。正如《丹溪心法·腰痛》所云："腰痛主湿热、肾虚、瘀血、挫闪、有痰积。"故治疗肾癌，当散结利湿祛瘀毒。根据湿热、痰瘀等不同，主要分为以下几型：①湿热蕴结型，症见：尿血鲜红，或尿急、尿频、尿灼热疼痛，腰痛或坠胀不适，伴发热、口渴、纳少，舌质红，舌苔黄腻，脉滑数。此为热盛伤及肾脉则尿血鲜红，也可伴发热，热及膀胱则尿急、尿频、尿灼热疼痛；腰为肾之府，湿热蕴结于肾，肾的经脉不通，则腰痛或坠胀不适；热盛伤阴则口渴；舌质红，舌苔黄腻，脉滑数均为湿热蕴结之征。治以清热利湿为法，方用八正散加减（车前子、瞿麦、萹蓄、滑石、栀子、炙甘草、木通、大黄）。②瘀血内阻型，症见：肉眼血尿，有时尿中夹有血丝或血块，腰部或腹部可触及肿块，腰痛加剧，多呈刺痛或钝痛，痛处固定，面色晦暗，舌质紫暗，或见瘀斑或瘀点，苔薄白，脉弦或涩。此为瘀血内阻，血不归经则尿血；尿中夹有血丝或血块，腰部或腹部触及肿块，腰痛呈刺痛或钝痛，痛处固定，面色晦暗，舌质紫暗，或见瘀斑或瘀点均为瘀血之征。治以活血化瘀为法，予桃红四物汤或下瘀血汤等。

治疗肾癌当根据虚实不同而处方，毒邪在肾癌中非常重要，无论攻补均务祛邪安内。故在利湿祛瘀、解毒散结等攻邪的基础上，根据临床实际，灵活加减。如血尿严重者，可加仙鹤草、白及以收涩止血，三七、茜根活血止血，白茅根、丹皮、大小蓟凉血止血；毒邪甚者，加白英、蛇莓、半枝莲、龙葵草等解毒抗癌；肿物巨大硬实加三棱、水蛭、穿山甲、守宫等攻坚破积；纳呆者加白术、茯苓、山楂、麦芽等健脾开胃；疼痛甚者，加延胡索、川楝子、白芍、木瓜、葛根等止痛缓急……临证加减难以尽述，惟谨守病机，随证治之。

三、验案举隅

案 1

廖某，男，35 岁。门诊号：0008126115。2013 年 3 月 20 日初诊。

主诉：左肩骨折 3 个月，发现左肾肿瘤 2 月余。

病史：患者于 2012 年 12 月左肩部受拍打后出现疼痛，于南方医科大学第三附属医院行 X 线检查，诉左锁骨骨折、左锁骨肿物，并于 2012 年 12 月 14 日送手术室在椎管内麻醉下行"骨折内固定术 + 病理性骨折病灶切除术"，术中冰冻显示锁骨恶性转移肿瘤。术后腹部及泌尿彩超提示左肾增大，考虑肿瘤。于中山大学附属肿瘤医院行 PET/CT 示：左肾恶性肿瘤，右侧第十肋转移。建议患者转泌尿外科治疗，患者不同意。2013 年 3 月 17 日于我院行肾穿刺病理活检示：多房性囊性肾细胞癌。3 月 20 日腹部 CT 示：考虑左肾癌，并侵犯左肾动静脉，左肾静脉癌栓。腹膜后淋巴结转移；肝多发转移；右侧第 10 肋骨及左侧髂骨翼转移。现患者为求进一步治疗前来门诊。

初诊时症见：患者疲倦，左耳偶有耳鸣，小便泡沫多，无尿频、尿急、尿痛，无腹胀腹痛等不适。舌淡暗苔白，脉细。

中医诊断：肾积。

西医诊断：①左肾癌并肝、骨多发转移，腹膜后多发淋巴结转移（Ⅳ期）；②左锁骨病理性骨折术后。

辨为脾肾不足，瘀毒内蕴证，治以补肾化瘀、祛痰散结为法。

处方：土鳖虫 6g，桃仁 10g，牛膝 15g，杜仲 15g，淫羊藿 15g，山慈菇 15g，泽泻 15g，守宫 6g，地龙 10g，半枝莲 15g，莪术 15g，黄芪 30g，猫爪草 30g，甘草 6g。日 1 剂，水煎服。同时配合舒尼替尼胶囊靶向药物口服。

2013 年 3 月 27 日二诊：耳鸣、小便泡沫较前减少，舌脉同前。治法同前，予前方减淫羊藿、黄芪、猫爪草，加薏苡仁、苦参、土茯苓加强清热解毒、利湿散结之力。处方：土鳖虫 6g，桃仁 10g，牛膝 15g，杜仲 15g，半枝莲 15g，山慈菇 15g，泽泻 15g，守宫 6g，地龙 10g，莪术 15g，苦参，土茯苓 15g，甘草 6g。

2013 年 4 月 5 日三诊：服药 1 周，患者耳鸣、小便泡沫基本消失，无明显不适，纳眠可，二便调。舌淡红苔薄白，脉弦细。以健脾补肾、利湿解毒为法拟方：土鳖虫 6g，桃仁 15g，龙葵草 30g，党参 15g，茯苓 25g，怀牛膝 15g，山萸肉 10g，山慈菇 15g，八月札 15g，泽泻 15g，苦参 10g，莪术 15g。水煎服。

后患者坚持门诊治疗，治以健脾补肾、利湿解毒、化痰祛瘀为法，未感不适。2013 年 6 月 29 日腹部 CT 示：左肾癌，侵犯左肾动静脉，并左肾静脉癌栓，腹膜后淋巴结转移，肝多发转移，右侧第 10 肋、骶骨及髂骨多发骨转移，较 2013 年 5 月 10 日片变化不大；疗效评价 SD。随诊至 2014 年 7 月，患者发病 1 年余，以中医药治疗，KPS 评分 90 分。

按： 本例为晚期肾癌患者，因骨转移出现骨折后就诊。肾癌病位在肾，肾虚是发病之关键所在，同时夹杂湿热、血瘀、痰凝之邪。虚实常互为因果，因虚致实，或因实致虚。诸种因素相混，日久成积，发为该病。患者初诊时疲倦，左耳偶有耳鸣，小便泡沫多，舌淡暗苔白，脉细。辨为脾肾不足，瘀毒内蕴证，治以补肾化瘀、祛痰散结为法，方中以杜仲、牛膝、淫羊藿补肝肾兼以活血，桃仁、土鳖虫、莪术、守宫等祛瘀解毒，地龙祛瘀通络，黄芪补气健脾，泽泻利湿泻浊等。二诊时诸症均减，治法同前，予前方减淫羊藿、黄芪、猫爪草，加薏苡仁、苦参、土茯苓加强清热解毒、利湿散结。三诊患者耳鸣、小便泡沫基本消失，舌淡红苔薄白，脉弦细。继续以健脾补肾、利湿解毒处方用药。患者中医药治疗以健脾补肾、利湿解毒、化痰祛瘀为主法，同时应用舒尼替尼，多次复查提示疾病稳定，生活质量得到改善。随访至 2014 年 7 月，生活如常人，疗效满意。

案 2

袁某，男，74 岁。住院号：323590。于 2012 年 6 月 8 日初诊。

主诉： 发现左肾占位半月余。

病史： 患者于 2012 年 4 月无明显诱因下出现左上臂疼痛，遂到当地医院行左上臂 X 线检查，检查结果提示骨折（具体不详）。2012 年 5 月 21 日到深圳龙珠医院行 PET/CT 检查，结果示：①左肾下极 FDG 代谢异常活跃灶，邻近多发淋巴结灶未见 FEDG 代谢活跃，结合病史，考虑恶性病变临近淋巴结转移可能性大，建议结合病理。②左肱骨中下段病变，胸骨体中下段，左

10 背肋，右 3、7 横突 FDG 代谢轻度活跃灶，结合病史，考虑转移所致，左侧坐骨结节下软组织灶，FDG 代谢轻度活跃，转移与炎性增殖灶鉴别，建议结合临床。患者于 2012 年 6 月 12 日在彩超引导下行左肾占位穿刺活检术，病理示：送检组织内见呈巢团状排列的胞浆透明的细胞，核仁明显，并见少数胞浆红染的细胞；组织内散在慢性炎症细胞浸润，并见数灶凝固性坏死，免疫组化标记：CK（+），Vim（+），CD68（-），CD10（+），SMA（-），HMB45（-），（左肾）透明细胞癌。

初诊时症见：患者精神可，左上臂偶有隐痛，右腰骶部偶有隐痛，无腹胀腹痛，无尿频尿急，头晕头痛，无恶心呕吐等不适，纳眠可，大便调，夜尿偏多。近期体重无明显变化。舌暗红苔白，脉弦细。

中医诊断：肾积。

西医诊断：左肾癌术后并骨转移（T1N0M1，Ⅳ期）。

辨为瘀毒蕴结，治以祛瘀解毒、活血散结为法。处方：土鳖虫 6g，燀桃仁 10g，半枝莲 15g，苦参 10g，山慈菇 15g，山萸肉 10g，盐牛膝 15g，八月札 15g，牡丹皮 15g，盐蛇干 6g，龙葵 30g，甘草 6g。共 14 剂，水煎至 250～300mL，饭后温服。

根据患者病理结果，予口服舒尼替尼胶囊靶向药物治疗（50mg，口服，每日 1 次）。

2012 年 6 月 22 日诊：上方服 2 周后，患者上臂及右侧腰骶部疼痛较前有所缓解，但觉疲倦，腰膝酸软，偶见血尿，色鲜红，治以补益肝肾、祛瘀止血为法，方药如下：桃仁 15g，泽泻 15g，苦参 10g，三七 15g，茜根 15g，白茅根 30g，杜仲 15g，川断 15g，怀牛膝 15g，菟丝子 15g，香附 10g，八月札 15g，甘草 6g。7 剂，水煎服。

经服药，患者尿血、腰酸较前明显缓解，坚持门诊治疗，治以祛瘀解毒、补肾疏肝，病情改善。随访至 2013 年 9 月，患者发病 1 年余，复查 PET/CT 见肾肿瘤及骨转移病灶明显好转，KPS 评分 90 分。

附影像学资料：见附录一·图 26。

按：此例为肾癌骨转移患者，初诊时以左上臂及腰骶部疼痛为主要表现，此乃邪毒侵犯，腐骨蚀髓，加之瘀血阻滞筋脉，气血运行不畅而致。故治疗以祛瘀解毒为主法，以土鳖虫、盐蛇干、牡丹皮祛瘀解毒，桃仁、八月札祛瘀止痛，半枝莲、苦参、山慈菇、龙葵解毒抗癌，辅以山萸肉、牛膝补肾强筋骨，甘草调和诸药。二诊时患者疲倦、腰膝酸软，偶见血尿，此乃肾虚毒蕴，腰失所养，治以补益肝肾、祛瘀止血，加用杜仲、牛膝、菟丝子补肾益阴、强健腰膝，以三七、茜草根、白茅根等祛瘀凉血止血，香附、八月札疏肝止痛等。患者坚持门诊治疗，以祛瘀解毒、补肾疏肝法随证加减，疗效良好，生活如常人。

四、结语评述

肾癌是泌尿系统常见的恶性实体肿瘤，占所有实体肿瘤发病总数的 $3\% \sim 4\%$。近年来其发病率以每年 $2\% \sim 3\%$ 的速度逐年递增，我国肾癌发病率仅次于膀胱癌。近年发病率有增高趋势，城市高于农村，男性高于女性，高发年龄为 50 ~ 70 岁，有家族倾向。肾癌患者的 5 年总体生存率为 $40\% \sim 50\%$。肾癌的预后取决于临床分期和肿瘤转移等不同状况。局部肿瘤患者，即 I 期和 II 期患者如经恰当治疗，5 年生存率可达 $80\% \sim 95\%$，局限性肾癌的患者在切除原发肿瘤后大约 50% 病例会发生远处转移。总体来说，5 年生存率在 I 期者为 95%，在 II 期者为 88%，在 III 期者为 59%，在 IV 期者为 20%。已有转移的肾癌，不治疗，大部分患将于 12 个月内死亡。

现代医学认为，根治切除术是目前最常用、最有效的治疗方法。对于 I、II、III 期的患者尽可能行根治性肾脏切除术，术后定期随访，没有证据显示术后辅助治疗具有生存优势。IV 期患者主要采用化疗和免疫治疗为主的全身治疗，但有效率低。有学者统计，约有 50% 的患者在术后 1 年发生转移，转移后平均生存期仅 10 个月，且放疗、化疗效果均不理想。本病死亡率占所有癌症死亡人数的 2%，发病率最高年龄组是 70 ~ 90 岁，因此是老年肾脏病防治的重要课题。

分子靶向药物为肾癌个体化治疗奠定了基石。而舒尼替尼作为一种多靶点的酪氨酸激酶抑制剂，作用于 PDGFR-α、PDGFR-β、VEGFR1、VEGFR2、VEGFR3、KIT、FLT3、CSF-1R 和 RET 等多个靶点。患者接受舒尼替尼治疗的中位无疾病进展时间为 14.2 个月，中位总生存期为 30.7 个月。

但靶向药物有其相应的毒副作用，如疲倦乏力、手足皮肤反应、高血压、甲状腺功能低下等，且国人往往难以耐受 50mg 的常规口服剂量，甚至 37.5mg 的用量也无法承受，只能接受低剂量口服，影响抗肿瘤疗效。在这样的背景下，中医药治疗仍然在减毒增效、控制癌毒复发等方面起到积极的作用。

中医药在肾癌的治疗中有其优势与特色，其作用不容忽视。有学者认为，主要有以下四个方面：①术后调补，促进机体康复。术前使用中医药能够为手术创造有利条件，促进术后恢复，可以尽快进入下一阶段免疫治疗或分子靶向治疗，减少术后复发和转移。②直接杀伤肿瘤细胞，诱导细胞凋亡。③减轻免疫治疗、放疗、化疗的毒副作用。④改善临床症状，提高生活质量。中医药治疗作为肾癌综合治疗的一部分，与其他各种治疗措施相结合，能最大程度发挥各自的优势，取得最佳的治疗效果。

温阳化气以复膀胱之功，通利三焦以纠阴阳之偏
——膀胱癌经验

膀胱癌是泌尿系统中最常见的恶性肿瘤，在我国居泌尿系统恶性肿瘤的第一位，男性发病率约为女性的 3～4 倍。临床最常见的首发症状为血尿，表现为间歇性、无痛性血尿为主。膀胱癌在中医学中多归属于"溺血""血淋""癃闭"等范畴。

一、文献述略

1. 病位

《素问·气厥论》有描述："胞移热于膀胱，则癃，溺血。"指出下焦有热，而致癃闭、尿血。《金匮要略·五脏风寒积聚病脉证并治》："热在下焦者，则尿血。"也指出尿血为下焦有热而致。故本病病位在膀胱，居于下焦。

2. 症状

张仲景《金匮要略》云："淋之为病，小便如粟状，小腹弦急，痛引脐中。"指出淋证小便点滴不畅，兼有小腹牵扯痛。清·黄岩《医学精要》曰：

"溺血者，溺下红赤也。"指出尿血之症。清·林佩琴《类证治裁·闭癃遗溺》曰："闭者，小便不通……癃者，小便不利……闭者点滴难通……癃者滴沥不爽。"详细描述癃闭之症，其与膀胱癌小便不利之症颇为类似。

3. 病因病机

对膀胱癌常见的血尿病症，古代医家对其病因病机论述详尽。早在《素问·气厥论》中就有描述："胞移热于膀胱，则癃，溺血。"指出下焦有热，而致癃闭、尿血。又《素问·至真要大论》云："岁少阳在泉，火淫所胜，民病溺赤，甚则血便。"《金匮要略·五脏风寒积聚病脉证并治》："热在下焦者，则尿血。"均指出尿血为下焦有热而致。隋·巢元方《诸病源候论》云："由肾虚而膀胱热之故也。"指出阴虚火旺之机。宋·陈言在《三因极一病证方论·尿血证治》论述："病者小便出血，多因肾气结所致，或因忧劳、房室过度。"金元以后的医家对血淋与溺血加以区别，朱丹溪云："溺而痛者为血淋，不痛者为溺血。"《慎斋遗书·卷七·尿血》谓："尿血者，精不通行而成血，血不归精而入便。然其原在肾气衰而火旺。"从以上论述可知，尿血有实证、虚证之分。概而言之，虚证为肾气亏虚，不能摄血；实证为热蕴下焦，移热膀胱。膀胱癌晚期可致癃闭，明·张景岳把癃闭的病因病机归纳为四个方面：其一为因热结于小肠膀胱，使水泉干涸而气门热闭不通；其二为肝肾有热，使枯血、败精阻塞水道而不通；其三为真阴衰竭，血海无根，气虚不化而致；其四乃因肝强气逆，移碍膀胱，气实而闭。

4. 证治

有关"溺血""血淋""癃闭"的治法治则，中医古籍中也作了系统论述，对指导膀胱癌的治疗有一定意义。《备急千金要方·膀胱腑》："以葱叶除尖头，内阴茎孔中深三寸，微用口吹之，胞胀，津液大通，便愈。"此为古之导尿术也。《丹溪心法·溺血》曰："溺血属热，用炒山栀，水煎服；或小蓟、琥珀。血虚，四物汤加牛膝膏；实者当归承气汤下之，后以四物加山栀。"从血热论治，以清热为大法，随证以通下、养血。《医学纲目·溺血》曰："小便出血，是心伏热在于小肠，宜镜面草自然汁，加生蜜一匙服之，以八正散加麦门冬，葱煎服；如小便涩痛，以海金沙细末调治之。"提出清热通淋之法。《慎斋遗书·血证》："尿血者……然其源在肾气衰而火旺，治当清肾。"指出阴虚火旺，治以清肾平火法。《医学心慎·尿血》倡清心、平肝及八珍汤气虚双补之法，不可轻用止涩药。《景岳全书·血证》曰："凡治血证，须知其要，而血动之由，惟火惟气耳，故察火者但察其有火无火，察气者任察其气虚气实，知此四者而得其所以，则治血之法无余义矣。"认为血证之由在气火，当分清虚实，并在《景岳全书·溺血证治》提出治疗之法："经曰胞移热于膀胱则癃而溺血，即此证也。治宜清利膀胱之火，以生地、芍药、牛膝、山栀、黄檗、知母、龙胆草、瞿麦、木通、泽泻等剂，或八正散、大分清饮、五淋散之属，皆所宜也。"

5. 预后

膀胱癌的转归，取决于脾肾亏虚程度和浊邪壅滞情况。若疾病渐进变化，脾肾受损而致五脏俱伤，甚者癃闭，小便不通，阴阳闭绝，预后极差。总体来讲，膀胱癌在非治疗情况下自然生存期为 16～20 个月，经治疗者生存期不等，早期治愈可达到无病生存。

6. 关于三焦气化

《中藏经·论三焦虚实寒热生死顺逆脉证之法》云："三焦者，人之三元之气也，号曰中清之腑，总领五脏、六腑、营卫、经络、内外、左右、上下之气也。三焦通，则内外、左右、上下皆通也。其于周身灌体，和调内外，营左养右，导上宣下，莫大于此也。"说明少阳三焦为津气运行之通道，其功能为运行水液和运行元气。脏腑形骸能够获得阳气温煦及阴津濡润，均须凭借三焦为其通道。《素问·灵兰秘典论》言："三焦者，决渎之官，水道出焉。"指出三焦有疏通水道、运行水液的作用，是人体水液升降出入及浊液排出的通道。水液在人体内的布散和向体外的排泄，与肝、脾、肾等脏腑功能协调息息相关，然必须以三焦为通道才能实现。

《素问·经脉别论》云："饮入于胃，游溢精气，上输于脾，脾气散精，上归于肺，通调水道，下输膀胱，水精四布，五经并行。合于四时五脏阴阳，揆度以为常也。"由此可知，水液正常运行，有赖脾气输布、肺气宣降、肾阳气化。其中肾阳化气尤为重要，若肾阳亏损，气化不及，则水湿内停。三焦之所以能"总司人体气化"，是由于三焦能通行元气。而元气根于肾，经三焦而分布全身，内而脏腑，外达腠理肌肤。如果阳气运行受阻，肾中之气不能正常运行其气化温煦的功能，则气化不利，水湿停聚而三焦壅滞，变生百病。由此可知，三焦不利，虽与肺失宣降、肝失疏泄、脾失运化等密切相关，然其根本在于肾阳虚损，气化不及。

气化不及，水液失调，可见小便反多与小便不利两类相反征象。肾阳虚衰，不能蒸腾水津为气上升而直趋下走，则小便增多；津不上承则饮水无度，饮多尿多之消渴见矣。气化不及，水湿停滞于肾脏则腰痛、少腹不仁、小便不利或不通，或阴囊潮湿，或蓄水为疝，或带下清稀，或经淡如水，或遗精滑泄，或体渐肥胖。

二、临证发微

膀胱癌发病以肾气亏虚为本，湿热瘀毒为标，从六经辨证和气化学说的角度出发，膀胱癌水湿不化，瘀毒蕴结的关键病机在于"膀胱气化不利"。临证大法：温阳化气以复膀胱之功，通利三焦以纠阴阳之偏。

1. 温阳化气以复膀胱之功

对膀胱癌的治疗，关键在于调节膀胱气化功能，临证注重"温阳化气以复膀胱之功"。《素问·灵兰秘典论》云："膀胱者，州都之官，津液藏焉，气化则能出矣。"膀胱气化不利，则水液代谢障碍，导致膀胱蓄水，水湿不化，日久化热，湿热蕴结则气机不利，血行瘀阻；加之湿浊不排，瘀积成毒，湿热瘀毒蕴结于膀胱，则成此病。膀胱癌病位在膀胱，与膀胱气化功能失调密切相关，证属本虚标实，早期以湿热、瘀毒等实证为主，晚期则以脾肾亏虚、气化不利等虚证为主。

从六经辨证的角度出发，足太阳膀胱经为寒水之经，脏腑属膀胱，络肾，若膀胱气化失司，则少腹胀满、小便不利、遗尿。其经脉阳气是膀胱气化功能的重要来源。如《素问·热论》言："巨阳者，诸阳之属也，其脉连于风府，故为诸阳主气也。"太阳经又称为巨阳，是人身经脉阳气最盛之处，又有主持人体阳气的功能。因此，足太阳膀胱经阳气的盛衰应对膀胱的气化功能产生重要的影响。故治疗当温通足太阳膀胱经之阳气，发挥膀胱气化功能，则三焦通利，水湿得化。"气化"是指人体内阴阳气机的运行变化，关系到脏腑功用的施展、气血的输布流注、脏腑之气的升降开阖等。概括来讲，气化即精、津、液化生的动力。故膀胱为津液之府，若膀胱气化功能正常，则水湿得以运化，清者得以输布，浊者下输膀胱，使尿液开合有序；若膀胱气化水津功能失常，则水气内停，小便不利，湿浊瘀毒蕴于膀胱及肾脏，临床可表现为腰痛、少腹不仁、小便不利或不通，或阴囊潮湿，或蓄水为疝，或带下清稀，或经淡如水，或遗精滑泄，或体渐肥胖等。

2. 通利三焦以纠阴阳之偏

临证可以五苓散方加减治疗膀胱癌，以利水渗湿，并助膀胱运化。因气化不行，水湿停滞，治此惟宜温阳化气，气化行而津四布，犹如旭日凌空，阴云自散。温阳化气、利水行湿，可令水湿遁去，则三焦水道畅通无阻，诸症顿消。故三焦宜通，而通利之要在于温阳化气、利水行湿。五苓散原载于《伤寒论》，由泽泻、茯苓、猪苓、白术、桂枝五味药组成，方中桂枝助阳化气，振奋衰惫之阳、蒸化三焦以行水；白术、茯苓健脾运湿，令脾运正常；茯苓、泽泻、猪苓淡渗利水、通调水道。诸药合力，振奋衰惫之阳，引水液下行，通调三焦水道，令气化复常。水湿一去，则气血均有畅通之机。

在临床应用中，我们常以五苓散方加减治疗膀胱癌，收效满意。其基本药物为泽泻、茯苓、猪苓、桂枝、白术、桃仁、土鳖虫、半枝莲、北芪、枳壳等，并随证加减。方中以茯苓、猪苓、泽泻等健脾利湿，以桃仁、土鳖虫攻坚化瘀，以桂枝通阳化气，以半枝莲等清热解毒、利水消肿，以北芪健脾益气，以助气化。结合多年临床经验，我们将膀胱癌分为以下四种证型，并以基本方进行加减。①湿热下注型：以出现血尿、小便灼痛、少腹拘急疼痛等为主要表现，治疗宜清热利湿、凉血止血，以基本方去桂枝，加栀子、蒲公英、苦参、土茯苓、车前子等清热解毒；尿血量多者，加大小蓟、仙鹤草、藕节、三七等活血止血。②脾肾亏虚型：血尿色淡、纳差头晕、腰酸乏力、舌淡红苔薄白、脉沉细者，治疗宜健脾补肾、温阳止血，加用怀牛膝、北芪、菟丝子、桑寄生、桑椹子等。③瘀毒蕴结型：血尿夹有血块，小便不畅、点滴而下，少腹坠胀疼痛，舌质暗有瘀点者，加用莪术、八月札、龙葵草、苦参、山慈菇等祛瘀解毒。④阴虚火旺：腰膝酸软、头晕耳鸣、五心烦热者，加用知母、黄柏、女贞子、墨旱莲等滋阴降火。

在治疗膀胱癌中，桂枝的运用尤为重要，主要取其通阳、利水、行瘀之功。临证中除湿热下注，热象明显者去桂枝不用外，其他诸证均可适量使用，且多用白芍配桂枝，取其敛阴止痛之功。

三、验案举隅

陈某，男,65 岁，广东揭阳人。门诊号:3358816。2008 年 1 月 17 日初诊。

主诉：膀胱癌术后 2 年余。

病史：患者于 2005 年 12 月因出现血尿在外院诊断为膀胱癌，并行膀胱癌切除术，术后予化疗 1 个疗程（具体不详）。2007 年 8 月及 2007 年 12 月复发，再次行手术切除及化疗。现为求进一步中医药治疗前来门诊。

初诊时症见：尿畅，无尿频、尿急、尿痛等，右下腹术口处隐痛不适，纳眠可，二便调。舌淡红苔薄白，脉滑。

中医诊断：癥积。

西医诊断：膀胱癌术后复发。

辨为气化不利，瘀毒蕴结，治以温阳化气、清热利湿、活血消癥为法，方用五苓散加减。

处方：桂枝 10g，泽泻 15g，猪苓 15g，茯苓 25g，八月札 15g，栀子 15g，柴胡 15g，白芍 15g，车前子 15g，牛膝 15g，桃仁 10g，半枝莲 15g，蒲公英 30g，甘草 6g。水煎服，日 1 剂。

2008 年 1 月 24 日二诊：上方服 7 剂后右下腹隐痛缓解，纳可，寐安，二便调。舌红苔白，脉细滑。继续以五苓散加减以温阳化气、清热利湿、活血消癥。处方：桂枝 10g，泽泻 15g，猪苓 15g，茯苓 15g，山慈菇 15g，北芪 15g，八月札 15g，车前子 15g，土鳖虫 6g，苦参 10g，桃仁 10g，香附 10g，半枝莲 15g，甘草 6g。日 1 剂，水煎服。

2009 年 2 月 16 日三诊：已无腹痛，小便时稍感腹胀满，口干，纳眠可，舌淡红苔薄黄，脉弦数。近日复查膀胱镜未见复发。方用四逆散合五苓散加减：柴胡 10g，白芍 15g，枳壳 15g，甘草 6g，桂枝 10g，茯苓 15g，泽泻 15g，八月札 15g，土鳖虫 6g，苦参 15g，山慈菇 15g，怀牛膝 15g，栀子 15g，桃仁 10g，莪术 15g，半枝莲 15g。日 1 剂，水煎服。

患者此后坚持门诊中医药治疗，以五苓散合四逆散等加减进行调治，随访至 2014 年 6 月，患者发病 8 年余，在外院多次复查膀胱镜均未见复发，情况稳定，生活如常人。

按：此例患者为膀胱癌 2 次术后化疗后，初诊时症见：右下腹术口处隐痛不适，舌淡红苔薄白，脉滑。综合四诊，辨为气化不利，瘀毒蕴结，治以温阳化气、清热利湿、活血消癥为法，方用五苓散加减。二诊时，右下腹隐痛稍减，继续以五苓散加减以温阳化气、清热利湿、活血消癥。三诊时，已无腹痛，小便时稍感腹胀满、口干、脉弦数。此为气化不利，兼有气滞不行，故方用五苓散合四逆散。我们认为，膀胱癌水湿不化，瘀毒蕴结的关键在于"膀胱气化不利"。故治疗始终以五苓散为基本方辨证加减，并复加祛湿化瘀、解毒散结之抗癌中药，寒温并用，攻补兼施，并行不悖，起到相辅相成之功。此例患者，第一次手术后复发，被迫再行第二次手术，而术后以中医药治疗，药后情况稳定，多次复查膀胱镜未见复发，疗效显著。可见中医药治疗在调节脏腑功能、防止癌毒复发中具有重要作用，彰显出中医之优势。

四、结语评述

膀胱癌为泌尿系统最常见的肿瘤，发病率在不同国家差异很大。在美国，膀胱肿瘤居泌尿系肿瘤发病率第二位，在我国则居首位。发病率男女之比为 2.70 ～ 3.20∶1，40 岁以后发病率逐渐增加，60 ～ 70 岁达到高峰。膀胱癌近年来发病率有增高趋势，而死亡率却逐渐下降。85% 的原发膀胱癌属于非肌层浸润性膀胱癌，又称浅表性膀胱癌（SBC）。大多数 SBC 可经尿道膀胱肿瘤电切术（TURBT）治愈，但术后 3 ～ 5 年内复发率高达 50% ～ 70%。总的 5 年存活率为 48%，其中 T1 期为 100%，T2 期 67%，T3a 期 37.5%，因此本手术限于 T2 期以内采用，T4 期平均生存 10 个月。膀胱内灌注疗法是将化学抗癌药物或免疫制剂直接注入膀胱内进行的化疗和免疫治疗，是减少浅表性膀胱癌 TURBT 术后复发的有效措施，但仍有 10% ～ 15% 的浅表性膀胱癌患者最终发展成浸润型肿瘤或发生远处转移。

中医认为，膀胱癌发病以肾气亏虚为本、湿热瘀毒为标，从六经辨证和气化学说的角度出发，膀胱癌水湿不化，瘀毒蕴结的关键病机在于"膀胱气化不利"。故治疗多从温阳化气、通利三焦入手，并根据邪正虚实采用清热祛湿、化瘀解毒等法进行治疗。临床多例患者，膀胱癌术后或术后复发再手术，均坚持中医药治疗，未再出现肿瘤复发转移。

中医药在膀胱癌治疗中具有重要的作用，膀胱癌放化疗后中医药有减毒增敏作用，能减轻副作用诸如骨髓抑制和胃肠道反应，提高治疗效果和延长生存期；晚期膀胱癌多出现贫血、消瘦、恶病质，由于失去了手术机会，放化疗效果也多不佳，此时应用中医药治疗，可提高机体耐受力，为再行放化疗提供机会。

补肾健脾以复气化，利湿祛瘀以通癃闭——前列腺癌治验

前列腺癌是发生在前列腺腺体的恶性肿瘤。中医学无前列腺这一器官名称，但将其功能概括于肾、膀胱、三焦等脏腑之内，在中医历代文献描述中，本病类似于"癃闭""血淋""尿血"等病证。

一、文献述略

1. 病位

在古代中医文献中，既无前列腺之脏腑，亦无前列腺癌之病名，但类似描述最早可追溯到《内经》，如《素问·气厥》云："胞热移于膀胱，则癃，溺血。"清·沈金鳌《杂病源流犀烛》云："血淋者，小腹硬，茎中痛欲死。"指出其病位在小腹、茎中，处于下焦。

2. 症状

《素问·四时刺逆从论》云："少阴涩则病积溲血。"清·沈金鳌《杂病源流犀烛》云："血淋者，小腹硬，茎中痛欲死。""闭癃之异，究何如哉？新病为溺闭，点滴难通也；久病为溺癃，屡出而短少。"其描述与前列腺癌尿血、小便不通类似。

3. 病因病机

《素问·气厥论》："胞热移于膀胱，则癃，溺血。"指出下焦有热而致小便不通、尿血。《诸病源候论》云："劳伤而生客热，血渗于胞故也，血得热而

妄行，故因热流散渗于胞而尿血。""诸淋者，由肾虚而膀胱热故也……"指出尿血为内因劳伤、外因于热，淋证则为肾阴虚而火旺。元·朱丹溪《丹溪心法·小便不通》云："小便不通，有气虚、血虚、有痰、风闭、实热。"提出气血亏虚、痰热、风闭之说，论述癃闭病机较为全面。明·张景岳《景岳全书》提出癃闭四种情况，认为："凡癃闭之证，其因有四，最当辨其虚实。有因火邪结聚小肠膀胱者，此以水泉干涸，而气门热闭不通也。有因热居肝肾者，则或以败精，或以槁血，阻塞水道而不通也；若此者，本非无水之证，不过壅闭而然，病因有余，可清可利，或用法以通之，是皆癃闭之轻证也。"清·李用粹《证治汇补》中将癃闭病机归为："有热结下焦，壅塞胞内，而气道涩滞者；有肺中伏热，不能生水，而气化不施者；有久病多汗，津液枯耗者；有肝经忿怒，气闭不通者；有脾虚气弱，通调失宜者。"以上论述在前列腺癌的治疗中均有一定指导意义。

4. 论治

《千金要方·卷二十·膀胱腑》："胞囊者，肾膀胱候也，贮津液并尿。若脏中热病者，胞涩，小便不通……为胞屈僻，津液不通，以葱叶除尖头，内阴茎孔中深三寸，微用口吹之，胞胀，津液大通，即愈。"提出癃闭急治以葱叶导尿之法。《丹溪心法·小便不通》："譬之滴水之器，闭其上窍，则下窍不通，开其上窍，则下窍必利。"指出宣肺开窍以通下闭之法。《景岳全书》："火在下焦而膀胱热闭不通者，可以利之；肝肾实火不清者可去其火，水必自通，肝强气道癃闭不通者，可破气行气。"从肝肾气火论治，主以通利之法。《血证论·痞满》："又有积聚之证，或横亘心下，或盘踞腹中，此非凝痰即是里血，通以化滞丸主之。"提出活血化痰之法。

5. 预后

前列腺癌晚期可致癃闭，其预后不佳，正如张景岳《景岳全书》所云："小水不通，是为癃闭，此为最危最急症之一，不辨其所致之本，无怪其多不治也。"

二、临证发微

前列腺位于会阴部，为足厥阴肝经循行所经之地，其病位在膀胱、尿道，与肝、脾、肾密切相关，是以肝肾亏虚、阴阳失调、气化不利为本，以湿热内蕴、气滞血瘀为标。治疗大法：补肾健脾以复气化，利湿祛瘀以通癃闭。

1. 补肾健脾以复气化

前列腺腺体位居下焦，为肾与膀胱所居。前列腺癌病变表现在膀胱，病之根源在肝、脾、肾。其发病与肝气郁结、脾失运化、肾气亏虚有密切关系。故辨证常着眼于肝、脾、肾三脏。膀胱为州都之官，气化水始能出，若脾虚不运，水湿无以运化，后天之精无以化生，湿热毒邪胶结难去，水道不利，则小便短涩难出；若肝气郁结，脉络瘀阻，气火郁于下焦，亦致膀胱气化不利，小便短涩瘀痛；肾主水液而司二便，若肾气亏损，肾精不足，可致膀胱气化无权，溺不得出，遂成癃闭。

前列腺癌多发于老年患者，肝肾不足，气血虚衰，如《素问·阴阳应象大论》云："年四十而阴气自半也，起居衰矣。"肾藏精，主骨生髓，老年男性本已肾虚精亏，而前列腺癌邪毒直接损害肾主水主骨之功，重伤肾气，进而波及五脏。加之癌肿日久，病至晚期，耗伤人体正气，癌毒久郁化火伤阴，阴阳互根，阴损及阳，阳损及阴，最终导致人体阴阳两虚。

所以，治疗前列腺癌，当顾护脾肾，以补益肝肾、益气健脾为大法，令膀胱气化恢复，三焦水湿津液通畅，则邪毒有遁去之机。如脾肾阳虚者，常用菟丝子、巴戟天、鹿角霜等，方用肾气丸或右归丸之属；肝肾阴虚，用熟地、龟板、鳖甲、女贞子、墨旱莲、桑椹子等，方如六味地黄丸或左归丸之类；气血两虚者，选用党参、茯苓、白术、生薏苡仁、熟地、制首乌、当归等，方用八珍汤或归脾汤之类，随证加木香、砂仁、山楂以健脾开胃。

2. 利湿祛瘀以通癃闭

前列腺癌的病因虽多，但病理转归以湿浊、瘀毒为主。从现代医学解剖方面讲，前列腺位于盆腔内膀胱底部，耻骨后，生殖器之上，直肠壶腹部之前，位置处腹腔深部。从中医理论来看，前列腺位属下焦精窍，局部辨证，癌毒侵犯前列腺，病邪深入下焦脏腑之间。因此病位深入，痰湿瘀毒更易停滞其处，而致癃闭。癃闭致水液排泄不畅，进一步加重水湿停滞，日久聚湿成痰，痰湿胶结、瘀血内阻，经络阻塞，气血痰瘀凝滞，久而形成癥瘕。晚期前列腺癌多并发骨转移，癌毒侵犯骨骼，造成成骨性或破骨性骨质破坏，临床多表现为全身酸痛，或病灶处疼痛剧烈，甚至病理性骨折。可见，前列腺癌的发生主要与湿、浊、毒、瘀有密切关系。

故治疗当以清热利湿、解毒祛瘀为法，随证予以攻治之法。如湿热蕴结者，症见：腰痛腰酸，小腹胀满，小便点滴不通，或量少而短赤灼热，舌质红苔黄腻，脉滑数，治宜清热利湿、软坚通利，方用萆薢胜湿汤或八正散加减；如瘀毒阻滞者，症见：小便点滴而下，或时而通畅，时而阻塞不通，小腹胀满疼痛，舌质紫暗或有瘀点，脉涩或细数，治宜活血化瘀、散结通利，方用抵挡丸加减。在辨证的基础上，酌加半枝莲、山慈菇、龙葵草等解毒抗癌之品。变化之法，总以祛邪抗癌为要，随其虚实而攻补兼施，务令邪去而正安。

三、验案举隅

案 1

伍某，男，71 岁，广州人。住院号：261488。2009 年 11 月 14 日初诊。

主诉：进行性消瘦伴纳差 5 个月。

病史：患者于 2009 年 6 月无明显诱因下出现胃纳变差，进行性消瘦，2009 年 11 月 5 日入住我院内分泌科，查前列腺彩超提示前列腺增大伴多发结节及钙化灶，结节血供较丰富，考虑前列腺癌可能性大。双髋关节 X 片示：考虑骨盆及双髋骨多发骨转移瘤；相关抗原七项示：T-PSA 533.430μg/L，F-PSA 36.36μg/L。提示前列腺癌可能性大。于 11 月 12 日行经直肠 B 超引导下前列腺穿刺术。结果回复：前列腺腺癌，Gleason3 级。2009 年 11 月 14 日转入我院肿瘤科。

初诊时症见：患者精神稍疲倦，食欲、胃纳欠佳，睡眠一般，视物模糊，小便频数，大便未解。舌红苔薄白，脉弦细无力。

中医诊断：癥积。

西医诊断：①前列腺腺癌骨转移（Ⅳ期）；②2 型糖尿病；③高血压病 3 级极高危。

辨为肝肾亏虚，痰瘀蕴结证，治以补益肝肾、散结祛瘀为法。

处方：肉苁蓉 30g，生地 15g，牛膝 20g，何首乌 15g，山药 30g，守宫

6g，桃仁 15g，茯苓 25g，薏苡仁 30g，蜈蚣 3 条，莪术 15g，白花蛇舌草 30g。日 1 剂，水煎服。

上方服 3 剂后患者精神好转，小便频数症状改善，食欲、胃纳一般，睡眠一般。2009 年 11 月 20 日 MR 示：①C3 ～ S3 椎体及部分附件、双侧髋骨、髂骨、坐骨、耻骨及右侧股骨粗隆、股骨上段信号异常，结合病史考虑为广泛性骨转移瘤；②颈、胸、腰椎退行性变，C2 ～ 7 椎间盘变性，L4 ～ S1 椎间盘变性并轻度中央型突出。前列腺穿刺活检病理示：腺癌，Ⅲ级。结合 MR 考虑为前列腺癌多发骨转移。11 月 20 日予康士得、诺雷德控制肿瘤，予唑来膦酸抑制肿瘤骨质破坏。中药以散结祛瘀、补益肝肾之剂治疗，坚持门诊中医药治疗。

2009 年 12 月 14 日二诊：精神尚可，小便频，无全身骨痛，纳眠可，二便调，口干口苦。舌淡红苔薄白，脉弦细。治以温阳化气、祛瘀散结、清热解毒为法，方用五苓散加减：桂枝 10g，茯苓 25g，白术 15g，泽泻 15g，黄芪 15g，土鳖虫 6g，桃仁 10g，山慈菇 15g，半枝莲 15g，苦参 10g，龙葵草 30g，甘草 6g。日 1 剂，水煎服。

2009 年 12 月 21 日三诊：上方服 14 剂后，未感特殊不适，纳眠可，二便调，口干无口苦。舌红苔薄白，脉弦细。查 PSA 组合示：T-PSA 10.326μg/L，F-PSA/T-PSA：0.04μg/L。处方：桂枝 10g，泽泻 15g，黄芪 15g，土鳖虫 6g，桃仁 10g，山慈菇 15g，半枝莲 15g，龙葵草 30g，甘草 6g，地龙 10g，枳实 15g，蜂房 10g，厚朴 15g，肿节风 15g，三七粉 6g。14 剂，日 1 剂，水煎服。

上方服后，情况稳定，患者坚持门诊中医药治疗，以上方随证加减，治以温阳化气、行气散结、解毒祛痰，另配合唑来膦酸粉针剂抗骨转移，每月 1 次。至 2014 年 5 月患者因多脏器功能衰竭去世。

按：此例患者为前列腺腺癌晚期，初诊时已见骨转移。症见：视物模糊，大便未解，小便频数，舌红苔薄白，脉弦细无力。综合四诊，辨为肝肾亏虚，瘀毒蕴结证。肝开窍于目，目得肝肾精血濡润乃能视物，肝肾亏虚则滋养不足，则视物模糊；肝肾亏虚，下焦郁热，灼伤阴液，又兼痰瘀蕴结，血不归经，随尿道而下注，则尿血之症见矣。故以补益肝肾、散结祛瘀为法，方用肉苁蓉、何首乌、牛膝、生地补益肝肾，茯苓、薏苡仁、山药补益脾肾，守宫、蜈蚣通络散结，莪术、桃仁活血祛瘀，白花蛇舌草清热解毒。药后患者精神好转，小便频数改善，食欲、胃纳一般，睡眠一般。后中药继续以散结祛瘀、补益肝肾之剂治疗，并配合康士得、诺雷德内分泌治疗控制肿瘤，唑来膦酸抑制肿瘤骨质破坏。二诊时，未见全身骨痛，口干口苦，舌淡红苔薄白，脉弦。治以温阳化气、祛瘀散结、清热解毒为法，方用五苓散温阳化气，以通利三焦之滞，复加黄芪补气以增化气利水之功，土鳖虫、桃仁活血祛瘀，山慈菇、半枝莲、苦参、龙葵草解毒抗癌，甘草调和诸药。三诊时，已未感特殊不适，纳眠可，二便调，继续以温阳化气、祛瘀散结、清热解毒为法治疗，另配合唑来膦酸粉针剂抗转移，情况稳定，多次复查前列腺 PSA 组合，未见明显异常，收效满意，体现了中医在前列腺术后，与内分泌疗法协同治疗的重要作用。

案 2

蓝某，男，78 岁，韶关人。门诊号：2730930。2009 年 2 月 26 日初诊。

主诉：左髋部疼痛 2 月余。

病史：患者于 2008 年 12 月底无诱因出现行走时左髋部疼痛，无下肢放射痛。2009 年 2 月 5 日我院 MR 示：左侧髋臼、股骨头、耻骨及右侧髋臼异常信号：影，考虑骨转移瘤可能性大；前列腺体积及信号：异常信号，盆壁多发淋巴结肿大，拟前列腺肿瘤。2 月 17 日于中山大学附属肿瘤医院行前列腺穿刺活检示：（左叶、右叶下）前列腺癌。后行化疗，具体不详。

初诊时症见：左髋部疼痛，排尿费力，尿线变细，量少，涩痛，无肉眼血尿，夜尿 3～4 次，大便调，纳一般，寐欠佳。舌红苔黄腻，脉细滑。

中医诊断：癥瘕。

西医诊断：前列腺癌骨转移。

辨为瘀毒蕴结，湿热下注证，治以清热利湿、解毒祛瘀为法。

处方：桂枝 10g，白芍 15g，甘草 6g，女贞子 15g，泽泻 15g，土茯苓 25g，山慈菇 15g，半枝莲 15g，知母 15g，黄柏 15g，土鳖虫 6g，苦参 10g。日 1 剂，水煎服。

2009 年 3 月 5 日诊：上方服 14 剂后左髋部疼痛减轻，仍活动受限，小便涩痛稍改善，余症同前。舌淡红苔薄白，脉弦滑。遵前法，处方：桂枝 10g，白芍 15g，甘草 6g，土鳖虫 6g，桃仁 10g，泽泻 15g，土茯苓 25g，山慈菇 15g，黄芪 15g，知母 15g，黄柏 15g，苦参 15g。日 1 剂，水煎服。

2009 年 3 月 19 日诊：上方服半月余后左髋部疼痛基本消失，活动好转，口干欲饮，偶有呃逆。治以祛瘀利湿、解毒散结为法，处方：土鳖虫 6g，桃仁 10g，甘草 6g，泽泻 15g，土茯苓 25g，山慈菇 15g，黄芪 15g，知母 15g，黄柏 15g，苦参 15g，天花粉 15g，木香（后下）10g。日 1 剂，水煎服。

药后诸症均减，患者坚持中医药治疗。2010 年 5 月 5 日于我院做下腹 MR 示：前列腺左侧外周带见一小结节影，大小约 14mm×13mm×15mm（左右径×前后径×上下径），符合前列腺癌，侵犯左侧精囊；双侧髋臼、左侧髂骨、坐骨、耻骨、股骨头骨转移。

2011 年 2 月 24 日诊：纳眠可，二便调，惟感口干，夜尿一晚 2 次左右，大便稍干，余无明显不适。方用：山慈菇 15g，女贞子 20g，白芍 15g，土鳖虫 6g，桃仁 10g，麦冬 30g，地龙 10g，守宫 6g，枳实 15g，茯苓 25g，仙鹤草 30g，半枝莲 15g，三七 10g，葛根 20g，厚朴 10g，白花蛇 30g。日 1 剂，水煎服。

药后诸症均减，继续以清热利湿、解毒散结为法处方，随证辅以益气健脾、补益肝肾等法。2011 年 4 月 18 日我院 SPECT 示：①前列腺化疗后，相应部位未见明显恶性肿瘤征象；②盆腔内未见明显淋巴结转移征象；③左侧髂骨、双侧髋臼、左侧耻骨联合及左侧坐骨支多发成骨性骨转移；④肝右叶见多个低密度影，部分病灶代谢增高，多考虑为肝内多发转移。2011 年 4 月 19 日我院下腹 MR 示：前列腺左侧外周带见一小结节影，大小约 1cm，符合前列腺癌，侵犯左侧精囊；双侧髋臼、左侧髂骨、坐骨、耻骨、股骨头骨转移。患者自发病以来坚持中医药治疗，情况稳定，生活自理，KPS 评分 80 分。

按：患者为前列腺癌骨转移患者，初诊时症见：左髋部疼痛，排尿费力，尿线变细，量少，涩痛，夜尿 3～4 次，寐欠佳，舌红苔黄腻，脉细滑。综合四诊，辨为瘀毒蕴结，湿热下注证。治以清热利湿、解毒祛瘀为法，方中桂枝温阳化气、通利血脉，白芍柔肝养阴、缓急止痛，女贞子补益肝肾，泽泻、土茯苓淡渗利湿，山慈菇、半枝莲、苦参解毒抗癌，黄柏、知母清热养阴，土鳖虫活血祛瘀，甘草调和诸药。2009 年 3 月 5 日二诊时，左髋部疼痛减轻，仍活动受限，小便涩痛稍改善，舌淡红苔薄白，脉弦滑。辨为气化不利，痰瘀蕴结，治以桂枝、泽泻、土茯苓寓五苓散温阳化气之意，复加白芍、甘草为芍药甘草汤以缓急止痛，土鳖虫、桃仁活血祛瘀，山慈菇、苦参解毒抗癌，黄芪益气利水，知母、黄柏滋阴燥湿。2009 年 3 月 19 日三诊时，药后左髋部疼痛基本消失，活动好转，口干欲饮，偶有呃逆，治以清热养阴、利水行气。随访至 2013 年 5 月，患者患病 4 年余，虽转移未能消除，然经中医辨证论治，症状明显缓解，生活基本如常人，起到了带瘤生存的作用。

案 3

谢某，男，78 岁。住院号：307464。2012 年 3 月 9 日初诊。

主诉：反复腰痛伴小便不畅 1 年余。

病史：患者于 2011 年 1 月无明显诱因而反复腰痛，伴有小便不畅。2011 年 9 月在外院检查发现 PSA 明显升高，CT 检查提示：前列腺增生，并前列腺癌，伴盆腔淋巴结转移。多发骨转移。2011 年 9 月 26 日在广州医学院附属肿瘤医院开始行内分泌治疗（诺雷德 3.6mg Q28d+ 康士德 50mg 每日 1 次）。2011 年 12 月 13 日我院左侧、右侧股骨中上段 + 胸椎 + 腰椎 + 盆腔 MR 示：前列腺增生并右后前列腺癌，右侧精囊腺受累，胸腰椎多发转移瘤，胸 11 ～ 12、腰 1 椎体病理性骨折，腰 1 椎体向后压迫脊髓，椎管狭窄，胸 9 ～腰 1 对应硬脊膜转移；双侧髂骨、骶骨、双侧股骨头颈及双侧转子间及股骨上段骨内多发转移瘤；右侧盆腔及两侧腹股沟多发淋巴结转移。2012 年 1 月 11 日至广州军区广州总医院行部分胸椎、腰椎、骨盆、髋臼、股骨颈及股骨下段姑息放疗，处方剂量为 DT：30 ～ 36Gy/10 ～ 12f。2 月 20 日再次至广州军区广州总医院行颈椎、胸椎及部分胸骨、肩胛骨等转移病灶放射治疗，DT：30Gy/10f。3 月 1 日广州军区广州总医院 PET/CT 示：①前列腺癌多发骨转移综合治疗后，全身多处骨骼见多发成骨性骨质破坏，伴大部分病灶代谢增高，考虑为肿瘤活性残留。②盆腔双侧壁多发增大淋巴结，代谢不高，考虑为淋巴结转移治疗后活性受抑。③前列腺未见高代谢肿瘤残留征象。患者定期每月返我院住院，予"诺雷德＋康士德"内分泌治疗及唑来膦酸抑制骨转移。

初诊时症见：疲倦懒言，口干，腰骶部及两侧大腿疼痛，活动乏力，双手指、脚趾麻木感，小便欠畅，淋漓不尽，无胸闷气促，无恶寒发热等，纳眠尚可，大便基本正常。舌淡红少苔，脉沉细。

中医诊断：癃闭。

西医诊断：前列腺癌伴多发性骨转移（Ⅳ期）。

辨证属肾阴亏虚，瘀毒蕴结。肾主水液而司二便，因肾气亏损，膀胱气化无权，故溺不得出，小便短涩难出；且水湿无以运化，后天之精无以化生，湿热毒邪胶结难去，邪毒直接损害肾主水主骨之功，癌毒久郁化火伤阴以致肾精不足。治疗以滋阴益肾、祛瘀解毒为法，方中以生地黄、葛根、女贞子、墨旱莲、牛膝等滋阴补肾，知母、黄柏滋阴泻火，山慈菇、鳖甲、守宫、蒲公英等祛瘀解毒。

处方：生地黄20g，麦冬15g，葛根20g，女贞子20g，墨旱莲20g，知母15g，黄柏10g，鳖甲（先煎）30g，牛膝15g，三七10g，山慈菇15g，守宫6g，蒲公英15g，补骨脂10g，甘草6g。7剂，水煎至250mL，水温服。

2012年3月16日二诊：患者口干及腰骶部酸痛较前缓解，小便淋漓不尽，双下肢乏力，伴轻度浮肿，四肢末梢麻木。舌淡红苔薄白，脉沉细。辨证同前，继续以滋阴益肾、祛瘀解毒为法，予前方减知母、黄柏、补骨脂、生地黄，加桂枝、白芍、川芎以活血通络、温阳化气，加泽泻、猪苓利水渗湿。14剂续服。

2012年4月2日三诊：患者双下肢浮肿及四肢麻木感较前改善，小便不畅有所缓解，近日来咳嗽较前增多，痰稀白难以咳出，呼吸气促，平卧时明显。舌淡红苔白，脉弦细。辨证属肺肾不足，肺气失宣，痰瘀蕴结，治以补肺益肾、化痰平喘、祛瘀散结为法，具体方药如下：桔梗10g，人参叶15g，枇杷叶20g，桑白皮15g，法半夏10g，女贞子20g，墨旱莲20g，生地黄20g，麦冬15g，半枝莲15g，党参15g，蛤蚧1对，山慈菇15g，三七10g，牡丹皮15g，甘草6g。7剂，水煎服。1周后复查，咳嗽、气促等症均较前缓解。

患者定期门诊开中药，结合内分泌治疗及唑来膦酸针抗骨转移，各项症状改善。2012年12月腹部CT示：前列腺增生并前列腺癌，多发骨转移治疗后，两侧腹股沟及盆腔双侧壁多发小淋巴结肿。2013年11月因肺部感染病逝。

附影像学资料：见附录一·图27。

按：本例为前列腺癌伴骨转移患者。前列腺为足厥阴肝经循行所经之地，本病病位在膀胱、尿道，与脾、肾密切相关，以肾精亏虚，阴阳失调，气化不利为本，以湿热内蕴，气滞血瘀为标。总体治疗法则注重补肾健脾、温阳化气、祛湿解毒。患者初诊时表现为疲倦懒言、口干、腰骶部及两侧大腿疼痛、活动乏力、小便淋漓，此为肾阴不足，气化不利，小便艰涩难出，瘀毒走窜，腐骨蚀髓，故腰骶部骨痛。辨证属肾阴亏虚，瘀毒蕴结，故以滋阴益肾、祛瘀解毒施治。二诊时患者口干及腰骶部酸痛较前缓解，小便淋漓不尽，下肢浮肿，四肢末梢麻木，舌淡红苔薄白，脉沉细。辨证同前，治以活血通络、益肾解毒，予前方减知母、黄柏、补骨脂、生地黄，加桂枝、白芍、川芎以活血通络、温阳化气，加泽泻、猪苓利水渗湿。三诊时患者以咳喘、咯痰为主要表现，因其年事已高，肾精亏损，寒邪袭肺，致肺气膹郁，肺失宣降，痰湿凝聚，故见咳嗽、咯痰色白；久病及肾，摄纳无权，气不归元，水饮上犯，故咳则喘促。采用补肺平喘、温肾纳气法进行中药治疗，方中以党参、蛤蚧补益肺气，人参叶、枇杷叶、桔梗等宣肺化痰，女贞子、墨旱莲、生地黄、麦冬滋阴益肾，金水互生，辅以祛瘀解毒药物，后患者咳喘明显缓解。患者为前列腺癌晚期，坚持中西医结合治疗，病情控制稳定。

四、结语评述

前列腺癌是男性常见的恶性肿瘤之一，在我国其发病率、死亡率也呈逐年上升趋势，近年来跃居男性泌尿系统肿瘤第3位。前列腺癌发病隐蔽，多数患者临床确诊时已属晚期，发生转移，如经淋巴系统可转移到髂内、髂外、主动脉旁、纵隔和锁骨上淋巴结，亦可经血行转移到骨、肺、肝、脑、肾上腺、胸膜、皮肤等。前列腺癌病情发展较迅速，自然生存期为31个月，有转移者中位生存期为9个月，进展期前列腺癌5年生存率一直徘徊在15%～30%。

现代医学治疗前列腺癌，根据患者年龄、肿瘤的分期等因素分别选择等待观察、前列腺根治术、内分泌治疗、放疗、化疗等方法。晚期前列腺癌是现代医学的治疗难点，睾丸切除抗雄性激素治疗仍是晚期前列腺癌的主要治疗方法，如何提高患者的生存质量仍是目前研究的重要课题。

对于已发生远处转移的晚期前列腺癌，中医药疗法是姑息性治疗晚期前列腺癌的重要方法之一。很多前列腺癌患者经内分泌治疗以期达到药物去势作用，患者容易产生疲倦乏力、畏寒肢冷、纳食减少、腰膝酸软等"脾肾阳虚"相关症状，故中医药治疗当根据辨证，施以温养脾肾之法。中医药疗法不仅可达到直接抑制和杀灭肿瘤细胞、缩小瘤体的作用，临床还可根据前列腺癌患者多年老体虚，脾肾不足，加之气滞血瘀，湿聚痰凝，毒结成瘤，虚实夹杂的特点，以温阳化气、补肾健脾、滋养肝肾为主法，配合利湿化痰、解毒祛瘀等辨证治疗。中医药治疗可减轻甚至消除肿瘤阻压尿道引起的泌尿系统症状，缓解骨转移引起的骨痛。此外，也可与内分泌疗法、放疗、化疗、手术等其他姑息性疗法联合运用，通过提高患者的耐受力，减轻以上各种方法的毒副作用，增强其疗效。

补肝肾兼调冲任，祛痰湿以消瘀毒——卵巢癌治验

卵巢癌是发生于卵巢组织的恶性肿瘤，临床上可出现下腹不适、腹痛、腹部包块、月经紊乱、压迫等症状，往往起病隐匿，早期不易发现，易转移，预后较差。在中医古代文献中，类似"癥瘕""肠蕈""癥积"等病症。

一、文献述略

1. 病位

《广韵》曰："癥，腹病也。"《医学正传》中记载："其与瘕独见于脐下，是为下焦之候，故常得于妇人。大凡腹中有块，不问积聚癥瘕，俱为恶候。"指出其病位在脐下腹中。

2. 症状

古代中医文献无卵巢癌病名，其类似症状的记载最早可追溯到《内经》，如《灵枢·水胀》记载："肠蕈何如？……寒气客于肠外，与卫气相搏，气不得荣，固有所系，癖而内著，恶气乃起，息肉乃生。其始生也，大如鸡卵，

稍以益大，至其成，如怀子之状。久者离岁，按之则坚，推之则移，月事以时下，此其候也。"又《难经·五十五难》云："积者，阴气也，其始发有常处，其痛不离其部，上下有所终始，左右有所穷处。"这些描述都与现代卵巢癌的临床表现极为相似。

3. 病因病机

《灵枢·百病始生》云："卒然外中于寒，若内伤于忧怒，则气上逆，气上逆则六输不通，温气不行，凝血蕴裹而不散，津液涩渗，著而不去，而积皆成矣。"张仲景《金匮要略·妇人杂病脉证并治》谓："妇人之病，因虚积冷结气，为诸经水断绝，至有历年，血寒积结，胞门寒伤，经络凝结。"《医学正传》提出："积者迹也，挟痰血以成形迹，亦郁积至久之谓。"指出卵巢癌的发病多与寒湿凝滞、气滞血瘀密切相关。《医宗必读·积聚》："积之成也，正气不足，而后邪气踞之。"宋·严用和《济生方》："症者癥也，有块可验，瘕者假也，假物成形。其结聚浮假，推移乃动。此无他，皆由饮食不节，寒温不调，气血劳伤，脏腑虚弱，受于风冷，与气血相结而成也。"认为本病的形成多因正气先虚，气血劳伤，脏腑之气虚弱，以致六淫邪毒乘虚而入，留着不去，搏结成块。

4. 证治

对癥瘕的治疗，古人提出其发病是一个正虚邪实的过程，先有内虚，加之邪毒入侵，邪正相搏，久而成积。治疗提倡根据邪正虚实情况以确定攻补治疗原则，合理运用扶正、祛邪之法。《医宗金鉴·妇科心法要诀》曰："凡治诸沉积，宜先审身形之强弱，病势之缓解而后治之。如人虚，则气血衰弱，不任攻伐，病势虽盛，当先扶正气，而后治其病；若形证俱实，宜先攻其病也。经云'大积大聚，衰其半而止'，盖恐过于攻伐，伤其气血也。"《医宗必读》提出分段论治："初、中、末之三法不可不讲也。初者病邪初起，正气尚强，邪气尚浅，则任受攻；中者受病渐久，邪气较深，正气较弱，任受攻且补；末者病势经久，邪气侵袭，正气消残，则任受补。"提出疾病初期，正气尚强，当以祛邪为主；疾病中期，扶正与祛邪并用；至疾病末期，正气衰弱，当以扶正为主。

5. 预后

《肘后备急方》云："凡癥坚之起，多以渐生，如有卒觉，使牢大，自难治也。腹中癥有结积，便害饮食，转羸瘦。又说治卒暴症，腹中有物如应，痛如刺，昼夜啼呼，不治之百日死。"

二、临证发微

卵巢癌发病以肝肾亏虚、冲任失调为本，以痰湿凝滞、瘀毒蕴结为标。治疗以扶正祛邪为基本大法，扶正从补益肝肾、调和冲任入手，攻邪以通络祛瘀、解毒散结等法灵活运用。治疗大法：补肝肾兼调冲任，祛痰湿以消瘀毒。

1. 补肝肾兼调冲任

中医学认为卵巢与子宫合为一体，包含在子宫之中，《景岳全书》描述："阴阳交媾，胎孕乃凝，所藏之处，名曰子宫，一系在下，上有两歧，中分为二，形如合钵，一达于左，一达于右。"中医将其称为胞宫，胞宫是体现妇女生理特点的重要器官，主司月经、妊娠胎儿，是天癸产生之源，受肝、肾二脏影响，在经络联系上与冲任二脉相连。冲脉"上灌诸阳，下渗三阴"，冲脉上行支与诸阳经相通，使冲脉之血得以温化；又一支与足阳明胃经会于气街，关系密切；《灵枢·经脉》云："足阳明之脉……挟口环唇下交承浆。"说明任脉与胃脉交于承浆。另有肝足厥阴之脉与任脉交会于"曲骨"，脾足太阴之脉与任脉交会于"中极"，肾足少阴之脉与任脉交会于"关元"，故任脉以肝、脾、肾三经之精血为养。可见，冲任气血充盈是女性生理活动的基本物质基础，冲任失调则变生百病。

补肝肾、调冲任在卵巢癌治疗过程中具有重要作用。根据阴阳之异，而甄选补益之味。阳虚者，治以温润扶阳，如鹿角胶、淫羊藿、肉苁蓉、巴戟天、菟丝子之属，方用右归丸加减；阴虚者，治以凉润养阴，如龟板、鳖甲、墨旱莲、女贞子、桑椹子之类，方用左归丸加减；气虚者，用黄芪、党参、白术、茯苓、怀山药等，方用补中益气汤之属；血虚者，用熟地、当归、白芍、制首乌、鸡血藤等，方如四物汤加味。而滋补之中，辅以疏肝行气、健脾开胃，使补而不滞，气血和畅，则生化之机旺矣。

2. 祛痰湿以消瘀毒

卵巢癌邪实以"痰湿凝滞""瘀毒蕴结"为主，因脏腑虚弱，冲任失养，邪毒内侵，滞留不去，阻碍气机，致气滞血瘀；或因脾肾亏虚，水湿不运，则湿聚成痰。根据卵巢癌的病因病机及症状体征，将该病分为以下证型：①气滞血瘀型：症见肿块坚硬，肌肤甲错，口干唇燥，舌质暗红、有瘀斑，脉细涩或弦细。治疗以行气活血、祛瘀散结为法，以桂枝茯苓丸加减。常用药物为桂枝、茯苓、丹皮、桃仁、赤芍、莪术、山慈菇、土鳖虫、香附、当归等。②湿热郁毒型：症见腹部肿块，腹胀腹痛，或伴有腹水，不规则阴道出血，尿黄灼热，口干口苦，舌质暗红，苔厚腻，脉弦滑者。治疗当清热利湿、解毒散结。常用药物为半枝莲、白花蛇舌草、蒲公英、露蜂房、龙葵草、土鳖虫、大腹皮等。③痰湿凝聚型：症见少腹胀满膨隆，或可触及包块，口渴少饮，身倦乏力，舌质暗淡或红，苔白腻。治宜健脾利湿、化痰软坚，以四君子汤合二陈汤加减。常用药物为党参、白术、茯苓、法半夏、陈皮、香附、蒲公英、山慈菇等。

随证加减：若气滞、腹胀明显者，加木香、槟榔、砂仁等行气消胀；肿块坚硬，时有赤痛者，加土鳖虫、八月札、莪术、桃仁等；腹水多者，加白茅根、大腹皮、猪苓、茯苓、泽泻等；脾胃虚弱者，加党参、白术、茯苓、陈皮、黄芪、薏苡仁、鸡内金等；肝肾阴虚甚者，以杞菊地黄汤加减，选用鳖甲、生熟地黄、女贞子、墨旱莲、桑寄生等；气虚血弱者，加黄精、北芪、鸡血藤、阿胶等。

三、验案举隅

案 1

陈某，女，香港人，39 岁。病历号：363655。2007 年 7 月 10 日初诊。

主诉：卵巢癌术后 1 年余，化疗后 2 个月。

病史：患者于 2006 年 9 月开始出现无明显诱因的下腹部疼痛，于当地医院就诊，予对症处理后改善不明显，10 月进一步行全身检查发现卵巢恶性肿物，2006 年 10 月 10 日查 CA125 721.49μg/mL。2006 年 10 月 17 日 PET/CT 示：下腹部恶性肿物，大小约 10.6cm×9.5cm×11.8cm，压迫子宫及直肠，考虑来源卵巢，右网膜多发结节（最大 2.4cm×1.6cm），考虑转移瘤，中等量腹水。患者于 2006 年 10 月 24 日行"全子宫＋双附件＋腹膜肿物切除术"，术后病理示：浆液性囊腺癌，网膜转移腺癌。术后给予紫杉醇化疗 6 个疗程，化疗后于 2007 年 3 月 24 日再行"腹膜结节切除＋阑尾切除＋腹腔清扫术"，术后再行紫杉醇化疗 3 个疗程，末次化疗时间为 2007 年 5 月 30 日，复查 PET/CT 示：腹腔恶性肿物手术切除后，未见明显复发。患者每次化疗后 CA125 明显下降，但停用化疗后 CA125 复又升高。

初诊时症见：全身疲倦，汗多，怕热，手术伤口处时有疼痛，纳眠可，二便调。舌暗红苔薄黄，脉细滑。

中医诊断：癥瘕。

西医诊断：卵巢癌并网膜多发转移瘤术后化疗后（Ⅲc 期）。

辨为肝肾亏虚，瘀毒蕴结证，治以补益肝肾、祛瘀散结。

处方：土鳖虫 6g，桃仁 10g，苦参 10g，八月札 15g，厚朴 15g，香附 10g，半枝莲 15g，山慈菇 15g，露蜂房 10g，麦冬 15g，女贞子 20g，甘草 6g。水煎服，日 1 剂。

7 月 24 日二诊：药后神疲，咽中有痰感，口干口苦，无怕热汗出。舌淡红苔薄黄，脉细弦。前方去露蜂房、香附、苦参、厚朴，加连翘、桔梗清咽化痰，茯苓、山萸肉补益脾肾。水煎服，日 1 剂。

8 月 12 日三诊：上方服 20 剂，患者精神较前好转，无明显不适，纳眠可，二便调。舌暗红苔薄白，脉弦细。治以祛瘀解毒、补益肝肾为法，处方：土鳖虫 6g，桃仁 10g，莪术 15g，肿节风 15g，半枝莲 15g，白英草 20g，龙葵草 30g，八月札 15g，女贞子 20g，山萸肉 15g，党参 15g，甘草 6g。水煎服，日 1 剂。

患者坚持每月复诊，以补益肝肾、祛瘀解毒为法随证加减。2007 年 12 月 11 日查 CA125 3.01μg/mL。2008 年 1 月 3 日查 PET/CT 示：腹腔肿物切除后，腹腔未见残留或复发病灶。2008 年 12 月复查 PET/CT 亦无异常。随访至 2014 年 7 月，患者坚持门诊中医药治疗 7 年，至今健在，定期复查未见肿瘤复发及转移。

附影像学资料：见附录一·图 28。

按：卵巢癌是妇科常见恶性肿瘤肿瘤，多发于 40～60 岁，早期诊断较为困难，就诊时大多数为晚期。其临床表现主要有腹胀、腹水、压迫感，恶病质较明显，死亡率较高，分期 Ⅲ 期以上患者 5 年生存率仅为 6%，虽有手术、放疗、化疗等治疗手段，效果仍欠佳，对卵巢癌的治疗，林丽珠教授认为求本责肝脾肾，治疗大法为：补肝肾兼调冲任，祛痰瘀以消蕴毒。此例患者为卵巢浆液性囊腺癌并网膜多发转移瘤术后化疗后（Ⅲ c 期），初诊时症见：全身疲倦，汗多，怕热，手术伤口处时有疼痛等，此为肝肾亏虚、瘀毒蕴结，治以补益肝肾、祛瘀散结为法，方中土鳖虫、桃仁活血化瘀，苦参燥湿解毒，八月札、厚朴、香附行气通滞，半枝莲、山慈菇祛瘀散结、露蜂房解毒通络，麦冬、女贞子养阴生津，甘草调和诸药。药后无怕热汗出，诸症均减。效不更法，后继续以补益肝肾、祛瘀解毒为法随证加减中医药治疗 7 年余。本例患者虽化疗疗效良好，但缓解期较短，停用化疗后反复出现 CA125 升高，应用中医药治疗后多次复查 CA125、影像学未见明显异常，有效防止了癌毒复发转移，疗效显著。

案 2

谢某，女，34 岁。病案号：255398。2009 年 7 月 16 日初诊。

主诉：发现左卵巢癌 2 个月，术后 3 周。

病史：患者于 2009 年 5 月无明显诱因下出现左腹部疼痛，可触及包块。行盆腔 B 超提示：子宫大小正常，左附件包块（10.4cm×7.3cm×8.9cm），考虑混合型包块？炎性包块？予抗感染等对症处理后症状改善不明显。患者于 2009 年 6 月 23 日在中山大学第一附属医院全麻下行"腹式全子宫＋双附件切除术＋腹主动脉旁和盆腔淋巴结清扫术＋大网膜切除术＋阑尾切除术"。术后病理示：符合低分化腺癌，癌组织累及网膜、输卵管。术后于 2009 年 7 月 7 日行 TP 方案化疗 1 个疗程。患者 4 天前开始出现反复发热，体温最高达 40℃，自行服用抗生素后热可退，但仍反复发热。住院治疗后好转。今日查血分析示：WBC $2.64×10^9$/L，NEU $0.62×10^9$/L。现为求进一步中医药治疗前来门诊就诊。

初诊时症见：精神疲倦，双下肢酸痛，纳眠偏差，腹胀无腹痛，二便调。舌暗红苔薄白，脉细。

中医诊断：癥积。

西医诊断：左卵巢低分化腺癌（Ⅲ期）。

辨为肝郁脾虚，肝肾亏虚证，治以疏肝健脾、补益肝肾为法。

处方：土鳖虫 6g，桃仁 10g，苦参 10g，八月札 15g，厚朴 15g，香附 10g，半枝莲 15g，山慈菇 15g，露蜂房 10g，麦冬 15g，女贞子 20g，甘草 6g。水煎服，日 1 剂。

7 月 24 日二诊：药后神疲，咽中有痰感，口干口苦，无怕热汗出。舌淡红苔薄黄，脉细弦。前方去露蜂房、香附、苦参、厚朴，加连翘、桔梗清咽化痰，茯苓、山萸肉补益脾肾，继服。

8 月 12 日三诊：上方服 20 剂，患者精神较前好转，无明显不适，纳眠可，二便调。舌暗红苔薄白，脉弦细。治以祛瘀解毒、补益肝肾为法，处方：土鳖虫 6g，桃仁 10g，莪术 15g，肿节风 15g，半枝莲 15g，白英草 20g，龙葵草 30g，八月札 15g，女贞子 20g，山萸肉 15g，党参 15g，甘草 6g。

后患者坚持门诊复诊，以疏肝健脾、补益肝肾、祛瘀解毒为法随证加减，多次复查相关抗原及盆腔 B 超未见明显异常。随访至 2014 年 7 月，患者发病 5 年，术后坚持中医药治疗，情况稳定，症状改善，生活如常人，KPS 评分 90 分。

按： 此例患者为卵巢癌术后化疗后，初诊时症见：精神疲倦，双下肢酸痛，纳眠偏差，腹胀，舌暗红苔薄白，脉细。综合四诊，辨为肝郁脾虚，肝肾亏虚证。故治以疏肝健脾、补益肝肾为法，方用四逆散疏肝行气，合四君子汤益气健脾，复加香附行气通滞，山萸肉、杜仲、黄精、制首乌补肝肾、养阴血。二诊时患者神疲，咽中有痰感，口干口苦，舌淡红，苔薄黄，脉细弦。因内有蕴热，前方去露蜂房、香附、苦参、厚朴，加连翘、桔梗清咽化痰，茯苓、山萸肉补益脾肾。三诊时，患者无明显不适，故继续以疏肝健脾、补益肝肾、祛瘀解毒为法随证加减，有效地防止肿瘤复发及转移，收效满意。

案 3

钱某，女，76 岁，广州人。门诊号：3933599。2009 年 7 月 7 日初诊。

主诉：左卵巢癌术后 2 月余。

病史：患者于 2009 年 5 月发现胸水，行 PET/CT 示：卵巢左侧病灶。于我院行活检，结果示：卵巢浆液性乳头状囊腺瘤，部分细胞增生活跃。后行手术切除，术后在广州医学院附属一院行"泰素＋卡铂"方案化疗 3 个疗程，末次化疗为 15 天前。既往 2001 年行胰腺切除术（病理：浆液性乳头状囊腺瘤）。

初诊时症见：精神良好，术后无疼痛，纳眠可，二便调。舌红少苔，脉脉弦细。

中医诊断：癥瘕。

西医诊断：①左卵巢浆液性乳头状囊腺瘤；②胰腺浆液性乳头状囊腺瘤。

辨为脾虚气滞，肝肾阴虚证，治以疏肝健脾、补益肝肾为法。

处方：柴胡 15g，白芍 15g，枳壳 15g，甘草 6g，党参 15g，云苓 25g，香附 10g，麦冬 15g，桑寄生 20g，补骨脂 15g，黄精 15g，杜仲 15g。日 1 剂，水煎服。

2009 年 8 月 4 日诊：上方服 14 剂后情况稳定，于 7 月 23 日行 TP 方案化疗第 4 个疗程，期间以橘皮竹茹汤加减，无呕吐等。化疗后出现关节肌肉疼痛、口干、咽痛，纳眠可，二便调。舌边尖红苔薄白，脉弦滑。治以健脾和胃、补益肝肾，续用橘皮竹茹汤加减：陈皮 6g，竹茹 15g，法半夏 10g，甘草 6g，桔梗 10g，枳实 10g，木香（后下）10g，厚朴 10g，桑椹子 20g，桑寄生 20g，制首乌 20g，麦冬 15g，山楂 20g，玄参 15g。日 1 剂，水煎服。

2009 年 9 月 30 日诊：上方服 14 剂后诸症稍减，后再行"泰素＋卡铂"方案化疗 2 个疗程。化疗后出现疲倦乏力、下肢肌肉酸痛、纳呆、便秘、尿黄。舌暗红苔白腻，脉细。方用四君子汤加减：党参 15g，白术 15g，茯苓 25g，甘草 6g，香附 10g，山慈菇 15g，山萸肉 15g，土鳖虫 6g，八月札 15g，桃仁 10g，莪术 15g，法半夏 10g。日 1 剂，水煎服。

服上方 14 剂后，纳眠可、二便调，微感疲倦，余无明显不适。患者坚持门诊治疗，以四逆散、四君子汤、二至丸、下瘀血汤等随证加减予之。随访至 2014 年 5 月，患者情况稳定，无明显不适，生活如常人，KPS 评分 90 分。

按：此例为左卵巢浆液性乳头状囊腺瘤患者，初诊时虽未诉明显不适，然术后化疗后气血已伤。根据患者舌脉（舌红少苔，脉弦细），辨为脾虚气滞，肝肾阴虚证，治以疏肝健脾、补益肝肾为法，方用四逆散疏肝解郁，复加党参、云苓、麦冬益气养阴，香附疏肝行气，桑寄生、补骨脂、黄精、杜仲补益肝肾。后患者于 7 月 23 日行 TP 方案化疗第 4 个疗程，期间以橘皮竹茹汤加减以健脾降逆止呕，未出现呕吐等副作用。2009 年 9 月 30 日诊，化疗结束后出现疲倦乏力、下肢肌肉酸痛、纳呆、便秘、尿黄。舌暗红苔白腻，脉细。此为脾虚湿困，气滞血瘀证，故方用四君子汤益气健脾，复加法半夏燥湿运脾，香附、八月札疏肝行气，山萸肉补益肝肾，土鳖虫、桃仁、莪术、山慈菇祛瘀散结。此例患者，通过中医辨证论治、调和阴阳，结合化疗，起到增效减毒的作用，肿瘤得以控制，未见复发及转移，彰显出中医之优势。

四、结语评述

卵巢肿瘤是女性生殖器常见肿瘤之一。卵巢癌的发病率占妇科恶性肿瘤的 23%，其死亡率已居女性生殖系统肿瘤的首位。早期卵巢癌几乎无明显自觉症状，诊断困难，总的 5 年生存率在 50% 左右。75% 的卵巢癌发现时已为晚期，5 年存活率徘徊在 30% ～ 40% 之间。总体来说，化疗效果较好，但容易复发，这也是其生存率低的主要原因。近年来以肿瘤细胞减灭术为基础，辅以铂类＋紫杉醇联合化疗，能使 60% ～ 80% 的患者获得临床缓解，但最终 70% 的患者有复发，部分患者产生耐药，治疗效果很不理想。目前对复发性卵巢癌无标准的治疗方法，包括再次手术、挽救性化疗、放疗，近年来还提出生物治疗，但均不能提供治愈的机会，只能减轻症状，改善生存质量，减轻肿瘤负荷，提供生存受益。

针对卵巢癌术后或放化疗后肿瘤复发这一难题，中医药治疗显得尤为重要，可贯穿卵巢癌的各个治疗阶段，当手术、放化疗等治疗手段对肿瘤"衰其大半"，再予以中医药扶正抑瘤，不仅能减轻手术、放化疗的毒副作用，提高患者生存质量，还能在一定程度上抑制癌毒复发，延长其无进展生存期。卵巢癌发病以肝肾亏虚、冲任失调为本，治疗采用滋补肝肾、益气养血等法。治疗过程尤须注意调理冲任。林丽珠教授提倡将中医药治疗与西医治疗手段相结合，发挥中医药整体辨治、减毒增效的治疗优势。如卵巢癌手术易耗伤气血，损伤冲任，术后康复治疗重在补益脾肾、调和冲任。予补气养血、健脾益肾药物，可调整脏腑功能，增强免疫力，减少术后并发症，常用党参、白术、茯苓、黄芪、熟地、当归、柴胡、葛根、鳖甲、女贞子等。化疗的毒副作用很大，临床常见脾胃失调、肝肾亏虚、气血损伤等情况，中药治疗当以健脾和胃为主，佐以补益肝肾、益气养血药物进行治疗。放射线为毒热之邪，放疗后患者常见一派热毒伤阴的表现，治疗当以清热解毒、滋阴生津为法，药用连翘、蒲公英、白花蛇舌草、苦参等清热解毒，用生熟地黄、沙参、麦冬、枸杞、太子参、女贞子、墨旱莲养阴生津。在行肿瘤细胞减灭术及辅助化疗达到临床缓解之后，仍应坚持中医药治疗，着重以调理冲任、祛瘀解毒为法进行调治，据临床观察，往往能在一定程度上抑制肿瘤复发，获得较长的肿瘤无进展生存期。

补肾健脾调冲任，疏肝散结祛湿瘀——子宫颈癌治验

子宫颈癌是指原发于子宫颈的恶性肿瘤。最常见的病理类型是来自宫颈上皮的宫颈鳞癌型细胞浸润癌，其次是来自宫颈内膜的腺癌及少见的鳞腺癌、透明细胞癌等。根据临床症状，类似于"五色带下""带下""崩漏""癥瘕"等病症。

一、文献述略

1. 病位

《灵枢·水胀》云："石瘕生于胞中，寒气客于子门，子门闭塞，气不得通，恶血当泻不泻。"指出宫颈癌之病位，中医之子门，即现代医学之宫颈。

2. 症状

综观中医妇科古籍，并无子门相关疾病名的记载，凡涉及阴道分泌物异常增多的论述散见于带下病、交接出血、赤白带下等病症中，早在《内经》中即有"任脉为病，女子带下瘕聚"的记载。又《灵枢·水胀》云："寒先客于肠外，与卫气相搏，气不得营，因有所系，癖而内著，恶气乃起，疳肉乃生，其始生也，大如鸡卵，稍以益大，至其成，如怀子之状，久者离岁，按之则坚，推之则移，月事以时下，此其候也。"其描述与宫颈癌症状类似。

汉·张仲景《金匮要略·妇人杂病脉证并治》中指出带下病多见于经水断绝之后的年龄，病位在"胞门"；唐·孙思邈《千金要方·妇人方》提到："崩中漏下，赤白青黑，腐臭不可近，令人面黑无颜色，皮骨相连，月经失度，往来无常，小腹弦急，或苦绞痛上至心，两胁肿胀，食不生肌肤，令人偏枯，气息乏少，腰背痛连胁，不能久立，每嗜卧困懒。"其描述与晚期宫颈癌肿瘤坏死感染的症状类似。元·朱丹溪还记述一例典型阴道与膀胱及直肠形成瘘道相通，以致"糟粕出前窍、溲尿出后窍"的现象。明·张景岳《妇人规》中更提出"交接出血而通"，这与现代医学描述宫颈癌的主症之一"接触性出血"相同。

3. 病因病机

《金匮要略·妇人杂病脉证并治》云："妇人之病，因虚、积冷、结气，为诸经水断绝，至有历年，血寒积结，胞门寒伤，经络凝坚。"指出气血亏虚，寒凝血瘀而致病。《诸病源候论》云："若经血未尽，而合阴阳，即令妇人血脉挛急，小腹重急，支满，胸胁腰背相引，四支酸痛，饮食不调，结牢恶血不除，月事不时，或月前月后，因生积聚，如怀胎状。"提出性生活不节可致瘀血内阻，久而成积发为本病。《妇人大全良方》云："产后血气伤于脏腑，脏腑虚弱，为风冷所乘，搏于脏腑，与血气相结，故成积聚瘕块也。"指出产后气血亏虚，邪毒侵袭，瘀血内结而成积聚瘕块。《傅青主女科》认为："夫带下俱是湿症，而以'带'名者，因带脉不能约束而有此病，故以名之……况加以脾气之虚，肝气之郁，湿气之侵，热气之逼，安得不成带下之病哉！"并指出"年老经水复行"在"天癸已竭"时出现为异常现象，其病机"乃肝不藏脾不统之故也，非精过泄而动命门之火，即气郁甚而发龙雷之炎"。强调了脾虚、肝郁、湿热的致病因素。另一方面，傅氏提出"或行房而放纵，或饮酒而颠狂，虽无疼痛之苦，而有暗耗之害，则气不能化经水，而反变为带病矣。故病带者，惟尼僧、寡妇、出嫁之女多有之，而在室女则少也。"指出各种因素所致肾虚，久而发为此病。

除此之外，古代医学家认为本病与冲任损伤密切相关，如《诸病源候论》云："崩中之病，是伤损冲任之脉……冲任气虚，不能统制经血，故忽然崩下……伤损之人，五脏皆虚者，故五色随崩俱下。"李东垣云："妇人崩中者，由脏腑损伤，冲任二脉气血俱虚故也。二脉为经脉之海，血气之行，外循经络，内荣脏腑，若气血调适，经下依时。若劳动过极，脏腑俱伤，冲任之气虚不能制约其经血，故忽然而下，谓之崩中暴下。"

4. 证治

《妇人规》云："凡妇人交接即出血者，多由阴气薄弱，肾元不固，或阴分有火而然。若脾虚气陷不能摄血者，宜补中益气汤，或补阴益气煎。若脾肾虚弱阴气不固者，宜寿脾煎、归脾汤。若肝肾阴虚不守者，宜固阴煎。若阴火动血者，宜保阴煎。"指出正虚为本病根本，并辨证治以补中益气、补益肝肾等法。《医宗金鉴·妇科心法要诀》指出："带下劳伤冲与任，邪入胞中五色分。青肝黄脾白主肺，衄血黑肾赤属心。随人五脏兼湿化，治从补泻燥寒温。更审疮脓瘀血化，须别胞膀浊与淫。"从带下五色配五脏分治，强调了辨证论治的重要性。

5. 预后

朱丹溪用实例叙述了宫颈癌晚期多发浸润的临床表现，如"糟粕出前窍，溲尿出后窍，六脉皆沉涩"，"三月后必死"。宫颈癌肿瘤早期以局部生长为主，早期手术切除可使绝大部分患者达到临床治愈。随病程进展，损伤冲任，脾虚不固，湿浊下注，可见崩中漏红、带下赤白青黑；或肿瘤增大，浸润盆腔，肠道受压，可致大便秘结、里急后重；肿瘤晚期多出现形体消瘦、腹部疼痛、五脏皆虚、五色随崩俱下。

二、临证发微

宫颈癌的成因，常由多产、房劳、情志不舒或饮食失衡导致湿热瘀毒之邪内袭胞宫，客于胞门，气血瘀阻，湿毒内积而成。随病程进展继而损伤冲任，带脉失约，湿浊下注，故见崩中漏红、带下赤白青黑。本病正虚而邪实，虚为脏腑气血失和，脾肾亏虚，冲任失调；实为湿热痰瘀蕴结。其治疗大法：补肾健脾调冲任，疏肝散结祛湿瘀。

1. 补肾健脾调冲任

肝、肾与冲任密切关联，故崩漏与肝、肾受损有关；脾虚湿盛，湿郁化热，久遏成毒，湿毒下注，遂成带下。此病以七情所伤，肝郁气滞，冲任损伤，肝、脾、肾诸脏虚损为内因，外受湿热，或积冷结气、血寒伤络、瘀阻胞络所致。故此病以肝肾虚损，冲任失调为本，湿邪瘀毒积聚下注胞宫为标，为正虚邪实之证。

《中藏经》云："皆五脏六腑真气失而邪气并，遂万病生焉。"指出正气亏虚而外邪才得以长驱直入，客于体内，变生恶疾。《妇人大全良方》云："产后血气伤于脏腑，脏腑虚弱，为风冷所乘，搏于脏腑，与血气相结，故成积聚痕块也。"指出产后气血亏虚，而邪毒得以侵袭而致病。可见，治疗宫颈癌当以补肾健脾、调理冲任为根本，随证辅以其他攻邪之法。

根据宫颈癌患者气血阴阳亏损之不同，主要分为肝肾阴虚、脾肾阳虚两种。分述如下：①肝肾阴虚型，症见：眩晕耳鸣，腰膝酸痛，手足心热，心烦失眠，阴道不规则流血，白带色黄夹血，舌质红苔少，脉弦细。治以滋补肝肾为主，药如知母、龟板、鳖甲、桑椹子、枸杞、黄精、女贞子、熟地等，方选六味地黄丸或左归丸之属。②脾肾阳虚型，症见：神疲乏力，腰膝酸冷，纳少便溏，阴道流血量多如崩或淋沥不净，舌质淡胖苔白润，脉细弱。治以健脾温肾为主，药选黄芪、党参、白术、当归、补骨脂、川断、鹿角胶、巴戟天、肉苁蓉等，方用肾气丸或右归丸之类。

2. 疏肝散结祛湿瘀

宫颈癌以肝肾虚损，冲任失调为本，湿邪瘀毒积聚下注胞宫为标，湿瘀毒结为患，在发病过程中非常关键，故疏肝、利湿、散结、祛瘀、解毒宜贯穿于治疗过程中，根据不同时期而权衡攻补之要。

宫颈癌初期下焦湿毒炽盛，应注重驱邪。宫颈癌早期，常表现为阴道接触性出血或流出血快，带下微黄或夹血性，下腹或臀、骶疼痛，伴有口苦、尿赤，不思饮食或恶心，舌苔厚腻或黄腻等。内外诸因素导致湿热瘀毒为患，因而早期的宫颈癌治疗当以清下焦湿热瘀毒为主。而白带、带下黄稠或赤白带下及崩漏出血始终断续贯穿于宫颈癌的整个病程中，此为湿热瘀毒，故中晚期虽有正虚，也要不忘祛邪。《内经》云："坚者削之，结者散之，留者攻之，滞者导之。"此之谓也。

宫颈癌，其属实证者，主要辨为肝郁气滞、湿热瘀毒两型：①肝郁气滞型，症见：胸胁胀满，心烦易怒，少腹胀痛，口苦咽干，白带微黄或夹血性，阴道流血夹有瘀块，舌质暗红，苔薄白或微黄，脉弦。治以疏肝理气、解毒散结为主，药选柴胡、枳壳、青皮、香附、八月札等，方用四逆散、柴胡疏肝散或逍遥散之类。②湿热瘀毒型，症见：带下赤白，少腹胀痛，纳呆脘闷，便秘溲黄，苔黄腻，脉弦数。治以清热利湿、化瘀解毒为主，解毒抗癌常用白花蛇舌草、半枝莲、败酱草、蒲公英、马齿苋等，软坚散结常用山慈菇、浙贝、海藻、昆布、牡蛎等，活血祛瘀常用土鳖虫、桃仁、莪术等，清热利湿常用土茯苓、黄柏、苍术、泽泻等，方则以龙胆泻肝汤加减。

三、验案举隅

案1

谢某，女，48岁，广州人。门诊号：3465890。2009年6月1日初诊。

病史：患者绝经4年，2009年2月、3月同房后出现阴道少量血性分泌物，色淡红，点滴即净，当时未予重视，未行系统治疗。后因用力排便后又再出现阴道血性分泌物，量较上月多，遂于我院妇科门诊行宫颈活检，5月18日病理示：宫颈中至低分化鳞状细胞癌。MR示：宫颈癌，侵犯阴道上中段1/2，大小约3.4cm×3.7cm×3.2cm，并阴道后壁病变出血，腹股沟、左右侧盆壁及右髂动脉旁淋巴结转移，右侧附件受累，阴道后壁可见3.1cm×3.0cm×3.5cm大小肿物。5月19日入住我院一妇科，行阴检示：阴道近穹隆处粗糙，前后侧穹隆可触及散在结节，质地硬，宫颈呈菜花样改变，约5cm×5cm×4cm，质地硬，接触性出血，膀胱后壁可触及3cm×2cm，质地硬，子宫增大，乳孕6周，质地硬，活动度差，无压痛，双附件增厚，未扪及明显包块。未行手术，于5月25日行"艾素120mg+顺铂90mg"方案化疗1个疗程。

初诊时症见：阴道仍有少量血性分泌物，腹部稍感疼痛不适等，纳眠可，二便调。舌暗红苔薄白，脉弦细。

中医诊断：癥瘕。

西医诊断：宫颈鳞状细胞癌（T3N1M0，Ⅲa期）。

辨为湿热瘀毒证，治以清热利湿、化瘀解毒，兼以补益肝肾。

处方：土鳖虫6g，苦参10g，八月札15g，山慈菇15g，麦冬15g，女贞子 20g，墨旱莲 20g，土茯苓 25g，田七 6g，仙鹤草 30g，莪术 15g，甘草 6g。日 1 剂，水煎服。

2009 年 6 月 8 日二诊：上方服 7 剂后，未出现血性分泌物，腹部无疼痛不适等，纳眠可，二便调，惟感稍疲倦。舌暗红苔白腻，脉弦细。治以健脾补肾、益气养阴，辅以疏肝行气，处方：党参 15g，茯苓 25g，白术 15g，甘草 6g，太子参 30g，山萸肉 15g，杜仲 15g，麦冬 15g，玉竹 15g，八月札 15g，香附 10g。日 1 剂，水煎服。

2009 年 8 月 3 日三诊：上方服 14 剂后诸症均消，继续以祛瘀散结、补益肝肾为法治疗。后患者于 2009 年 7 月 17 日在外院行全宫及双附件切除，并予辅助化疗。现至外院拟放疗，现症见：疲倦，纳果，眠可，大便调，小便不利，舌暗淡苔薄白，脉弦细。治以补肾健脾、疏肝行气为法：桂枝 10g，熟地 20g，山萸肉 15g，怀山药 30g，茯苓 25g，党参 15g，白术 15g，甘草 6g，杜仲 15g，生地 20g，黄芪 30g，白芍 15g，八月札 15g，香附 10g。日 1 剂，水煎服。

2009 年 9 月 28 日四诊：上方服 14 剂后诸症均减，守方加减续服 1 月余，情况稳定，现已结束第 6 个疗程 DP 方案化疗。症见：稍感疲倦，纳眠一般，大便溏，日 3 次，小便欠顺畅。舌暗淡苔薄白，脉弦细。治以益气健脾、升阳止泄、清热利湿为法：茯苓 25g，党参 15g，白术 15g，甘草 6g，蒲公英 30g，法半夏 10g，厚朴 15g，枳实 15g，麦冬 15g，葛根 20g，太子参 30g，槐花 15g，马齿苋 30g，泽泻 15g，车前子 15g，败酱草 15g。日 1 剂，水煎服。

上方服 14 剂后纳眠可，二便正常。后患者坚持门诊治疗，以疏肝健脾、补益肝肾、祛瘀散结法随证加减，情况稳定，多次复查盆腔 B 超及肿瘤指标未见异常。2011 年 2 月 23 日于军区总医院体检，LBP/LCT 示未见上皮病变及癌变，其余检查结果未见特殊异常。随访至 2012 年 1 月，患者自以化疗、手术结合中医药治疗以来，情况稳定，生活如常人，KPS 评分 90 分。

按：此例患者为宫颈鳞癌，初诊时症见：阴道少量血性分泌物，腹部稍感疼痛不适等，舌暗红苔薄白，脉弦细。四诊合参，辨为湿热瘀毒证。湿热瘀毒，经脉阻滞，可见腹痛不适；旧血不去，新血不生，则漏下之症见矣。

瘀瘕日久，必穷及肝肾，肝肾亏虚，冲任失调，亦可致漏下。此为虚实夹杂，胶着难分之证，故治宜攻补兼施，以祛瘀散结、补益肝肾为法，方中以土鳖虫、莪术活血祛瘀，苦参、山慈菇散结解毒，八月札疏肝行气，麦冬养阴生津，女贞子、墨旱莲补益肝肾，土茯苓解毒利湿，田七活血止血，仙鹤草收涩止血，甘草调和诸药。二诊时已无血性分泌物，腹部无疼痛不适等，纳眠可，二便调，惟感稍疲倦。可知祛瘀化痰之功彰显，而祛邪后虚证凸现，此时不宜峻攻而伤正，当以健脾补肾、益气养阴为主，辅以疏肝行气，方用四君子汤加山萸肉、杜仲补益肝肾之品。三诊时为全宫及双附件切除术后化疗后，出现疲倦、纳呆、小便不畅等症，舌暗淡苔薄白，脉弦细。此为手术耗伤正气，而致脾肾阳虚，脾肾为一身之本，虚则倦怠；又脾主健运，阳虚则健运失职，故纳呆；肾司二便，阳虚无以化气行水，小便不利见矣。故当脾肾同治，以肾气丸温阳补肾，合四君子汤益气健脾，稍佐疏肝行气之剂，标本兼治，故可收效。此例患者，治疗以疏肝行气贯穿始终，随其虚实而配合补益肝肾、益气健脾、祛瘀散结、清热解毒等法，收效满意。

案 2

吴某，女，50 岁，广州人。门诊号：5109142。2010 年 6 月 28 日初诊。

病史：患者近两年来无诱因出现同房时阴道出血，多次行妇科检查时出现接触性出血，余无特殊不适。2009 年 8 月 7 日行 CT 检查示：无明确意义的非典型鳞状上皮细胞，不能明确意义。当时未引起重视，未做进一步检查。近两月月经欠规律，阴道出血增多，晨起尤甚，伴有潮热、自汗。2010 年 5 月 31 日广东省人民医院阴道镜示：易接触性出血，完整的鳞状柱状交界（SCJ）不可见，扁平的醋酸白色上皮，镜下可疑浸润癌，溃疡。6 月 2 日病理示：（宫颈）鳞状细胞癌，中至低分化。武警医院 PET/CT 示：①宫颈区软组织肿块伴显著异常放射浓聚灶，考虑宫颈癌伴周围侵犯及盆腔多发淋巴结转移；②左肾盂及左输尿管积水，左肾功能严重受损。6 月 3 日入住我科，行盆腔 MR 示：①宫颈占位性病变，结合临床考虑为宫颈癌，双侧盆壁淋巴结肿大，子宫直肠窝少量积液；②子宫底部及前后肌壁间多发小肌瘤。6 月 11 日行"多西他赛＋顺铂"方案化疗 1 个疗程。

初诊时症见：潮热、盗汗，偶有胸闷，恶心欲呕，阴道无不规则出血，纳眠可。舌暗红少苔，脉弦细。

中医诊断：癥瘕。

西医诊断：宫颈癌伴周围侵犯及盆腔淋巴结转移（T3N1M0，Ⅲ期）。

辨为肝肾阴虚，痰瘀蕴结证，治以补益肝肾，兼以祛瘀散结为法，方用二至丸、芍药甘草汤加减。

处方：女贞子20g，墨旱莲20g，白芍15g，甘草6g，土鳖虫6g，桃仁10g，苦参10g，麦冬15g，山慈菇15g，半枝莲15g，益母草30g，莪术15g。日1剂，水煎服。

2010年8月12日诊：服7剂后诸症稍减，于7月19日入住我科，查相关抗原五项正常，血清鳞状上皮细胞抗原SCC 1.30μg/L。全腹+盆腔CT示：宫颈癌化疗后改变，较前好转，腹部盆腔未见明显肿瘤转移征象。与6月3日MR结果比较，宫颈癌化疗评价为PR。于7月23日继续行多西他赛联合顺铂方案化疗。现症见：神清，精神可，暂无阴道出血及异常分泌物，偶有胸闷、潮热、汗出，纳眠可，二便调，舌暗红苔薄白，脉细数。拟入院行第3个疗程化疗，以健脾养阴、降逆止呕为法，方用麦门冬汤加减：太子参30g，麦冬15g，法半夏10g，甘草6g，丹皮15g，山慈菇15g，葛根20g，女贞子20g，苏梗15g，泽泻15g，竹茹15g，木香（后下）10g，厚朴10g，桃仁10g。3剂，日1剂，水煎服。

2010年8月30日诊：患者于8月12日入住我科，行第4个疗程DP方案化疗。8月18日复查上腹、中下腹、盆腔CT示：宫颈癌化疗较前好转，腹部盆腔未见明显肿瘤转移征象。上方服14剂后无明显不适，出院后来门诊治疗。症见：无特殊不适，纳眠可，二便调，舌暗红苔薄白，脉弦细。治以祛瘀散结、解毒抗癌为法。处方：土鳖虫6g，桃仁10g，苦参10g，蒲公英30g，薏苡仁30g，云苓25g，半枝莲15g，山慈菇10g，猫爪草30g，露蜂房10g，土茯苓25g，甘草6g。7剂，日1剂，水煎服。

2010年12月13日诊：药后情况稳定，守方加减续服2月余，期间配合宫颈放疗25次，放疗后出现咳嗽、反酸、痰黏、腹胀等症，舌淡苔薄白，脉沉细。方用：土鳖虫6g，升麻10g，丹皮15g，甘草6g，薏苡仁30g，怀山药30g，茯苓25g，败酱草30g，地榆15g，槐花15g，防风10g，杏仁10g，葛根 30g。日 1 剂，水煎服。

上方服 14 剂后咳嗽减少，余症皆消。后患者坚持门诊治疗，以下瘀血汤、二至丸、芍药甘草汤、四君子汤等方随证加减，情况稳定，无特殊不适。2011 年 3 月 10 日查相关抗原五项均阴性。盆腔 CT 示：宫颈癌切除及放疗后改变，盆腔未见明显肿瘤残留与复发征象，少量腹水。随访至 2014 年 6 月，患者发病 4 年余，以放化疗结合中药治疗，情况稳定，生活基本如常人，KPS 评分＞80 分，现仍门诊治疗以巩固疗效。

按：此例患者为宫颈癌晚期，初诊时已伴周围侵犯及盆腔淋巴结转移。症见：潮热、盗汗，胸闷，恶心欲呕，舌暗红少苔，脉弦细。四诊合参，辨为肝肾阴虚，痰瘀蕴结。肝肾阴虚，阴不制火，则阳亢于上，症见潮热、盗汗；痰瘀阻滞，气机不畅，可见胸闷；痰气上逆，则恶心欲呕。舌暗红少苔、脉弦细均为肝肾阴虚，痰瘀蕴结之征。故治以补益肝肾、祛瘀散结之法，方用二至丸补益肝肾，芍药甘草汤柔肝养阴，下瘀血汤破血祛瘀，复加麦冬养阴生津，益母草、莪术活血化瘀，苦参、山慈菇、半枝莲解毒散结。2010 年 8 月 12 日诊时，药服 7 剂后诸症稍减，后配合 DP 方案化疗，化疗后症见偶有胸闷、潮热、汗出、舌暗红苔薄白、脉细数。故治以健脾养阴、降逆止呕为法，以防止化疗后呕吐等副作用，方用麦门冬汤加减。麦门冬汤出自《金匮要略》，本治虚热肺痿，症见咳嗽气喘、咽喉不利、咯痰不爽或咳唾涎沫、口干咽燥、手足心热、舌红少苔、脉虚数等，与此时颇为合拍。后患者顺利完成化疗，随证以下瘀血汤、二至丸、芍药甘草汤、四君子汤等方加减，情况稳定，肿瘤未见复发及转移，生活基本如常人，可见中医在配合化疗时的增效减毒作用。

案 3

黄某，女，40 岁，揭阳人。门诊号：5820709。2011 年 2 月 21 日初诊。

病史：患者 2 年前开始出现接触性阴道出血，在当地医院行宫颈激光治疗后症状缓解。至 2010 年症状复发，再行激光治疗，治疗后 2 个月检查 TCT 示：宫颈癌前病变，HPV16（＋），HPV18（＋）。同年 10 月 6 日入住汕头市中心医院，B 超示子宫颈肥大，后壁回声不均；病理检查示：子宫颈鳞状细胞癌。患者于 2010 年 10 月 11 日行"腹式广泛全子宫切除＋左附近切除＋右输卵管切除＋右侧卵巢移位＋盆腔淋巴结清扫术"。术后病理：子宫颈鳞状细胞癌Ⅱ级，浸润深肌层，淋巴管脉管未见癌；子宫平滑肌瘤。SPECT 提示：胸骨、脊柱、髋骨多发骨转移。行放疗 30 次，并行紫杉醇方案化疗 1 个疗程。

初诊时症见：精神尚可，腰部酸痛，胃纳欠佳，无阴道出血，无腹痛腹胀，大小便调。舌淡红苔薄白，边有齿痕，脉弦细数。

中医诊断：癥瘕。

西医诊断：宫颈癌术后化疗后并骨转移（TxNxM1，Ⅳ期）。

辨为脾肾不足，瘀毒蕴结证，治以化瘀解毒、补脾益肾。

处方：土鳖虫 6g，桃仁 10g，牛膝 15g，女贞子 20g，墨旱莲 20g，山慈菇 15g，半枝莲 15g，龙葵草 30g，苦参 10g，茯苓 25g，露蜂房 10g，甘草 6g。日 1 剂，水煎服。

2011 年 3 月 8 日二诊：上方服 2 周后，腰部酸痛较前缓解，纳眠可，二便调，舌暗红苔白，脉弦细。继续以化瘀解毒、补脾益肾为法拟方，上方减苦参，加莪术加强活血祛瘀。

患者服用后各项症状改善，一直在家中照此方继续服药，因自觉无明显不适，未前来门诊复诊。直至 2014 年 1 月 6 日前来门诊，患者复查腹部 B 超提示盆腔术后改变，未见肿瘤复发征象，相关抗原五项均为阴性。现患者精神良好，无明显不适。舌暗红苔白，脉弦细。继续以祛瘀解毒、健脾化痰为法治疗，具体方药如下：桃仁 10g，山慈菇 15g，甘草 6g，半枝莲 15g，龙葵 30g，肿节风 30g，莪术 15g，地龙 10g，川芎 10g，当归 10g，党参 15g，白术 15g，茯苓 25g，香附 10g，红豆杉 6g。14 剂，水煎服。

患者为宫颈癌Ⅳ期患者，术后一直坚持中医药治疗，病情控制稳定，无复发，KPS 评分 90 分。

按：宫颈癌发病多正虚而邪实，虚为脏腑气血失和，脾肾亏虚，冲任失调；实为湿热痰瘀蕴结。因脾虚湿盛，湿郁化热，久遏成毒，湿毒下注，积聚下注胞宫，遂成癥积。治疗注重健脾补肾、祛瘀解毒。初诊时患者术后，并完成放化疗，以腰酸为主要表现，辨证属脾肾不足，瘀毒蕴结，故以茯苓、女贞子、墨旱莲、怀牛膝等健脾补肾，以桃仁、土鳖虫、半枝莲、龙葵草、露蜂房等祛瘀解毒、活血消肿。二诊时患者腰酸缓解、胃纳改善，遂继续以前方调整继续服用。患者因家乡偏远，时隔两年余前来复查，病情稳定，继续以健脾化痰、祛瘀解毒为法拟方。本病例充分体现了中医药在抑制癌毒复发中所发挥的积极作用。

四、结语评述

宫颈癌是最常见的妇科恶性肿瘤之一，其发病率在女性恶性肿瘤中占第二位，仅次于乳腺癌，据世界范围内统计，每年大约有 50 万左右的宫颈癌新发病例，占所有癌症新发病例的 5%，其中 80% 的病例发生在发展中国家，约有 20 万病例死亡。据估计，我国宫颈癌患病率和病死率均占世界的 1/3，每年新增宫颈癌患者 13.15 万，约占世界宫颈癌新发病例的 28.8%。宫颈浸润癌的 5 年生存率是 67%，宫颈早期癌是 90%，而宫颈原位癌则几乎达 100%，所以早期的诊断和治疗对降低宫颈癌死亡率有重要意义。宫颈癌早期，常常无明显的症状表现，较典型的症状有阴道出血、赤白带下、小腹坠痛等，晚期患者因肿瘤的扩散而出现相应的症状。

中医认为，宫颈癌发病以肝肾虚损，冲任失调为本，湿邪瘀毒积聚下注胞宫为标，为正虚邪实之证。治疗以扶正祛邪为大法，扶正而不留邪，祛邪而不伤正。故治疗当首先辨明邪正虚实，治本当以调补冲任为主，包括补益肝肾、疏肝行气、健脾和胃、补益气血等法；治标则以清热祛湿、活血祛瘀、解毒散结为法。在各个阶段，根据患者实际情况而甄选攻补之法。以中医药配合手术、放化疗，可使患者远期疗效明显提高，降低宫颈癌的复发率，提高患者的生活质量。中医药的治疗对提高晚期患者的存活时间、改善晚期患者的生存质量，有着积极的临床意义。

疏肝补肾调理冲任，化瘀利湿消癥散结
——子宫内膜癌治验

子宫内膜癌是指子宫内膜腺上皮的恶性肿瘤。在中医历代文献记载中，对其描述，类似"崩漏""石瘕""五色带下""血枯""癥瘕""积聚"等

病症。

一、文献述略

1. 病位

《灵枢·水胀》云:"石瘕生于胞中,寒气客于子门,子门闭塞,气不得通,恶血当泻不泻,衃以留止,日以益大,状如杯子,月事不以时下。"指出子宫内膜癌病位在胞宫,其成因为寒凝气滞血瘀。

2. 症状

"崩"首见于《素问·阴阳别论》:"阴虚阳搏谓之崩。""漏"首见于《金匮要略》:"经断未及三月,而得漏下不止者……须知淋沥之延久,即是崩陷之先机。""崩漏不止,经乱之甚者也。"《素问·骨空论》云:"任脉为病,女子带下瘕聚。"其论述均与子宫内膜癌症状类似。

3. 病因病机

《素问·腹中论》云:"有病胸胁支满者,妨于食。病至则先闻腥臊臭,出清液,四肢清,目眩,时时前后血,病名为何?何以得之?岐伯曰:病名曰血枯。此得之年少时,有所大脱血,若醉入房中,气竭肝伤,故月事衰少不来也。"对本病病因、症状及治疗论述详尽,指出发病之由为气虚亏损而肝伤。《诸病源候论》云:"八瘕者,皆胞胎生产,月水往来,血脉精气不调之所生也。""妇人荣卫经络断绝不通,邪气便得往来,入合于脏。"若"妇人月水下,恶血未尽,其人虚惫,而以夏月热行疾走……月水横流,衍入他脏不去,有热因生燥瘕之聚",指出气血不和、瘀热蕴结为本病病因病机。《兰室秘藏·妇人门》曰:"妇人脾胃久虚,或形羸气血俱衰,而致经水断绝不行……"持脾胃亏虚,气血不充而经水无源之论。明·张景岳总结前人之说,认为:"血留滞作瘀,惟妇人有之。其证则或由经期,或由产后,凡内伤而血留,或忧思伤脾,气虚而血滞,或积劳积弱,气弱而不行,总由血动之,余血未净,而一有所逆,则留滞日积,而渐日积,而渐以成瘕矣。"指出癥瘕为多种因素导致瘀血内阻而成。综上可知,古人认为子宫内膜癌发病为六淫之邪内侵,或七情、饮食内伤,导致脏腑功能失常,气血失调,冲任损伤,瘀血、痰饮、湿毒等有形之邪相继内生,留滞小腹、胞中、冲任,积结不解,日久渐成。

4. 预后

古人已认识到该病预后不良，如《素问·阴阳别论》谓："二阳之痛发自心脾，有不得隐曲，女子不月，其传为风消，其传为息贲者，死不治。"《脉经》曰："诊妇人疝瘕积聚，脉弦急者生，虚弱小者死。"

二、临证发微

子宫内膜癌发病以冲任失调为本，湿热内生、瘀毒蕴结为标。冲任失调尤其重视从肝、脾、肾三脏论治，治以疏肝补肾、调理冲任，化瘀利湿、消癥散结。

1. 疏肝补肾，调理冲任

肾主生殖，胞络系于肾。若肾气不足，则冲任不固；若肾阴亏损，则精亏血少，冲任血虚；肾阳不足，冲任失于温煦，命门火衰，则湿浊内生。肝主藏血，主疏泄，若情志不畅，肝气郁结，则血为气滞，冲任失畅，血海蓄溢失常，瘀血内生，久而成癥；若肝郁化火，热伤冲任，迫血妄行，则月水淋漓不尽，带下臭秽；脾主运化，司中气，与胃同为气血生化之源。若脾气不足，则冲任不固，血失统摄，则致崩漏。脾虚湿盛，郁热与湿热毒邪乘虚下注冲任，侵害胞宫。正如《医学源流论》所说："凡治妇人，必先明冲任之脉……冲任脉皆起于胞中，上循背里，为经脉之海，此皆血之所从生，而胎之所由系，明于冲任之故，则本源洞悉，而候所生之病，则千条万绪，以可知其所从起。"

故治疗当首先辨明邪正虚实，治本当以调补冲任为主，以补益肝肾为法。阳虚者治以肾气丸或右归丸之属，阴虚者治以六味地黄丸或左归丸之类。

2. 化瘀利湿，消癥散结

子宫内膜癌多湿热内生，瘀毒蕴结，除了补肝肾、调冲任之外，还须祛邪，邪去而正自安，临证所见，主要有以下几型：①肝郁气滞型，以心烦易怒、月经不调、夜寐欠佳、多梦易醒、口苦咽干、少腹胀痛为主要临床表现，治宜疏肝理气、祛瘀消癥，以柴胡疏肝散加减（柴胡、白芍、枳壳、川芎、香附、八月札、苦参、露蜂房、山慈菇）。②湿热下注型，以阴道出血淋漓不尽、带下赤白相间、少腹坠痛、舌苔黄腻、脉滑数为主要临床表现，治宜清热利湿，以槐角丸加减（槐花、地榆、牡丹皮、砂仁、蒲公英、半枝莲、黄柏）。③瘀毒内结型，以浊血淋漓、色瘀暗、带下赤白、腹部疼痛、小腹肿块、舌暗瘀为主要临床表现，治宜活血祛瘀、解毒散结，以桂枝茯苓丸加减（桂枝、茯苓、丹皮、桃仁、芍药、莪术、山慈菇、土鳖虫、守宫、僵蚕）。

需要注意的是，湿、瘀、毒常胶结凝滞，难以截然分开，治疗总以祛邪为要。根据多年临床经验，以化瘀利湿、消癥散结为法，喜用下瘀血方或膈下逐瘀汤随证加减。阴道出血量多者，加大小蓟、墨旱莲、茜草、田七末、侧柏叶等；带下量多者，加栀子、蒲公英、薏苡仁等；口干欲饮者，加葛根、麦冬、玉竹等；心烦易醒者，加灯心草、黄连、夜交藤、酸枣仁等；小腹疼痛着，加八月札、桃仁、乌药、香附、木香等。

三、验案举隅

案 1

廖某，女，50 岁。门诊号：3295918。2006 年 12 月 28 日初诊。

病史：患者于 2006 年 3 月因阴道不规则出血至某医院就诊，刮宫病理提示"子宫内膜不典型增生"，遂于 2006 年 3 月 22 日行"腹式全宫＋双附件切除术"，术后病理示：子宫内膜腺癌，ER（＋），PR（＋），肿瘤侵犯至外 1/2 肌层，少数淋巴管内可见癌栓。4 月 30 日行盆腔 MR 示：术后改变，未见明显异常。患者分别于 2006 年 4 月 3 日及 6 月 3 日行"环磷酰胺＋阿霉素＋顺铂"方案化疗 2 次，第 2 个疗程化疗合并放疗 28 次。患者于 2006 年 8 月 11 日行 CP 方案（环磷酰胺 600mg＋波贝 500mg）腹腔内灌注。2006 年 12 月 28 日行 MR 示：子宫内膜癌术后改变，盆腔内未见明显复发或转移，右侧盆腔多个淋巴结肿大。相关抗原指标正常。

初诊时症见：疲倦乏力，夜寐欠安，多梦易醒，大便每日 5 ～ 6 次，质偏烂，小便调。舌尖红苔薄白，脉弦细。

中医诊断：癥瘕。

西医诊断：子宫内膜癌术后化疗后（Ic 期）。

辨为肝郁气滞，兼有脾虚，治以疏肝理气、健脾祛瘀为法，方用四逆散合四君子汤加减。

处方：柴胡 10g，白芍 15g，枳壳 15g，甘草 6g，党参 15g，白术 15g，茯苓 25g，升麻 10g，香附 15g，土鳖虫 6g，槐花 15g，山萸肉 15g。日 1 剂，水煎服。

2007 年 1 月 11 日二诊：上方服 14 剂后，大便恢复正常，夜寐易醒，口干欲饮，余无明显不适。舌尖红苔薄白，脉细滑。以疏肝养阴、清心安神为法，方用四逆散合二至丸加减：柴胡 15g，白芍 15g，枳壳 15g，甘草 6g，墨旱莲 20g，女贞子 20g，麦冬 15g，灯心草 3 扎，葛根 20g，槐花 15g，远志 10g，石决明（先煎）30g。日 1 剂，水煎服。

此后患者门诊复诊，以补益肝肾、祛湿化瘀、解毒散结为法处方。加减：瘀毒甚者，加莪术、山慈菇、桃仁、土鳖虫、田七；阴虚火旺者，加知母、黄柏；多梦易醒者，加栀子、麦冬、素馨花、酸枣仁、夜交藤、龙骨、牡蛎等；湿浊内蕴，带下臭秽者，加败酱草、薏苡仁、黄芩、蒲公英等；冲任失调，肝肾亏虚者，选桑寄生、桑椹子、泽泻、牛膝、覆盆子等。

患者坚持中医药调治，多次复查未见异常，随访至 2014 年 6 月，患者发病 7 年余，术后化疗后以中医药治疗，生活如常人，KPS 评分 90 分。

按： 此例为子宫内膜癌术后化疗后患者，初诊时症见：疲倦乏力，夜寐欠安，多梦易醒，大便每日 5～6 次，质偏烂。舌尖红苔薄白，脉弦细。综合四诊，辨为肝郁气滞兼脾虚证。脾虚气血生化无源，则见疲倦乏力；肝郁犯脾，脾虚清阳不升，则泄泻；气血不能荣心，则心主神明之功失职，故见夜寐欠安、多梦易醒。故治以疏肝理气、健脾祛瘀为法，方用四逆散合四君子汤疏肝健脾，复加香附疏肝行气，升麻升阳止泻，土鳖虫活血祛瘀，槐花清热凉血，山萸肉补益肝肾。药后大便恢复正常，惟见夜寐易醒、口干欲饮，余无明显不适。舌尖红苔薄白，脉细滑。此为肝郁心火，肝肾阴虚，故以疏肝养阴、清心安神为法，方用四逆散疏肝行气，复加二至丸滋补肝肾，灯心草清心降火，麦冬养阴除烦，远志安神益智，石决明平肝阳、清肝热等。后继续以补益肝肾、祛湿化瘀、解毒散结为法处方，以收全功。

案 2

梁某，女，50 岁，广州人。门诊号：4314136。2007 年 11 月 20 日初诊。

病史：患者于 2005 年 1 月开始出现月经不规则，非月经期阴道出血。8 月 15 日于中山大学附属肿瘤医院诊断示：①（子宫内膜）腺瘤型增生过长，部分区域腺体呈重度不典型增生癌变（中高分化腺癌）；②镜下腺体平排列密集，核仁明显，核分裂相多见，腺体间为纤维组织，未见内膜间质成分。8 月 22 日于广州市第二人民医院行全宫切除术，术程顺利。8 月 25 日术后病理示：①分化较好的子宫内膜样癌，浸润肌层浅层；②慢性子宫颈炎，阴道壁断切端组织慢性炎，均未见癌；③双侧卵巢卵泡囊肿，输卵管未见明显病变，均未见癌；④免疫组化结果：ER（－），PR（＋），CA125（＋），CerBβ–2（＋），PCNA（＋），P53（－）。术后未行放化疗，多次复查肿瘤相关指标及盆腔 B 超，未见明显异常。

初诊时症见：精神疲惫，四肢乏力，夜寐欠安，时有胸闷，腰骶骨及盆骨压痛，纳可，口干口苦，大便干，小便欠畅，色黄。既往有丙肝病史。舌红苔薄黄，脉细滑。

中医诊断：癥瘕。

西医诊断：子宫内膜中高分化腺癌术后（Ib 期）。

辨为湿热瘀毒，肝郁脾虚证，治以清热利湿、化瘀解毒，兼以疏肝健脾为法，方用四逆散加味。

处方：柴胡 15g，枳实 15g，白芍 15g，甘草 6g，土鳖虫 6g，水牛角 30g，鳖甲 20g，红花 10g，丹皮 15g，茵陈 30g，溪黄草 30g，云苓 25g。7 剂，日 1 剂，水煎服。另：日达仙皮下注射，每周 2 次。

2007 年 11 月 27 日二诊：药后诸症稍减，舌脉同前，遵前法，继以四逆散加减：柴胡 15g，枳实 15g，白芍 15g，甘草 6g，土鳖虫 6g，莪术 15g，当归 10g，女贞子 20g，党参 15g，桑寄生 20g，桑椹子 20g，麦冬 15g。日 1 剂，水煎服。

上方服 14 剂后，患者自觉症状稍减，坚持门诊中医药治疗，基本以四逆散加减疏肝健脾、祛瘀清热，并配合皮下注射日达仙，情况稳定。多次复查肿瘤相关指标及盆腔 B 超，未见明显异常。

2008 年 9 月 23 日诊：患者诉近来头晕胀、左下腹隐痛、疲倦、四肢乏力、腰酸背痛、口干口苦、纳可、眠差。舌淡苔薄白，脉沉细。盆腔 B 超示

"未见包块"，宫颈刮片示"未见癌细胞"，肿瘤三项未见异常。方用四逆散合四君子汤加减：柴胡15g，白芍15g，枳壳15g，党参15g，白术15g，云苓25g，甘草6g，八月札15g，泽泻15g，山萸肉15g，麦冬15g，郁金10g。7剂，日1剂，水煎服。另：日达仙1.6mg×6支，皮下注射，每周2次。

药后诸症均减，此后患者坚持门诊治疗，以四逆散合四君子汤加减治疗，并配合口服云芝多胞肽、金克槐耳、百令胶囊，皮下注射日达仙，情况稳定。多次复查肿瘤相关指标及盆腔B超，未见明显异常。

2011年3月7日诊：诉饭后稍腹胀，易疲，腰微痛，纳可，眠欠安，二便调，余无明显不适。舌淡暗，脉弦细。方用四君子汤合二至丸加减：党参15g，白术15g，云苓25g，甘草6g，枳壳15g，郁金10g，鳖甲（先煎）15g，泽泻15g，八月札15g，麦冬15g，木香（后下）10g，砂仁（后下）10g，墨旱莲20g，女贞子20g，桃仁10g，当归10g。7剂，日1剂，水煎服。

药后诸症明显改善，无明显不适。患者现仍坚持门诊中医药治疗，情况稳定，多次复查肿瘤相关指标及盆腔B超，均未见明显异常。随访至2011年3月，患者生活如常人，KPS评分90分。

按： 此例为子宫内膜癌术后患者，初诊时症见：精神疲惫，四肢乏力，夜寐欠安，时有胸闷，腰骶骨及盆骨压痛，口干口苦，大便干，小便欠畅，色黄。舌红苔薄黄，脉细滑。四诊合参，辨为湿热瘀毒，肝郁脾虚证。脾虚则气血不能化生，可见精神疲惫、四肢乏力等症；肝气郁结则气滞不行，可见胸闷；"卧则血归于肝"，肝失调达则血不养心，可见夜寐欠安；肝郁化火，则口干口苦，火热灼伤津液，肠失濡润则大便干；瘀热蕴结，不通则痛，可见腰骶骨及盆骨压痛；肝郁气滞，瘀热蕴结，膀胱气化不利，则小便不畅、色黄。故治宜疏肝健脾以调达一身气机，祛瘀清热以消三焦蕴毒，方中用四逆散疏肝达郁，复加云苓益气健脾，溪黄草、茵陈清热退黄，土鳖虫、红花活血祛瘀，水牛角、丹皮清热凉血，鳖甲滋阴以养肝肾。诸药合力，攻补兼施，以通为补，瘀毒去而新血自生。后始终以四逆散化裁疏肝健脾、祛瘀清热，诸症均减。2008年9月23日诊时，症见头晕胀、左下腹隐痛、疲倦、四肢乏力、腰酸背痛、口干口苦、眠差。舌淡苔薄白，脉沉细。综合脉症，辨为肝郁气滞，脾肾亏虚，而以正虚为主，故治以脾肾为重。方用四君子汤益气健脾，四逆散疏肝解郁，复加山萸肉补益肝肾，麦冬养阴生津，泽泻利湿以泻肾之浊邪，八月札疏肝行气，郁金清心活血。此后以四逆散随证加减，以"疏肝补肾调冲任，化瘀利湿祛蕴毒"为法灵活遣方，药后诸症明显改善，无明显不适，肿瘤得以控制。可见，中医在子宫内膜癌术后提高患者生存质量、防止肿瘤复发转移方面，彰显出重要作用。

案3

李某，女，88岁。2013年7月23日初诊。

主诉：阴道异常分泌物1月余。

病史：患者52岁绝经。今年6月无明显诱因下出现阴道分泌物，色白量多，无异味，至省人民医院就诊，查HPV（+），盆腔B超示：子宫腔内膜肿物，考虑子宫内膜癌。盆腔少量积液。建议进一步检查。当时医生建议患者手术，患者拒绝，为寻求中医药治疗前来门诊。

初诊时症见：患者精神稍疲倦，阴道分泌物增多，无血性及异味。舌瘀暗苔薄白，脉细。

中医诊断：癥瘕。

西医诊断：子宫内膜癌（Ⅱ期）；盆腔积液。

辨证属脾肾不足，瘀毒蕴结。因肾气不足，精亏血少，冲任血虚，失于温煦，命门火衰，则湿浊内生；脾主运化、司中气，与胃同为气血生化之源，脾虚湿盛，郁热与痰湿乘虚下注冲任，蕴结成毒，侵害胞宫。治疗以健脾补肾、祛瘀解毒为法。

处方：党参30g，北芪15g，黄柏10g，女贞子15g，土鳖虫6g，桃仁15g，绵茵陈15g，苦参10g，杜仲15g，菝葜15g，肿节风20g，白术15g。

2013年8月24日二诊：服药1个月后患者阴道分泌物较前明显减少，无异味及出血，自觉腰酸乏力、胃纳欠佳，无腹痛腹泻等不适，大小便调。舌淡暗苔白，脉细弱。继续以健脾化痰、祛瘀解毒、补肾强腰为法拟方：党参15g，白术15g，茯苓25g，甘草6g，苦参10g，萆薢15g，土鳖虫6g，桃仁10g，山慈菇15g，白芷10g，黄芪30g，升麻15g，鸡内金15g，怀牛膝15g，杜仲15g，露蜂房10g，葛根20g。14剂，水煎服。

患者1个月后复诊，未再出现阴道分泌物，腰酸乏力基本缓解，胃纳好转，现无明显不适，复查盆腔 B 超提示子宫腔内膜实性肿物较前缩小。患者生存质量改善，现仍门诊随访中。

按：患者为高龄女性，因出现阴道分泌物增多就诊，未行手术治疗。初诊时精神稍疲倦，阴道分泌物增多，无血性及异味，舌瘀暗苔薄白，脉细。辨证属脾肾不足，瘀毒蕴结。因肾气不足，精亏血少，失于温煦，命门火衰，则湿浊内生；脾主运化，脾虚湿盛，郁热与痰湿乘虚下注冲任，蕴结成毒，侵害胞宫。治疗以健脾补肾、化瘀解毒为法。方中以党参、黄芪、白术等健脾祛湿，杜仲、女贞子补养肾阴，绵茵陈、苦参、肿节风、黄柏燥湿解毒，桃仁、土鳖虫、莪术活血逐瘀。服药 1 个月后患者阴道分泌物较前减少，腰酸，纳差，继用前法，以怀牛膝、杜仲补肾强腰，萆薢、升麻、白芷、葛根等升阳化湿等。经中医药调治，患者各项症状明显改善，病情稳定好转。体现了健脾祛湿、补肾升阳、解毒祛瘀等治法在子宫内膜癌中的运用。

四、结语评述

子宫内膜癌是常见的妇科恶性肿瘤之一，在女性生殖器官恶性肿瘤中，发病率仅次于子宫颈癌或卵巢癌，居第二位或第三位。由于解剖之特点，子宫内膜癌早期症状如阴道流血可及时引起患者和医生的注意，容易早期发现，多数病例在确诊时病灶尚局限在子宫内，加之子宫内膜外有较厚的肌层包裹不易扩散，发生转移较晚，故预后较好，5 年总生存率为 60%～70%。

子宫内膜癌诊断时大约有 75%～80% 为 I 期肿瘤，局限于宫体。I 期的5 年总生存率为 97%，有中、高危因素，以及包括深肌层受浸和 G3 的 I 期患者的 5 年总生存率为 80%～90%。早期子宫内膜癌包括 I 期和 II 期。手术治疗是早期子宫内膜癌的首选治疗，包括子宫切除术和双输卵管、卵巢切除术并进行手术分期。大多数子宫内膜癌应用单纯外科手术即可治愈。但是，仍然有少部分早期患者出现局部复发和远处转移。

中医认为，子宫体肿瘤的发生主要由于六淫之邪内侵，或七情、饮食内伤，导致脏腑功能失常，气血失调，冲任损伤，瘀血、痰饮、湿毒等有形之邪相继内生，留滞小腹、胞中、冲任，积结不解，日久而成。本病以本虚标实为主，治本当调补冲任，包括补益肝肾、疏肝行气、健脾和胃、补益气血等法，治标则以清热祛湿、活血祛瘀、解毒散结为法。临床应用中药治疗可在一定程度上改善患者各项症状，提高其生存质量。

健脾疏肝理气，化痰祛瘀解毒——恶性淋巴瘤治验

恶性淋巴瘤是原发于淋巴结和其他器官淋巴组织的恶性肿瘤，是造血系统恶性疾病之一，分为霍奇金淋巴瘤和非霍奇金淋巴瘤两大类。临床症状主要表现为淋巴结肿大、肝脾病变、皮肤损害、贫血、发热、盗汗、体重减轻等。恶性淋巴瘤相当于中医学文献记载的"恶核""痰核""失荣""阴疽""瘰疬"等范畴。

一、文献述略

1. 病位

《灵枢·寒热》曰："寒热瘰疬在于颈腋者，结何气使生？岐伯曰：此皆鼠瘘寒热之毒气也，留于脉而不去者也。"提出"瘰疬"病名及病位，指出颈腋淋巴结肿大的病因是寒热毒气留脉不去。

2. 症状

《疮疡全书》云："此疾初生于耳下及项间，并颐颔下至缺盆，在锁子骨陷中，隐隐皮肤之内，初生如豆，渐长如索核之状，或一粒，或二粒，按之则动而微痛，不发热，惟午后微热，或夜间口干，饮食少思，四肢倦怠，则坚而不溃，溃而不合，皆因气血不足，往往变为劳瘵，自觉红肿或上或下，或左或右，连串四五个，破溃遍项，渐流脓血，致成瘰疬……因虚劳气郁所致，益以益气养荣之药给之……若不速治，必致丧生也。"此段描写与恶性淋巴瘤的症状、病机颇一致，且阐明了治法和预后。明代陈实功《外科正宗》："失荣者……其患多生肩之已上，初起微肿，皮色不变，日久渐大，坚硬如石，推之不动，半载一年，方生隐痛，气血渐衰，形容瘦削，破烂紫斑，渗流血水，或肿泛如莲，秽气熏蒸，昼夜不歇，平生疙瘩，愈久愈大，越溃越坚，犯此俱为不治。"这些描述与恶性淋巴瘤颈淋巴结转移极其相似。

3. 病因病机

对于"恶核""失荣""石疽""瘰疬"此类病证的病因病机，各医家论述多认为与虚劳内伤、气郁痰凝所致。如明·陈实功《外科正宗》："失荣者……或因六欲不遂，损伤中气，郁火所凝，坠痰失道，停结而成。"清·吴谦《医宗金鉴》云："石疽生于颈项旁，坚硬如石色照常，肝郁凝结于经络，溃后法依瘰疬疮。"

4. 证治

历代医家对治疗"恶核""石疽""失荣""瘰疬"等病症积累了丰富的经验，常用方剂有和荣散坚丸、舒肝溃坚汤、香贝养荣汤、海藻玉壶汤、内消瘰疬丸、消瘰丸、六神丸、阳和汤、清肝芦荟丸等，组方多以和营通络、理气散结、清热消肿、化痰软坚等为法。

5. 预后

关于本病的预后在古代文献中亦有描述，孙思邈《备急千金要方》云："恶核病卒然而起，有毒，若不治，入腹，烦闷杀人。"清·吴谦《医宗金鉴》在谈到此类疾病的预后时说："日久难愈，形气渐衰，肌肉削减……古今虽有治法，终属败症。"

二、临证发微

1. 健脾疏肝理气

恶性淋巴瘤以正虚为本，是由脏腑气血阴阳失调，气滞、痰浊、瘀血、癌毒相互搏结而成。病机主要责于内虚与痰结，故补虚和祛痰为治疗关键。在各脏腑内虚当中，尤重肝脾。肝主疏泄，脾主运化，如果肝脾功能失调，气机郁滞或阳气衰微，不能正常运化津液，使其停聚于机体某一部位，与邪毒郁火相搏，凝练成痰。"痰随气升，无处不到"，痰著于经络筋骨，则恶核丛生。恶性淋巴瘤早期多表现为淋巴结肿大，多与"痰"有关，所谓"无痰不成核"。然脾为生痰之源，肝为疏泄之机，治痰不理肝脾，非其治也。

宋·庞安时云："人身无倒上之痰，天下无逆流之水，故善治痰者，不治痰而治气，气顺则一身之津液亦顺矣。"因此，在临证中以健脾化痰为本，以疏肝理气为重，处方讲究灵活变通，补而不滞，行而不散。健脾化痰常用党参、茯苓、白术、苍术、黄芪、薏苡仁、白扁豆、陈皮、法半夏等，兼肾虚者加菟丝子、巴戟天、淫羊藿等，血虚者加当归、鸡血藤、制首乌等。疏肝理气常用柴胡、枳壳、八月札、木香、香附等；宣肺理气每选桔梗、杏仁、苏子、苏梗等。

2. 化痰祛瘀解毒

恶核之病，痰浊常与瘀血相兼致病，除痰阻而气滞外，久而成瘀，先由瘀血内停，气机闭阻，亦可致津液不能正常输布，聚而成痰。明·陈实功谓："失荣由于郁火，或忧思喜怒，气血凝结而成。"后世唐容川《血证论》亦云："血积既久，亦能化为痰水。""须知痰水之壅，由瘀血使然，但去瘀血，则痰水自消。"进一步说明了痰湿与血瘀的关系，以及祛瘀而治痰的机制。

故临证中常以除痰散结药与活血化瘀药并用，以猫爪草、夏枯草、浙贝、桔梗、茯苓、桃仁、土鳖虫为基本方进行加减，兼顾理气化痰与祛瘀解毒。方中以猫爪草、夏枯草、浙贝除痰散结通络；以桃仁、土鳖虫攻坚破积；以茯苓健脾益气，桔梗宣达肺气、解郁化痰。

辨证加减：寒痰凝滞者加用桂枝、菟丝子、威灵仙等温阳散结；气郁痰结者加柴胡、芍药、枳壳、香附、八月札、北杏仁等理气通络；湿毒内蕴者加用连翘、蒲公英、土茯苓、白花蛇舌草、鱼腥草等解毒化湿；脾气虚弱者以黄芪、党参、白术、薏苡仁、云苓补气健脾；肝肾阴虚者加丹皮、女贞子、墨旱莲、花粉、麦冬、葛根等滋补肝肾；痰瘀互结较重者加用皂角刺、法半夏、山慈菇、海藻、昆布、牡蛎等软坚散结；癥积肿块者加用丹参、莪术、红花等活血化瘀；顽痰难以消除者加用僵蚕、守宫、地龙、露蜂房等虫类药物以搜痰剔络、攻坚消积。

三、验案举隅

案1

廖某，女，57岁。住院号：175399。2004年7月初诊。

病史：患者于2004年初自我体检发现双侧下颌部肿物约核桃大小，左侧1枚，右侧2枚，无发热、肿胀、疼痛，无流脓，未予治疗。2个多月前就诊于广东省中医院，当时行颈部彩超示：双侧颌下区淋巴结肿大。2004年6月就诊我院，予局麻下行右颌下淋巴结活检术。术后病检示：颌下非霍奇金淋巴瘤，B 细胞套细胞淋巴瘤型；免疫组化：CD20（++），CD45R0（-）。2004年 6 月 24 日胸腹部 CT 示：双侧腋窝淋巴结肿大（可见多个软组织结节影，直径约 0.3cm ～ 1.2cm）。

初诊时症见：神清，精神体力可，自觉咽中有痰，口干，纳眠可，二便调。发病以来体重下降约 2.5kg。舌质暗淡苔白厚，脉细滑。查体：双侧颌下部淋巴结肿大，右侧 1 枚，约 3cm×4cm 大小，左侧 2 枚，约 3cm×3cm 大小，质硬，边界清楚，表面光滑，活动度可。

中医诊断：恶核。

西医诊断：非霍奇金淋巴瘤（B 细胞套细胞淋巴瘤型，Ⅱa 期）。

辨为气郁痰结证，治以疏肝健脾、化痰散结为法。

处方：柴胡 15g，白芍 15g，昆布 15g，桃仁 10g，生牡蛎（先煎）30g，浙贝母 15g，茯苓 25g，夏枯草 20g，连翘 15g，花粉 15g，莪术 15g，甘草6g。日 1 剂，水煎服。

同时于 2004 年 7 月至 2004 年 11 月间断结合 CHOP 方案化疗 6 个疗程，经治疗后患者精神好转，稍口干口苦，偶咳，余无明显不适，纳眠可，大小便正常。查体：双颌下淋巴结较前减小，约 0.8cm×0.6cm，边界清，质稍硬，活动度可。CA15-3 由 40.58 U/mL 降至正常；胸部 CT 提示：双侧腋窝多发小淋巴结肿大，较前变化不大。患者经化疗后病情稳定，疗效评价为部分缓解（PR）。转门诊改为中医药治疗，在上方基础上给予加减辨治。

随访至 2014 年 2 月，患者末次化疗后坚持口服中药 9 年余，至今仍生存，生活如常人，KPS ≥ 80 分，并坚持定期复诊，复查胸部 CT 同前，肝脏B 超及相关抗原五项未见明显异常。

附影像学资料：见附录一·图 29。

按： 套细胞淋巴瘤是一种具有特征性的免疫表型和独特自然病史的 B 细胞淋巴瘤，既具有中 / 高度恶性淋巴瘤的侵袭性自然史，又有低度恶性淋巴瘤对化疗的耐药性，常在 1 年内进展，预后与国际淋巴瘤临床预后预测指标（IPI）有关，完全缓解率（CR）为 51.8%，总生存（OS）期为 3 ～ 5 年，5年总生存率低于 30%。恶性淋巴瘤属中医学恶核病范畴，病机为"内虚"与

"痰瘀"。缘患者情志不舒，肝气郁结于内，气机不畅，气滞血瘀，积而成块；或由脾虚生痰，痰阻经络，血行不畅，停而成瘀，痰瘀互结，则生恶核。治疗当遵《内经》"坚者削之""结者散之""虚者补之"之旨。本例患者为邪实正虚，虚实夹杂，辨为气郁痰结证，治以疏肝健脾、化痰散结为法。方中以茯苓益气健脾，柴胡、白芍舒达肝气，昆布、生牡蛎、浙贝、夏枯草除痰散结，桃仁、莪术活血化瘀，辅以花粉、连翘解毒化痰。全方攻补兼施，痰瘀并治。此后患者定期门诊复诊，予以疏肝健脾、祛瘀化痰为法随证加减，疗效显著。本例患者于 2004 年间断结合 CHOP 方案化疗 6 个疗程，已不能耐受放化疗，经中医药辨证施治后，患者生存至今，提高了生存质量并延长了生存期。

案 2

陈某，男，62 岁。住院号：209880。2006 年 10 月 12 日初诊。

病史：患者于 2006 年 4 月因体重下降，发现腹部包块伴腹胀半年至中山大学附属肿瘤医院就诊，行腹部包块穿刺活检术，病理示：外周 T 淋巴细胞性淋巴瘤。行"福达华 + 米托蒽醌"方案化疗 6 个疗程，后 2 个疗程加用美罗华。2006 年 9 月 19 日 CT 示：右肺下叶基底段小结节影，长径约 0.7cm，腹主动脉旁、肠系膜根部多个淋巴结转移，长径约 0.5 ～ 1.5cm。

初诊时症见：无明显不适，纳眠可，大小便调。舌边尖红苔白，脉滑。

中医诊断：恶核。

西医诊断：T 淋巴细胞性淋巴瘤伴右肺下叶、腹主动脉旁、肠系膜根部淋巴结转移（Ⅲ期）。

辨为气郁痰结证，治以疏肝健脾、化痰散结为法。

处方：猫爪草 30g，夏枯草 30g，土鳖虫 6g，守宫 6g，连翘 15g，桃仁 10g，枳壳 15g，海藻 30g，昆布 30g，三棱 15g，蜈蚣 3 条，莪术 15g。日 1 剂，水煎服。

2006 年 11 月 16 日诊：上方加减服 1 月余，患者自感无特殊不适，纳可，寐安，二便调。舌红苔白腻，脉滑数。遵用前法，处方：猫爪草 30g，夏枯草 30g，赤芍 15g，守宫 6g，连翘 15g，桃仁 10g，枳壳 15g，山慈菇 15g，山海螺 15g，黄芩 15g，蜈蚣 3 条，莪术 15g。日 1 剂，水煎服。

患者此后以上方加减口服，坚持门诊中医药治疗。2007年4月7日复查胸腹部CT示：淋巴瘤化疗后，右下肺小结节，大小约0.6cm×0.3cm，大致同前，腹膜后淋巴结肿大（长径约0.8～2.0cm），较前缩小。2008年2月5日行PET/CT示：NHL治疗后未见明显复发，提示肿瘤完全受抑。

2010年4月16日诊：未感明显不适，偶有咳嗽，纳眠可，二便调，舌尖红苔薄白，脉弦数。2010年4月9日CT示：MHL治疗后改变，双上肺局部呈纤维变，右肺数枚小结节灶，肺门及纵隔未见明显淋巴结；腹腔及腹膜后多发淋巴结肿大（最大约为17.9mm×22.9mm）。治以清热化痰、解毒散结为法，处方：僵蚕10g，法半夏10g，枳壳15g，浙贝10g，土鳖虫6g，蜂房10g，桔梗10g，山慈菇15g，茯苓25g，壁虎6g，甘草6g，猫爪草30g，昆布15g，生地20g，龙葵草30g。14剂，日1剂，水煎服。

上方服14剂后，咳嗽基本消失，无明显不适。随访至2013年5月，患者经中医药治疗近7年，情况稳定。2014年7月因肺部感染病逝。

按： T细胞淋巴瘤发病率较低，约占恶性淋巴瘤的2%～10%，尽管多数患者临床初期呈局限病灶，但疾病进展迅速，常伴有B症状和嗜血细胞综合征，对放疗敏感，对化疗中低度敏感，进展期患者5年生存率低于30%。其肿瘤呈血管中心性浸润，伴明显的组织坏死和血管破坏。T细胞来源的淋巴瘤相比较于B细胞淋巴瘤，侵袭性更强，对广泛期（ⅢE-ⅣE）T细胞淋巴瘤，目前尚无标准治疗模式。主张采用化疗为基础的综合治疗，早期采用含蒽环类药物的方案化疗，CR仅为25%～40%，中位生存为7.8个月，而PFS仅为5.8个月。

此例为T淋巴细胞性淋巴瘤Ⅲ期患者，初诊时已见右肺下叶、腹主动脉旁、肠系膜根部淋巴结转移，无明显症状。以化痰祛瘀、解毒散结法贯穿治疗始终，经治疗后双上肺局部呈纤维变，右肺数枚小结节灶，肺门及纵隔未见明显淋巴结。虽腹腔及腹膜后仍见多发淋巴结肿大，然患者情况稳定，生活如常人，效果显著。

案3

陈某，男，47岁。住院号：248284。2009年4月18日初诊。

主诉：发现双腹股沟肿物半年余。

病史：患者于 2008 年 8 月自行发现双侧腹股沟区肿物，以右侧明显，直径约 7cm，质硬。曾在外院就诊予消炎、药物外敷等对症处理，无效，后肿物逐渐增大。2009 年 3 月外院行 PET/CT 检查提示：全身多发淋巴结肿大。并先后行右腹股沟肿物穿刺活检术及切开淋巴结活检术，病理报告示：（右腹股淋巴结）套细胞淋巴瘤。后于 2009 年 3 月 12 日、4 月 2 日行 R-EPOCH 方案化疗 2 个疗程，前来门诊寻求中西医结合治疗。

中医诊断：恶核。

西医诊断：套细胞淋巴瘤（Ann Arbor Ⅲ期）。

初诊时症见：精神尚可，双侧腹股沟淋巴结肿大，触诊大约 6cm×4cm，质硬，无触痛，活动度差，胃纳欠佳，自觉喉间有痰，难以咯出，无恶寒发热，无咳嗽气促，无恶心呕吐等不适，睡眠尚可，二便调。舌质暗红苔白，脉弦滑。

辨证当属痰凝毒结，因脏腑气血阴阳失调，气滞、痰浊、癌毒相互搏结而成。治法以化痰解毒、软坚散结为主。

处方：桔梗 10g，猫爪草 30g，蜈蚣 3 条，煒桃仁 10g，冬凌草 30g，蒲公英 15g，鱼腥草 30g，半枝莲 15g，茯苓 25g，浙贝母 10g，山慈菇 15g，连翘 15g，白花蛇舌草 30g，姜厚朴 10g，瓜蒌皮 15g，盐蛇干 6g。7 剂煎服，日 1 剂。

2009 年 4 月 26 日二诊：患者疲倦，自觉喉中黏痰较前减少，昨日开始行第 3 个疗程 R-EPOCH 方案化疗，时有恶心，余无明显不适，双侧腹股沟淋巴结肿大基本同前。继续以化痰解毒、软坚散结为法，予前方减冬凌草、蒲公英、鱼腥草，加鸡内金、山楂等健胃消食，石上柏解毒祛瘀。

2009 年 5 月 10 日三诊：患者精神、胃口较前改善，腹股沟淋巴结较前缩小，舌淡红苔薄白，脉细滑。守用前方继续服用。

此后患者陆续完成 R-EPOCH 方案 6 个疗程，2010 年 4 月开始予 R-Hyper CVAD 方案化疗。复查 PET/CT 提示：双侧腹股沟、腹膜后、髂总及髂内组多发淋巴结肿大进一步缩小。但因出现Ⅳ度骨髓抑制，使用粒细胞集落刺激因子等仍难以纠正，故停用化疗。2010 年 7 月 15 日门诊复诊，见患者精神疲倦，双下肢乏力，腰骨酸痛，胃纳欠佳，无发热等，舌淡暗，苔白，脉滑，尺脉弱。此为化疗后脾胃虚弱，运化失常，痰湿内阻；肾气不足，无以主骨生髓。中药治疗当以健脾化痰、温肾生髓为法，具体方药如下：黄芪30g，党参15g，茯苓25g，白术15g，炙甘草6g，何首乌20g，黄精30g，浙贝母10g，莪术15g，桃仁10g，夏枯草15g，牡丹皮15g，厚朴15g，盐菟丝子15g，盐巴戟天15g。7剂煎服。

患者1周后复诊，精神明显改善，骨髓抑制已得到缓解，后未再行化疗，坚持门诊服用中药。2013年5月13日复查胸腹部CT示肿瘤进展：非霍奇金淋巴瘤化疗后，腹腔淋巴结病变较前有所增大，左侧锁骨上、纵隔、右肺门、腹膜后、双侧髂内外动脉旁、双侧腹股沟多发淋巴结肿大较前改变不大。改行RFC方案化疗4个疗程，并分别于2013年8月21日及9月26日行CT引导下经皮腹腔肿物氩氦冷冻术。术后行骨髓穿刺及骨髓活检复查提示：骨髓组织造血功能稍低下，未见淋巴瘤细胞累及。2015年5月27日全腹部CT示：非霍奇金淋巴瘤治疗后改变，右上腹及左上腹肿块冷冻消融术后改变，术区肿瘤液化、坏死、较前减少，腹膜后多发淋巴结肿大较前有所缩小。右侧腹股沟肿块影，较前增大。患者自发病以来经中西医结合治疗6年余，目前体健，KPS评分90分。

附影像学资料：见附录一·图30。

按： 恶性淋巴瘤属于中医"恶核""瘰疬"等范畴，病机主要责于内虚与痰结，在各脏腑当中，尤重肝脾，肝脾功能失调，气机郁滞，津液无以运化，停聚机体，与邪毒郁火相搏，凝练成痰，著于经络筋骨，则恶核丛生，故临床辨治注重补虚和祛痰。患者初诊时以多发淋巴结肿大、口中黏痰为主要表现，辨证属痰凝毒结，故治以化痰解毒、软坚散结，以猫爪草、浙贝母、瓜蒌皮等化痰散结，白花蛇舌草、连翘、半枝莲、冬凌草、蒲公英清热解毒，盐蛇干、山慈菇、蜈蚣解毒散结，茯苓健脾化痰，桔梗宣畅肺气等。二诊时口中黏痰好转，遵用前法加减。患者此后经多程大剂量化疗，脾肾虚弱，运化失常，骨髓抑制难以缓解。2010年7月15日门诊复诊时，辨证属脾肾不足，瘀毒蕴结，故以健脾化痰、温肾生髓为主法治疗，以党参、茯苓、白术、黄芪等健脾益气，黄精、何首乌、菟丝子、巴戟天等温肾养血，辅以桃仁、浙贝母、莪术、夏枯草等祛瘀解毒。经处理后患者精神明显改善，骨髓抑制情况亦得到缓解。临证注意理气化痰与祛瘀解毒并用，健脾养血与温肾益精并举，取得了良好的临床疗效。

四、结语评述

恶性淋巴瘤在世界各国发病率差异很大，与欧美国家相比，我国发病率与死亡率均较低，居男性常见肿瘤的第 8 位，居女性常见肿瘤的第 10 位。淋巴瘤经过治疗后的存活期与疾病类型及临床分期有关，霍奇金淋巴瘤放化疗后的 5 年生存率为 80.5%；低度恶性非霍奇金淋巴瘤 Ⅰ、Ⅱ 期病人绝大多数可通过综合治疗治愈，Ⅲ 期病人 5 年生存率为 70%～75%，5～10 年生存率为 60%，中数生存期为 7～8 年。中度恶性 NHL Ⅰ 期治愈率可达 75%～100%，对晚期（Ⅲ、Ⅳ 期）病人经积极治疗有 50% 可得治愈。高度恶性 NHL 治疗相当困难，CR 在 44%～56% 之间，CR 病人的 3 年生存率为 41%～46%。

恶性淋巴瘤见于中医文献的"石疽""恶核""痰核""失荣"等。其病位在经络，与肝、肺、脾等脏腑有密切关系。"痰"是主要病理因素，即所谓"无痰不成核"。痰之来源、诱发因素在气郁，或因寒湿凝结，或为火热煎熬津液而成痰。元代朱丹溪明确指出："凡人身上中下有块者多是痰。"故中医辨证治疗尤其重视健脾理气、化痰散结，并针对恶核之病，痰浊常与瘀血相兼致病的特点，临床注重痰瘀并治，常以除痰散结药与活血化瘀药合用，采用开郁化痰、软坚散结、温化寒痰等法治疗，选用鳖甲、穿山甲、皂角刺、土鳖虫等药物化痰散结。淋巴瘤晚期，经多次化疗或放疗，气血大亏，阳气阴液俱为不足。阳气不足，表现为颈项体表多处肿核不断增大，寒热盗汗，形体消瘦，疲倦乏力，气短，颜面发白，口干纳呆，或见胁下痞块等，此时当以补气养血、滋养肝肾为主法。针对惰性淋巴瘤，其既具有中/高度恶性淋巴瘤的侵袭性，又具有对化疗的耐药性，此时通过中医药治疗，可以稳定瘤体，长期生存。总体来讲，中医药治疗不仅可减少放化疗的毒副作用，还可以抑制癌毒复发，改善患者体质，提高疗效及其生活质量。

补肾健脾益气阴，息风涤痰祛毒瘀——脑瘤治验

脑瘤是颅内肿瘤的总称，包括由脑实质发生的原发性脑瘤和由身体其他部位转移至颅内的继发性脑瘤。脑瘤的临床表现根据肿瘤的病理类型、肿瘤所在部位而有所差异，其症状可表现为头痛，头晕，呕吐，运动、感觉及精神障碍，肢体麻木、偏瘫，甚者昏迷等。在中医学文献中，类似于"头痛""头风""眩晕""厥逆""癫痫"及"中风"等病症。

一、文献述略

1. 病位

《灵枢·大惑论》云："故邪中于项，因逢其身虚……入于脑则脑转。脑转则引目系急，目系急则目眩以转矣。"指出脑瘤病位在脑，病及眼睛，而致眩晕。

2. 症状

《素问·奇病论》云："人有病头痛以数岁不已……当有所犯大寒，内至骨髓，髓者以脑为主，脑逆故令头痛……病名曰厥逆。"论述顽固性头痛，为病及骨髓，与脑瘤所致头痛症状类似。又《素问·至真要大论》云："头项囟顶脑户中痛，目如脱。"其记载颇似脑胶质瘤的临床表现。

3. 病因病机

中医学认为"脑为髓海"，正气亏虚，则外邪得以袭之，正如《灵枢·大惑论》所言："故邪中于项，因逢其身虚。"外邪侵犯，犯于上则为头顶疾病，内及骨髓可致头痛、癫痫、厥逆等症。如《素问·奇病论》云："当有所犯大寒，内至骨髓，髓者以脑为主，脑逆故令头痛。"指出寒邪致病。又《素问·著至教论》曰："三阳独至者，是三阳并至，并至如风雨，上为巅疾。"论述三阳之气合并而至，来时如疾风暴雨，犯于上则为头顶疾病。可见，脑瘤乃髓海病变，其特点为病势急、病情重、病位在上，多责之风、痰、瘀阻于

上，肝肾亏虚于下。《素问》云："是以头痛巅疾，下虚上实。"此之谓也。

4. 证治

古人对于脑瘤的治疗，散落在对头眩、中风等病症的描述之中。《医学六要》在阐述头眩时提出分湿痰、痰火、气虚、血虚、亡血、风热、风寒、死血等证候立方。《证治汇补》亦分湿痰、肝火、肾虚、血虚、脾虚、气郁、停饮、阴虚、阳虚。《临证指南医案·眩晕》认为眩晕乃"肝胆之风阳上冒"，其证有夹痰、夹火、中虚、下虚之别，治法亦有治胃、治肝之分。其中，痰多者必理阴阳，中虚者兼用人参，下虚者必从肝治，育阴潜阳，镇摄之治是也。《内经》"其实者，散而泻之""坚而削之""留者攻之""结者散之"等高度概括了其治则。

5. 预后

古代文献记载中，头痛属脑瘤者，其预后欠佳，如《灵枢·厥病》云："真头痛，头痛甚，脑尽痛，手足寒至节，死不治。"《中藏经》也指出："头目久痛，卒视不明者，死。"

二、临证发微

因肾主骨，骨生髓，脑为髓海，处头部巅顶清虚之地，肾虚可致髓海空虚，邪易乘虚而入。脑瘤的主要病机为风、痰、瘀、毒、热、虚，其发病以风痰阻窍、瘀毒互结为标，肝肾亏虚为本；急则治标，缓则标本同治，治以补肾健脾益气阴、息风涤痰祛毒瘀。

1. 补肾健脾益气阴

中医学把脑列为奇恒之腑，有"脑为髓之海""诸髓者，皆属于脑"之说。《灵枢·经脉》曰："人始生，先成精，精成而脑髓生。"指出人最初生成，首先形成于精，由精发育而生脑髓。《灵枢·百病始生》曰："虚邪之风，与其身形，两虚相得，乃客其形……积之始生，得寒乃生……血脉凝涩……汁沫迫聚不得散，日以成积……内伤于忧怒，则气上逆，气上逆则六输不通；温气不行，凝血蕴里而不散，津液涩渗，著而不去，而积皆成矣。"由斯观之，"积"乃实体，内外有因。外有风寒六淫，内有元虚、忧怒。又由此影响气、血、津液运行而变生痰浊、凝血和滞气，"聚而不散"则"留"，"著而不去"则"积"，其著于脑者则为"瘤"。又就诊患者多经手术治疗或放化疗后，导致气血阴阳愈虚。症见：神疲乏力，面色无华，头痛绵绵，恶心呕吐，纳呆不寐，舌淡，脉沉细等。故治疗当滋肾填髓、益气健脾，随证而加减。

脑瘤其为虚者，有气血阴阳之别，临证常见者主要有肝肾阴虚型、脾肾阳虚型：①肝肾阴虚型，症见：头晕目眩，耳鸣耳聋，咽干口喝，腰酸腿软，颧红盗汗，五心烦热，舌红少苔，脉沉细无力等。治以滋补肝肾、祛风通窍，药如枸杞、菊花、熟地、龟板、鳖甲、桑寄生、女贞子、桑椹子等，方用杞菊地黄丸加减。②脾肾阳虚型，症见：头昏倦怠，精神不振，气短懒言，形寒肢冷，大便溏稀，小便清长，舌淡白胖边有齿痕，脉沉无力等。治以温补脾肾、补脑填髓，药如巴戟天、菟丝子、淫羊藿、肉苁蓉、桂枝等，方用右归丸、肾气丸之属。

2. 息风涤痰祛毒瘀

痰饮与水湿同性，本因质重坠而难达巅顶，然风邪上行而数变，风挟痰上，风痰乘虚而入，上扰清窍，终致脑瘤，故见头痛、眩晕、抽搐、呕吐等症状。风痰还常夹瘀，临证常兼有颜面晦暗、口唇瘀暗、舌质瘀斑、肿物固定等。在脑瘤辨治中痰是重要致病因素和病理产物，然痰邪常夹风、夹瘀，且病体常先有肾虚髓空，为风痰夹瘀侵脑形成可乘之机。故治疗以息风涤痰、祛瘀解毒为大法，随其虚实而灵活加减。

高巅之上，惟风可治。脑瘤病位居高，痰瘀随风上犯，故用药多取升浮之风药，因风药多味薄升浮，不仅可上行入头，还可引诸药上达病所而充当引经之用。根据病证寒热之异，而甄选不同风药。若症见舌淡苔白、脉浮缓、畏寒肢冷者，此为偏寒，宜辛温祛风之味，如羌活、白芷、苍耳子、辛夷、防风、细辛、荆芥、藁本等。其中，羌活性温气雄而散，味薄气升，入督脉可治头痛；白芷辛散，芳香透脑可治头胀头痛。若见舌红苔少、口干欲饮、脉数，此为偏热，宜辛凉祛风之剂，则用葛根、蔓荆子、菊花、钩藤之属。其中，葛根辛甘性平，轻扬升发，有改善脑循环、增加脑血流量、相应降低血管阻力的作用；蔓荆子性平体轻，易于上升，治头痛最效。若症见头重如裹、舌淡红苔腻，此为偏湿，宜芳香化湿之品，可加威灵仙、藿香、蛇蜕、石菖蒲之类。其中，威灵仙既可祛风上行引经，又可化痰治积，于脑瘤用之最宜。

不少除痰散结类中药对体部肿瘤有效，而对脑瘤疗效欠佳，可能与不易透过血脑屏障有关。现代医学研究表明，人的血脑屏障原为抵御细菌病毒不易侵犯脑部的天然防线，而血脑屏障亦妨碍抗癌药进入脑组织。因此，治疗脑瘤，每用非常之法，选非常之药，并认为脑瘤中的痰为"老痰、顽痰"，非搜风通络之虫类药难以引药入脑，故临证常用虫类药搜风走窜、化痰解毒、通络定痛、活血消癥，常用药物有蜈蚣、全蝎、守宫、僵蚕、土鳖虫、地龙等。此类药通透性强，既可从血液进入脑和神经组织屏障而直捣窠臼，又有功效兼容之能，如地龙用于伴高血压者适合，蜈蚣、全蝎对具有恶性肿瘤特性的神经胶质瘤颇宜。

三、验案举隅

陈某，男，广州人。门诊号：3176794。2009 年 1 月 12 日初诊。

病史：患者于 2004 年 2 月发现左侧眼睛肿大，于中山大学一附院就诊，查 CT 及 MR 均提示"额窦脑膜瘤"，遂入院行左额窦根治术。术后病理示：脑膜瘤。术后一直于中山大学一附院治疗，左侧眼睛肿大未见明显缓解，并逐渐加重。2008 年 11 月 5 日再次入住中山大学一附院，查鼻窦 CT 示：左额窦骨质破坏，硬化，腔内软组织瘤。遂于 11 月 13 日再行"左前颅底肿瘤切除术＋颅骨成形术"。病检示：（左前颅底）脑膜瘤（血管型瘤）侵犯骨组织。为求进一步治疗，遂来门诊延中医治疗。

初诊时症见：活动后稍气促，左眼睑下垂，稍肿胀，左眼视力下降，活动欠灵活，鼻窦处无压痛，纳眠可，二便调。舌红苔白腻，脉弦滑。

中医诊断：脑瘤。

西医诊断：左额窦脑膜瘤（血管型）二次术后。

辨为痰湿内阻证，治以祛湿化痰、散结开窍为法。

处方：桔梗 10g，甘草 6g，地龙 10g，钩藤（后下）15g，石菖蒲 15g，守宫 6g，蜈蚣 3 条，土鳖虫 6g，龙葵草 30g，麦冬 15g，泽泻 15g，云苓 25g。日 1 剂，水煎服。

2009 年 2 月 2 日诊：上方加减服 20 余剂，诸症稍减，口干，余无明显不适。舌红苔薄白，脉弦滑。遵前法，增祛瘀散结之力，处方：地龙 10g，钩藤（后下）15g，石菖蒲 15g，守宫 6g，蜈蚣 3 条，山慈菇 15g，僵蚕 10g，菊花 15g，栀子 15g，八月札 15g，泽泻 15g，桃仁 10g，甘草 6g。水煎服，日 1 剂。

2009 年 2 月 9 日诊：上方服 7 剂后，晨起稍口干，余无明显不适。方用四逆散加减：柴胡 15g，白芍 15g，枳壳 15g，甘草 6g，黄芩 10g，地龙 10g，守宫 6g，土鳖虫 6g，钩藤 15g，泽泻 15g，山慈菇 15g，半枝莲 15g。日 1 剂，水煎服。

患者此后坚持 2 周一次门诊治疗，情况稳定，2009 年 9 月 15 日外院 MR 示：①左侧额部脑膜瘤术后改变，未见明确复发；②左侧筛窦内异常信号：大小约 3.7cm×1.0cm×2.0cm，考虑为囊肿。症见：左眼睑肿胀较前明显好转，无头痛头晕，继续以健脾化湿、祛瘀散结、通络开窍为法巩固疗效。随访至 2013 年 5 月，患者发病 9 年余，术后以中医药治疗 4 年余，症状改善，情况稳定，生活基本如常人，KPS 评分 90 分。

按：脑膜瘤是起源于脑膜和脑膜间隙的衍生物，发病率占颅内肿瘤的 19.2%，居第 2 位，男性多于女性，病程较短，发病高峰在 45 岁左右，儿童少见。凡颅内富于蛛网膜颗粒与蛛网膜绒毛之处皆是脑膜瘤的好发部位。其不同的位置、大小及生长速度导致临床表现的多样性和复杂性，常见症状有头痛、恶心、呕吐、癫痫、视乳头水肿等。手术切除是目前根治颅内大型脑膜瘤的首选治疗方法，对颅底中线结构周围的大型脑膜瘤，位置深，与颅底重要神经、血管的关系密切，手术难度大，死亡率、致残率高。此例患者为左额窦脑膜瘤（血管型），经二次术后，虽切除病灶后得以控制病情进展，然生存质量仍差。初诊时症见：活动后稍气促，左眼睑下垂，稍肿胀，左眼视力下降，活动欠灵活，舌红苔白腻，脉弦滑。综合四诊，辨为痰湿内阻证。痰浊内阻清窍，与瘀血、毒邪相互搏结而成肿瘤；肿块积于脑中，阻碍脑络，清窍失养而致视物模糊，可见视力下降；然脾为生痰之源，脾虚则痰湿不化，风痰夹湿得以上犯脑窍，眼睑属脾，脾虚不举则眼睑下垂；痰浊与热邪蕴结眼睑，则见肿胀矣。治当以燥湿化痰、散结开窍为法，而治痰不离益气健脾，故方中重用云苓健脾益气，复加泽泻以增淡渗利湿之功，此为顾护脾运之法；复加钩藤平肝息风，石菖蒲化湿开窍，土鳖虫、地龙、守宫、蜈蚣等虫类药搜风通络，龙葵草清热解毒、利水消肿，桔梗散结化痰并载药上行，麦冬养阴以防燥湿太过，甘草调和诸药。用药丝丝入扣，以期标本兼治。2009 年2 月2 日诊时诸症稍减，可见药已中的，故遵前法，增祛瘀散结之力，后以疏肝健脾、息风涤痰、祛瘀散结为法随证加减，患者症状得以明显改善，生活如常人，可证中医药在脑瘤术后防止复发、提高患者生存质量中起到重要作用。

四、结语评述

脑瘤是颅内肿瘤的总称，包括由脑实质发生的原发性脑瘤和由身体其他部位转移至颅内的继发性脑瘤。脑瘤中约有 90％为转移癌，引起脑转移的肿瘤为肺癌、乳癌、消化系统肿瘤等；脑原发肿瘤有胶质细胞瘤（星形细胞瘤）、脑膜瘤、垂体瘤等。脑瘤是一类神经外科领域疾病，年发病率为 21/10万人，近年来以每年 1.5％～ 4.5％的速度递增。从临床病例看，可见于各个年龄段，以 20 ～ 50 岁居多，男女发病率比例是 1.4∶1[38]。

现代医学认为，脑瘤的形成可能是由于神经组织某些细胞被外界某些生物、化学、物理等刺激因素所激活，引起异常生长与发展。治疗良性脑瘤，现代医学采用手术切除的成功率较高，如大脑或小脑星状细胞瘤、蝶鞍颅咽管瘤、脑室脉络丛瘤等。而颅内恶性脑瘤，目前虽然以手术切除为主，但疗效不理想，如胶质细胞瘤，因其生长多不规则，边界不清和多源性生长，手术很难切除干净，其治愈率低、复发率高，手术和非手术疗法效果均不理想。还有一些特殊部位的肿瘤无法手术，而放化疗的效果又欠佳，中医药在这一领域有一定的优势。

中医通过调和阴阳、扶正祛邪，对缓解头痛、抽搐、呕吐等症状具有重要作用，可以提高患者的生存质量，以及延长生命。手术后患者，中医学认为多属余邪未尽，正气不足，故治疗以扶正为主，兼清余邪。放化疗后的患者多表现为热毒炽盛，脾胃不和，气血两亏，肝肾不足，因此随证而治以清热解毒、益气养阴、健脾和血、补养肝肾之法。以中西医结合治疗脑瘤，可以减毒增效，发挥各自的优势，为提高临床疗效开辟了一条新的治疗道路，值得大力提倡。

参考文献

［1］黄曙，陈慧．中西医结合非手术治疗胃、大肠癌术后粘连性肠梗阻［J］．浙江中西医结合杂志，1994，4（1）：6

［2］花宝金，王芳，侯炜．半夏泻心汤化裁治疗消化系统肿瘤54例［J］．中国中医药信息杂志，2006，13（2）：74-76

［3］李仁廷．半夏泻心汤治疗肿瘤化疗后消化道反应128例［J］．陕西中医，2006，27（4）：425

［4］朱平东．经方甘草泻心汤治疗杂病案例［J］．光明中医，2009，24（1）：125

［5］季晓军．甘草泻心汤加味治疗反流性食管炎62例［J］．浙江中西医结合杂志，2007，17（5）：309-310

［6］苏小丁．旋覆代赭汤治疗化疗后呕吐36例［J］．国医论坛，2007，22（6）：6

［7］杨波．白虎汤治疗癌性发热42例［J］．广东医学，2004，25（11）：1262

［8］章文亮．放疗后配合增液白虎汤治疗鼻咽癌［J］．温州医学院学报，1992，22（2）：99

［9］许树才，黄超．柴胡桂枝汤治疗前列腺癌去势术后综合征36例［J］．贵阳中医学院学报，2008，30（4）：40-41

［10］朱国先．大柴胡汤加减治疗胆管癌栓的体会［J］．江苏中医，1999，20（12）：18

［11］汤岳龙．癌症化疗后亚急性发热的汉方治疗［J］．四川中医，2002，20（12）：40

［12］苏新华，王勇．大柴胡汤加味治疗肝癌介入栓塞后综合征66例临床观察［J］．江苏中医药，2003，24（7）：28

［13］饶和平，杨晓英．经方治疗危急重症验案3则［J］．国医论坛，2006，21（1）：5

［14］张书生．仲景方治疗癌性发热［J］．浙江中医杂志，2008，43（8）：480

［15］赵家善．理中汤加减治疗食管及贲门癌术后顽固性腹泻15例［J］．临床医药实践，2009，18（1）：72

［16］李自全．甘温除热法在肿瘤发热中的应用［J］．四川中医，2008，26（7）：61

［17］眭冬蕾．黄煌运用麻黄附子细辛汤治疗妇科病经验举隅［J］．中国中医药信息杂志，

2010，17（2）：83

［18］杨丽芳，郝淑兰，王惠媛．王晞星运用四逆散加味治疗肿瘤经验［J］．河北中医，2007，29（10）：871-872

［19］祝味菊，陈苏生．伤寒质难［M］．北京：人民军医出版社，2007：157

［20］高振华．《伤寒论》三阴病证与晚期肿瘤辨证论治的探讨［J］．中医研究，2009，22（9）：4

［21］王宁．裴正学教授治疗胃癌的经验体会［J］．甘肃医药，2008，27（1）：26

［22］樊纪民，张喜奎，张振忠．乌梅丸（胃萎灵）逆转胃黏膜癌前病变的实验研究［J］．现代中医药，2003（2）：57

［23］田卫中，胡旭陇．乌梅丸治疗宫颈癌放疗后引起的泄泻［J］．医学理论与实践，2004，17（1）：63

［24］朱鹏．积聚类疾病学术源流梳理及方药证候研究［D］．广州中医药大学，2012：6

［25］林上助．《金匮要略》虚劳病辨治浅析［J］．山西中医，2012，28（3）：61

［26］罗强．张仲景之瘀血证治［J］．中国中医药现代远程教育，2005，6（3）：16

［27］彭万年，关彤．从理论及临床实践看张仲景治未病思想的科学性［J］．广州中医药大学学报，1999，16（3）：174

［28］王晓戎，刘鲁明．试从刘完素"火热论"探讨胰腺癌病机与证治思路［A］．2009年首届全国中西医肿瘤博士及中青年医师论坛：226

［29］张荣，刘国．清热解毒法治疗肿瘤的研究进展［A］．2005年全国中药研究暨中药房管理学术研讨会论文汇编：91

［30］单书键，陈子华．古今名医临证金鉴（肿瘤）［M］．北京：中国中医药出版社，1999：122

［31］潘明继．癌症扶正培本治疗学［M］．上海：复旦大学出版社，2003：26-31

［32］鱼明厚．试述中医下法在肿瘤中的作用［J］．内蒙古中医药，2005，4：39

［33］王慧珍，王跃珍，杨军．攻下法在抗肿瘤中的应用［J］．中医药研究，1997，13（4）：34

［34］华海清．扶正固本药物治疗恶性肿瘤的现代研究［J］．中国中药杂志，2008，33（9）：1094-1098

［35］周岱翰，林丽珠，周宜强等．益气除痰法延长非小细胞肺癌中位生存期的作用［J］．

中医杂志，2005，46（8）：602

［36］吕志连.朱丹溪辨治积聚肿块的经验拾遗［J］.福建中医药.1986，1：58

［37］朱良春.陈实功先生的生平及其《外科正宗》［J］.新中医，1988（1）：54-55

［38］陈培丰.《外科正宗》对肿瘤学的贡献［J］.中医文献杂志，2000，4：7

［39］谢学军.张锡纯治瘤思想研究［J］.中医药研究，2001，17（1）：9-10

［40］花文峰，蔡绍晖.β-榄香烯抗肿瘤作用的基础与临床研究［J］.中药材，2006，29（1）：93-96

［41］叶加，钱伯文，于尔章.理气药对荷瘤小鼠 TNF 和 NK 细胞活性的影响［J］.中草药，1995，26（5）：272

［42］容小翔，宁在兰.山楂研究新进展述略［J］.黑龙江中医药，1995（4）：56

［43］王义君，孟丽.癌性腹水的中药外治法［J］.中医药信息，1997，14（1）：25

［44］张亚声.十枣汤加减外敷治疗恶性胸水 34 例临床观察［J］.中成药，1992，11（11）：23-24

［45］杨祖贻，赵若梅，郝荣等.肿瘤辅助治疗中的几种中医外治法［J］.四川中医，1998，16（5）：13-14

［46］蒋云，朱玉明.苦参汤治疗恶性肿瘤患者口腔霉菌感染 33 例［J］.中医外治杂志，1999，8（2）：46-47

［47］王世彪，何继红.升白膏灸脐法为主治疗化疗所致白细胞减少症［M］// 当代中药外治临床精要（首届全国中药外治学术研讨会论文集）.北京：中国中医药出版社，1994：71-72

［48］周岱翰.临床中医肿瘤学［M］.北京：人民卫生出版社，2003：99，135-136

［49］Goldhirsch A，Glick J H，Gelber R D，etal.Meeting highlights：international expert consensus on the primary therapy of early breast cancer 2005［J］.Ann Oncol，2005，16：1569-1583

［50］万德森.临床肿瘤学［M］.北京：科学出版社，2008：314，334，346

［51］石凯远，孙燕.临床肿瘤内科手册.6 版［M］.北京：人民卫生出版社：325-326

［52］陈东福，张湘茹，殷蔚伯等.1260 例肺小细胞未分化癌综合治疗结果分析［J］.中华肿瘤杂志，2002，24（6）：602-604

［53］周岱翰，林丽珠，周宜强等.中医药对提高非小细胞肺癌中位生存期的作用研究
［J］.广州中医药大学学报，2005，22（4）：255-257

［54］林丽珠，郑心婷.肺癌的生存质量评价［J］.中国中西医结合外科杂志.2007,13（6）：
514-515

［55］Jemal A，Murray T，Samuels A，et a1.Cancer statistics，2003［J］.CA Cancer J Clin，
2003，53（1）：5-26

［56］吴小源.食管癌综合治疗的研究进展［J］.肿瘤基础与临床，2009，22（2）：182

［57］Anderson SE，Minsky BD，Bains M，etal.Combined modality therapyin esophageal
cancer：the Memorial experience［J］.Semin Surg Oncol，2003，21（4）：228-23

［58］张丽，国宏莉，杜兴贵.中西医结合治疗食管癌研究的新进展［J］.西部医学，
2009，21（2）：307

［59］Archie V，Kauh J，Jones DV Jr，et a1.Gastric cancer：standards for the 21 st century.
Crit Rev Oneol Hematol，2006，57：123-131

［60］Higuchi K，Phan A，Ajani JA.Gastric cancer：advances in adjuvant and adjunet therapy.
Curr Treat Options Oneol，2003，4（5）：413

［61］郭银谋.TACE. PVE. HIFU序贯治疗原发性肝癌的疗效评价.中国临床实用医学
［J］.2010，4（11）：18

［62］朴钟元.中医药治疗肝癌的研究进展［J］.中国中医药咨讯，2010，2（32）：237

［63］韩端发，孙保存，姚智，等.肾癌［M］.北京：人民卫生出版社，2010，25

［64］沈庆法.肾癌术后中医药治疗体会［J］.上海中医药杂志，2007，41（7）：30

［65］崔虎军.中医药治疗肾癌浅探［J］.实用中医内科杂志，2008，2（3）：40

［66］林飞.中医药治疗膀胱癌的研究进展［J］.中国中西医结合外科杂志，2003，9（6）：473

［67］李富博，李青山.浅表性膀胱癌灌注治疗研究进展［J］.承德医学院学报，2010，27
（4）：432

［68］朱晓光.晚期前列腺癌的中医药治疗现状［J］.现代中西医结合杂志，2006，15
（11）：1552

［69］AUSG，Abbou C c，Bolla M，etal.EAU Guidelines on prostatecancer.Ear urol，2005，
48：546

［70］鲍镇美.晚期前列腺癌的治疗新动向［J］.中华泌尿外科杂志，2002，23（2）：69

［71］张惜阴.实用妇产科学［M］.第2版.北京：人民卫生出版社，2003

［72］Alberts D S，Hannigan E V，Liu P Y，eta1.Randomized trial ofadjuvant intraperitoneal alpha-interferon in stage Ⅲ ovariancancer patients who have no evidence of disease after primarysurgery and chemotherapy：an intergroup study［J］.GynecolOncol，2006，100（1）：133-138.

［73］Ries LAG.Young JI，Kosary CL，eta1.SEER survivalmonograph：cancer survival among adults：US.SEER program，1988-2001，patient and tumor characteristics.National Cancer Institute，SEER program，NIH Pub.No.O7-6215.Bethesda.MD，2007

［74］Keys HM，Roberts JA，Brunetto VI，eta1.A phase Ⅲ trialof surgery with or without adjunctive external pelvic radiation therapy in intermediate risk endometrial adenocarcinoma：a Gynecologic Oncology Group study［J］.Gynecol Oncol，2004，92：744-751

［75］Creutzberg CI，van Putten wL，Koper PC，eta1.Surgery and postoperative radiotherapy versus surgery alone for patients with stage 1 endometrial carcinoma：multicentre randomized triat portec study group.post operative radiation therapy in endometrial Carcinoma.Lancet，2000，355：1404-1411

［76］Wing- yanAu，DennisD，Weisenburger Tanin In tragum torncha，let al Clinical differences between nasal and extranasal natural killer/T-cell lymphoma：a study of 136 cases from the International Peripheral T-Cell Lymphom a Project［J］.Blood，2009，113：3931- 3937.

［77］何理盛，吴承远，章翔，等.脑膜瘤［M］.北京：人民卫生出版社，2003：13-255

［78］王忠诚.王忠诚神经外科学［M］.武汉：湖北科学技术出版社，2005：457-476

［79］李英.显微手术治疗颅底大型脑膜瘤的临床分析及护理［J］.护士进修杂志，2009，24（10）：909-910

［80］Hulleman E，Helin K.Molecular mechanisms in gliomagenesis［J］.Adv Cancer Res，2005，94（1）：1-27

［81］Shapiro WR，Carpenter SP，Roberts K，Shan JS.（131）I-chTNT-1/B mAb：

tumournecrosistherapy for malignant astrocytic glio-ma［J］.Expert Opin Biol Ther.2006，

6（5）：539-45

［82］雷霆．脑肿瘤学［M］.北京：中国医药科技出版社，2004：4

［83］冯天明，雍履平．中医治疗原发性脑瘤用药思路［J］.中医药临床杂志，2010，22（5）：382

附 录

附录一 影像学资料

图1 乳腺癌案3（陈某）

2010年5月12日行PET/CT示：考虑左侧乳腺癌（大小约7.7cm×3.4cm×7.5cm），并左侧颈部、左锁骨上、双侧腋窝、纵隔淋巴结转移，多发骨转移，右肺下叶数个结节影，考虑转移。

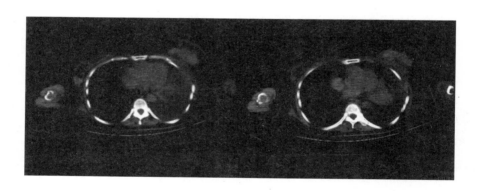

2010年8月18日PET/CT示：乳腺癌化疗后，双侧乳腺、双腋窝、双肺门及纵隔未见高代谢病变，考虑为治疗后肿瘤活性基本受抑；双颈部多发增大淋巴结伴代谢轻度增高，考虑为治疗后肿瘤活性大部分受抑。骨转移病灶活性基本受抑。

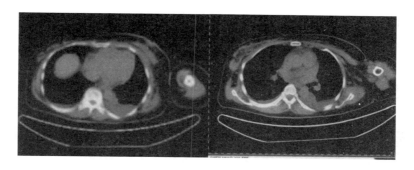

2011 年 6 月 PET/CT 示：乳腺癌治疗后，双乳腺、双腋窝、双肺门及纵隔未见肿瘤复发征象，双侧肱骨、左肩胛骨、脊柱多发椎体及附件、骶骨、右侧髂骨、右坐骨、左侧多发肋骨骨转移灶，数目及形态与 2011 年 4 月 7 日 PET/CT 基本相同，病灶代谢较前减低。

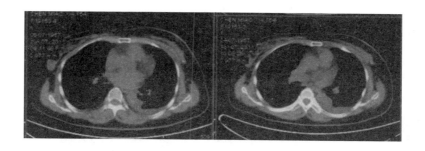

2012 年 4 月 23 日胸部 CT 示：乳腺癌治疗后，双乳腺、双腋窝、双肺门及纵隔未见肿瘤复发征象。

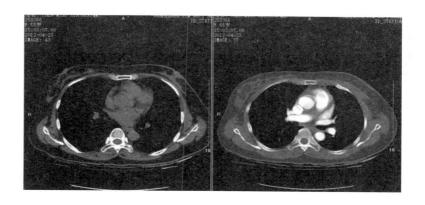

2015 年 3 月 31 日头部 MR 示：左侧小脑扁桃体异常信号。结合病史，考虑为转移瘤。

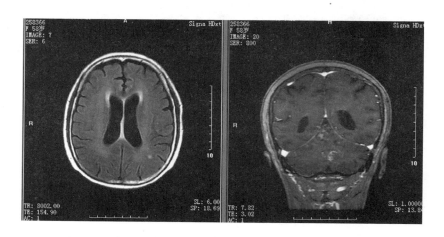

图 2 肺癌案 1（李某）

2006 年 2 月 PET/CT 示：左肺上叶中央型肺癌伴阻塞性肺炎及双肺内转移。

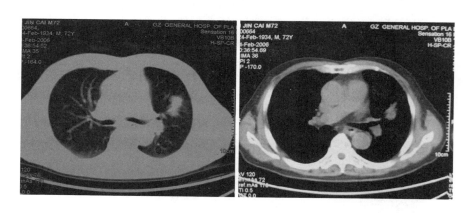

2010 年 11 月胸部 CT 平扫增强三维成像示：左肺癌术后改变，左肺门多发淋巴结较前增大，考虑左下肺阻塞性炎性病变，与转移相鉴别。

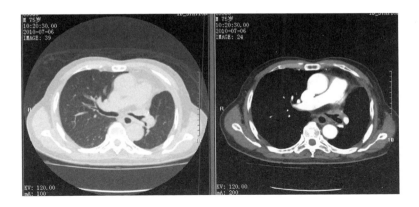

2011 年 10 月胸部 CT 示：左肺癌术后化疗后改变，左肺门多发肿大淋巴结及右肺中叶外侧段结节较前稍缩小，右侧肩胛骨及胸椎多发骨转移与前相仿。

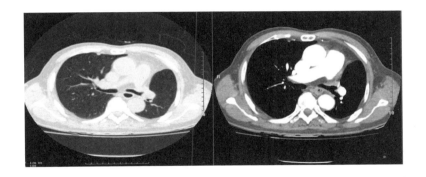

图 3　肺癌案 4（王某）

2006 年 2 月 16 日 CT 示：右肺癌术后改变，未见肿瘤复发。

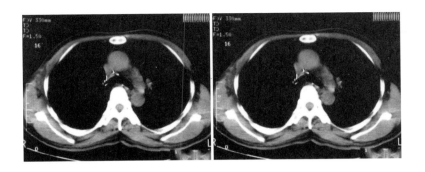

2008 年 3 月 12 日 CT 示：肺癌术后改变，未见肿瘤复发。

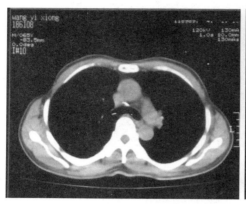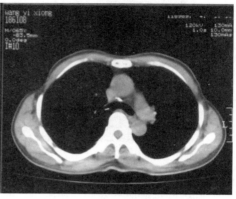

图 4　肺癌案 6（庞某）

2006 年 11 月胸部 CT 示：左下肺周围型肺癌，肿瘤大小约 3.5cm×2.1cm×3.2cm。

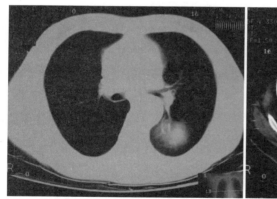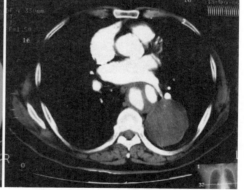

2007 年 11 月胸部 CT 示：左下肺周围型肺癌治疗后，较前好转，现肿瘤大小约 2.3cm×1.2cm×2.3cm。

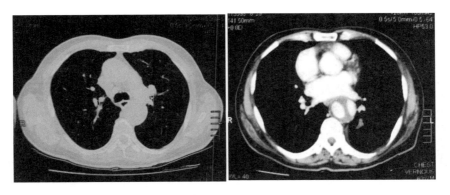

2012 年 10 月胸部 CT 示：左下肺周围型肺癌治疗后，病灶消失；肺气肿。

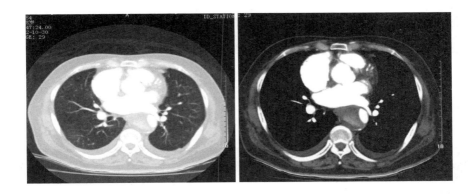

图 5　肺癌病案 7（梁某）

2007 年 6 月胸部 CT 示：右肺癌术后放疗后，右上肺近胸膜处斑片状影，考虑炎症。

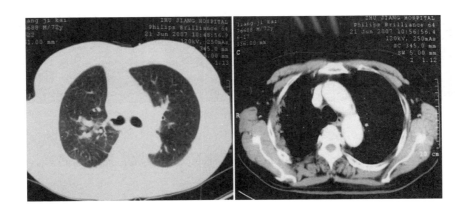

2013 年 9 月 6 日胸部 CT 平扫增强三维成像：右肺叶切除术后改变，右残肺继发纤维变，右侧胸膜增厚粘连。

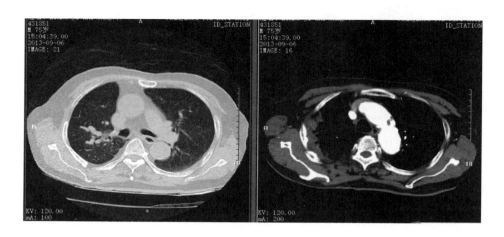

2015 年 9 月 10 日胸部 CT 平扫增强三维成像示：右肺叶切除术后改变，右残肺继发纤维变，右侧胸膜增厚粘连。

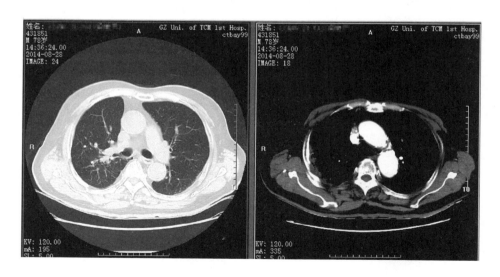

图 6　肺癌案 8（梁某）

2010 年 11 月 1 日胸部 CT 示：左上肺周围型肺癌，并双肺转移，左肺门、纵隔多发淋巴结转移；双侧胸膜增厚。

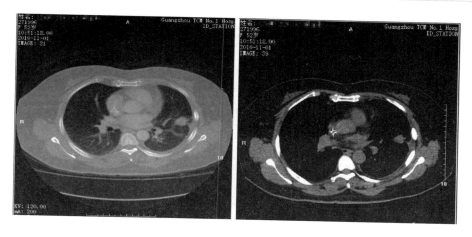

　　2011 年 4 月 14 日复查胸部 CT 示：左上肺周围型肺癌治疗后，原发灶及双肺、左肺门及纵隔多发淋巴结转移灶均较前减小，病变较前好转；左下肺阻塞性肺炎及左侧胸腔积液较前吸收；左侧胸膜增厚。

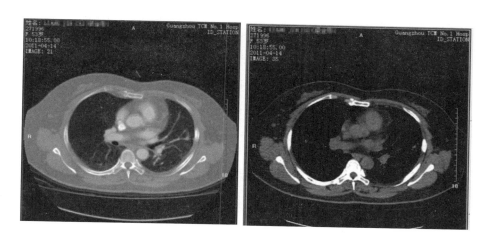

　　2015 年 6 月 6 日复查胸部 CT 示：左上肺周围型肺癌治疗后复查，原发肿瘤残留小斑片影，肺门及纵隔未见明显淋巴结肿大，较前改变不大。

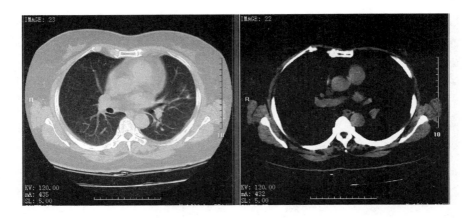

图 7　肺癌案 9（王某）

2011 年 1 月 5 日胸部 CT 示：右上肺结节，右肺门及纵隔淋巴结肿大；双侧胸膜增厚，右侧大量胸腔积液，右下肺不张；双肺局限性纤维变。

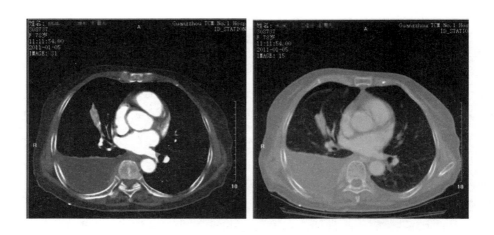

2013 年 9 月胸部 CT 示：右上肺肺癌治疗后复查，右上肺病灶基本消失，肺门及纵隔淋巴结较前缩小。

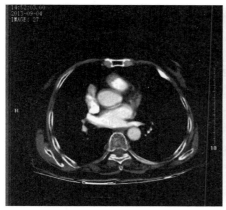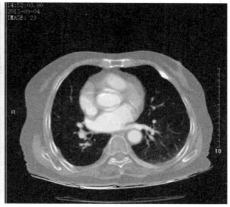

对比 2014 年 3 月 6 日片，右上肺结节较前增大，右下肺结节较前缩小，左侧前肋多发转移并病理性骨折大致如前。

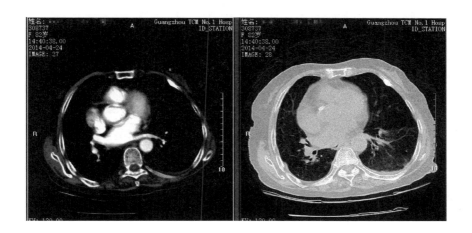

图 8　肺癌案 13（邝某）

2012 年 5 月复查胸部 CT：右下肺癌术后改变，右下胸膜增厚粘连。右中肺、右下肺、左下肺多发结节影及斑片影，考虑转移瘤，合并癌性淋巴管炎。

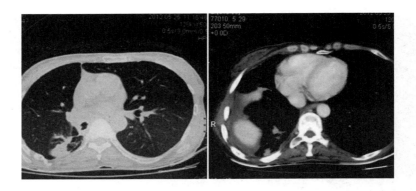

2013 年 9 月 9 日胸部 CT：右下肺癌术后改变，右下胸膜增厚粘连。右下残肺继发性纤维变。

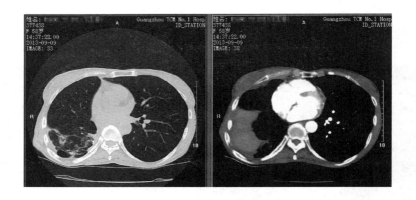

2014 年 6 月 25 日胸部 CT 示：右下肺癌术后改变，右下胸膜增厚粘连。右下残肺继发性纤维变，不排除继发性肺结核。

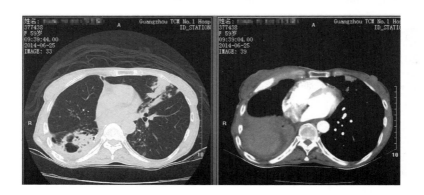

图 9　肺癌案 14（马某）

2009 年 6 月 27 日复查胸部 CT 示：右上肺周围型肺癌射频消融术后改变，肿块大部分液化坏死。纵隔淋巴结转移。

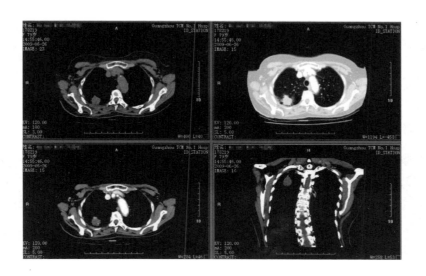

2013 年 4 月 27 日胸部 CT 示：右肺癌术后复发冷冻消融术后改变，右肺上叶空洞形成，病灶边缘肿瘤残留。纵隔及右肺门淋巴结肿大大致同前（2012 年 10 月 26 日片）。

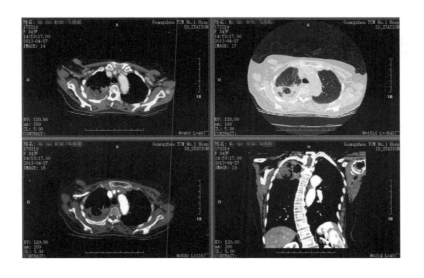

2015 年 5 月 15 日胸部 CT 示：右肺癌术后及冷冻消融术后改变，右肺上叶空洞形成，病灶边缘肿瘤残存，较前稍增厚，邻近右肺转移瘤。纵隔及右肺门淋巴结肿大。

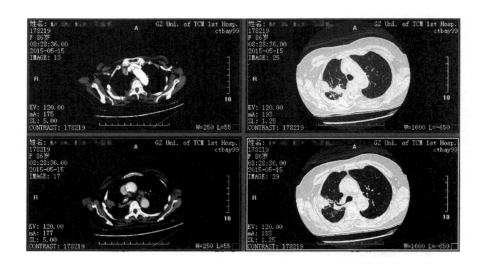

图 10　肺癌案 16（林某）

2011 年 11 月 7 日胸部 CT 示：右肺上叶不规则片影，右肺下叶磨玻璃病灶，左肺上叶不规则结节，需警惕多原发肺癌。余双肺多发磨玻璃结节及实性小结节，性质同前。

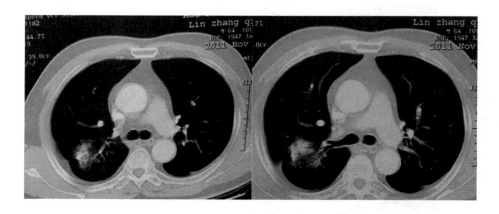

2013 年 11 月复查胸部 CT 示：双肺内多个片状及斑片状密度增高影，病

灶较前稍有缩小。

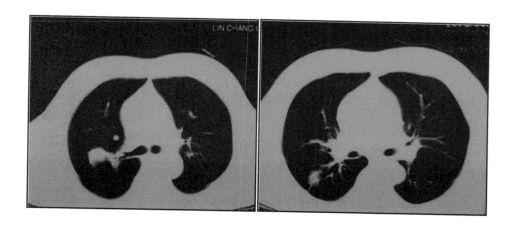

图 11　食管癌案 2（钟某）

2010 年 5 月 4 日胸部 CT 示：食管上端占位性改变，考虑食道癌侵犯周围间隙并上纵隔淋巴结转移。

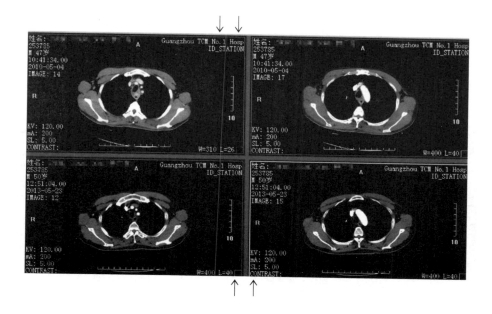

2013 年 5 月胸腹部 CT 示：食道上段癌治疗后复查，食管管壁未见明显

占位。双肺上叶继发性纤维变，双侧局部胸膜增厚。腹腔淋巴结肿大，考虑转移。

2014年4月胸腹部CT示：食道上段癌放化疗后复查，未见明显占位病变，上腹部腹腔及腹膜后淋巴结转移、肝多发转移瘤，大致同前。

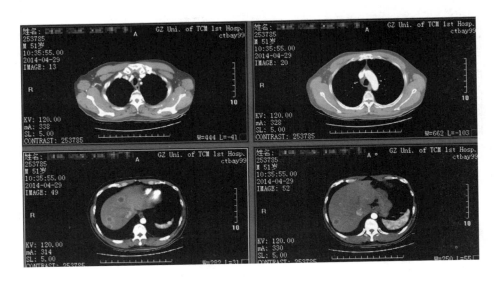

图 12　胃癌案 1（张某）

2009年12月24日胸部及全腹部CT示：原胃癌术后复查，残胃未见明显肿瘤复发或转移征象，肠系膜根部及腹膜后小淋巴结。

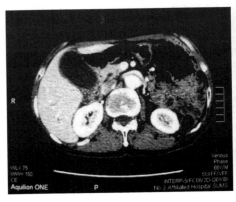
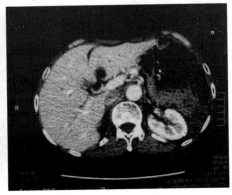

2012年8月20日胸部及全腹部CT示：胃癌术后改变，食道轻度扩张，

吻合口管壁增厚，炎性增生与占位鉴别，建议胃镜进一步检查。肝脏多发囊肿。

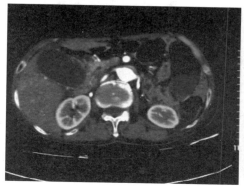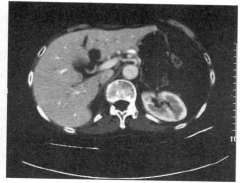

　　2016 年 3 月 17 日胸腹部 CT 示：胃癌切除、食管空肠吻合术后改变，吻合口未见明显异常。肝脏多发囊肿、胆囊多发结石、慢性胆囊炎，较前变化不大。右肾囊肿同前。双侧少量胸腔积液并盘状肺不张，建议胸部检查。

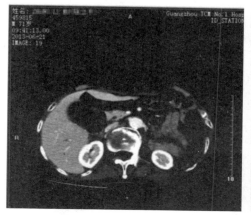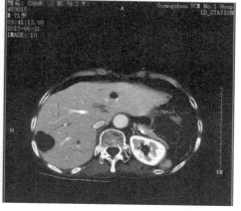

图 13　胃癌案 3（林某）

　　2003 年 6 月 9 日腹部 CT 示：胃癌术后复查，残胃未见明显肿瘤复发或转移征象，肝内多发囊性转移，腹膜后多发淋巴结肿。

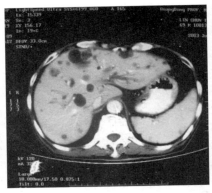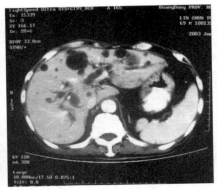

2006年6月复查上腹部CT示：肝内多发囊性转移，胆道不完全梗阻，右肾囊肿，腹膜后多发小淋巴结肿。

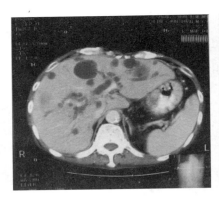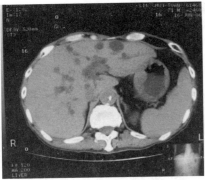

图 14　胃癌案 4（许某）

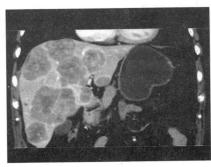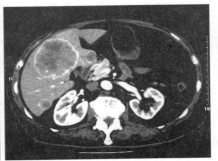

2010 年 8 月 10 日片（术前）

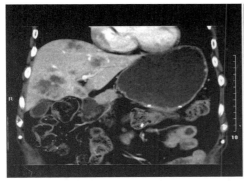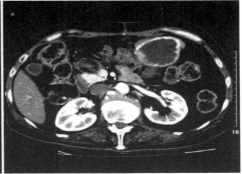

2010 年 10 月 13 日片（术后）

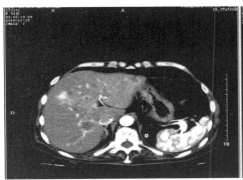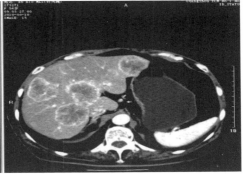

2010 年 8 月 10 日片（术前）　　　　　　2010 年 10 月 13 日片（术后）

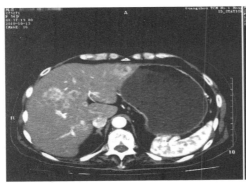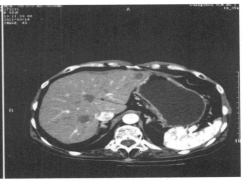

2010 年 11 月 25 日片（术后）　　　　　　2011 年 3 月 14 日片（术后）

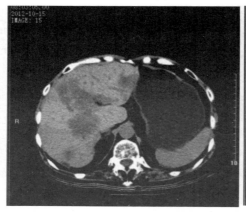 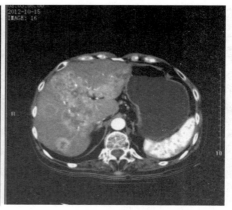

2012 年 10 月 25 日片（术后）

2010 年 10 月 13 日 CT 示：胃癌姑息性切除术后改变，残胃及吻合口未见明显异常，肝脏多发转移瘤，较前明显好转。

2012 年 10 月 15 日胃癌术后肝转移化疗后复查，与 2012 年 7 月 28 日 CT 片比较，肝内转移瘤较前缩小，腹腔、腹膜后多发淋巴结肿大大致如前。

此后患者于 2010 年 10 月 13 日，2010 年 11 月 25 日，2011 年 3 月 14 日及 2012 年 10 月 15 日复查腹部 CT 均提示残胃未见复发，肝脏多发转移较前好转。腹腔、腹膜后多发淋巴结肿大大致如前。

2013 年 1 月复查全腹 CT 提示肿瘤进展：胃癌术后肝转移较前进展，腹腔、腹膜后多发淋巴结肿大大致如前。

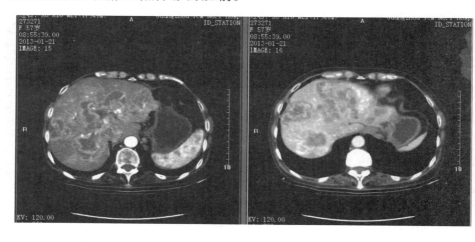

图 15　肝癌案 1（邓某）

2008 年 10 月胸腹部 CT 示：肝 S4/8 段结节型肝癌，S8 段子灶形成；左上肺结节，考虑良性病变可能性大。

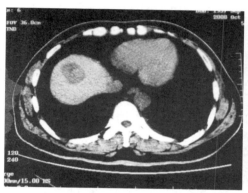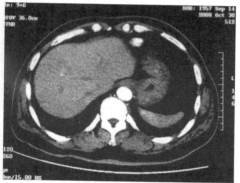

2012 年 6 月 8 日上腹 CT 示：肝癌术后改变，未见明确复发征象。

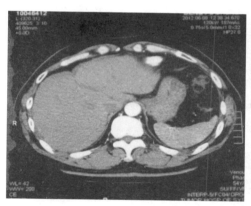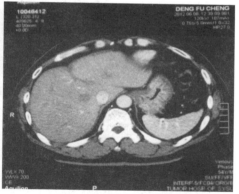

图 16　肝癌案 2（陈某）

2002 年 3 月 CT 示：肝多发实质性占位病变，双叶多个病灶，右叶最大约 13.2cm×9.6cm。

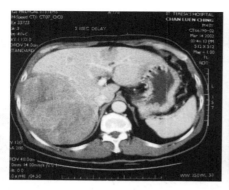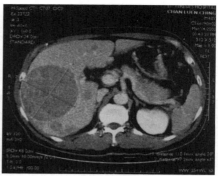

2006 年 6 月 CT 示：肝区碘油沉积，Ⅵ／Ⅶ病灶最大约 6cm×5cm，肿瘤大部受抑坏死。

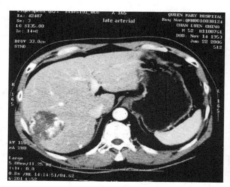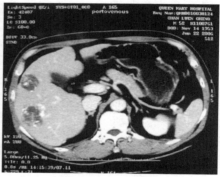

图 17　肝癌案 3（区某）

2007 年 3 月 CT 示：肝左叶多发实性占位，考虑原发性肝癌。

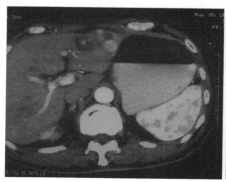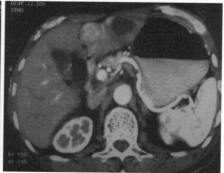

2009 年 3 月 CT 示：肝癌术后改变，未见肿瘤复发征象。

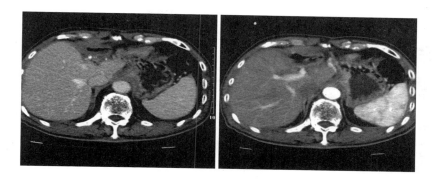

2012 年 9 月 14 日 CT 示：肝癌术后改变，肝左叶缺损，未见肿瘤复发征象。

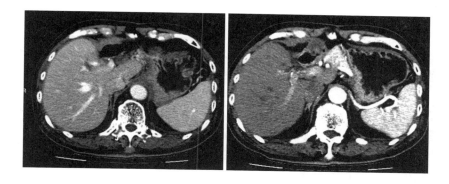

2014 年 6 月 18 日腹部 CT 示：肝癌术后，肝左叶缺损，肝右叶未见占位，建议定期复查。

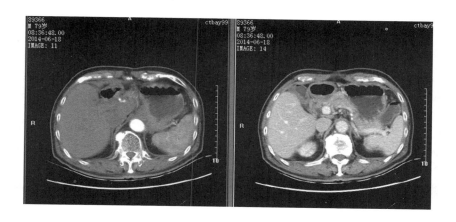

图18 肝癌案5（容某）

2006年2月CT示：肝右叶切除术后改变，胆囊扩张，未排除病灶复发。

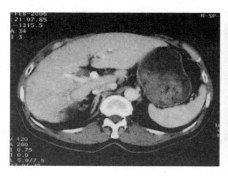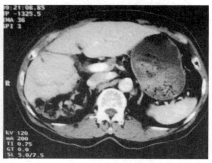

2008年1月CT示：肝右叶切除术后改变，未见明显复发病灶。

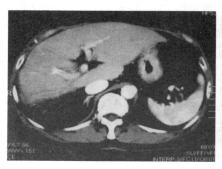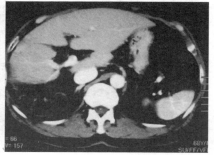

2013年3月1日腹部CT：肝癌综合治疗后，考虑肝右叶前段肿瘤大部分液化坏死。主动脉及双侧髂动脉硬化。腰椎退行性变。右侧心膈角淋巴结肿大。

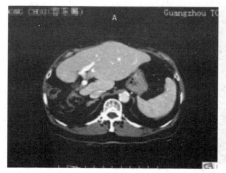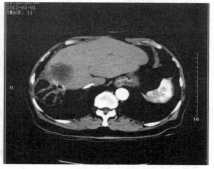

图 19　肝癌案 9（曾某）

2012 年 11 月 23 日复查腹部 CT 示：肝内胆管细胞癌肝叶切除术后改变，肝左叶多发结节，考虑转移瘤，腹主动脉周围多发小淋巴结肿。

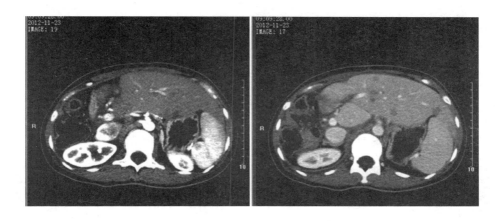

2013 年 9 月 2 日复查上腹部 CT 示：肝内胆管细胞癌肝叶切除术后改变，肝左叶转移瘤粒子植入术后改变，考虑粒子周围水肿较前减轻，粒子上方异常强化灶，肿瘤复发与炎性疤痕相鉴别，腹主动脉多发小淋巴结肿基本同前。

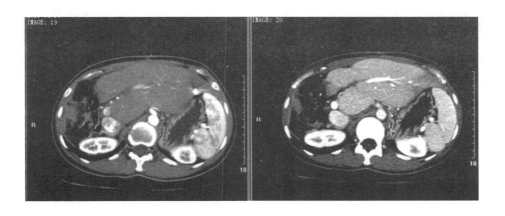

2016 年 3 月 23 日在我院复查上腹部 CT 示：肝内胆管细胞癌肝右叶切除术后，残肝多发转移瘤较前变化不大，左叶外侧段肿瘤放射粒子植入术后基本坏死，腹腔多发小淋巴结基本同前；双肺多发微结节，右上纵隔多发小淋巴结，较前变化不大。

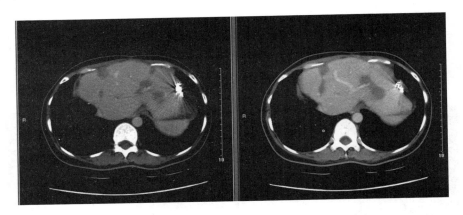

图 20　肝癌案 11（彭某）

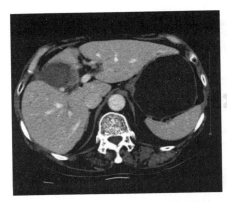 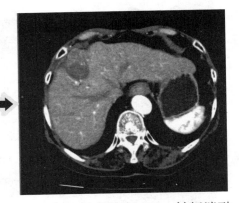

2009 年 9 月上腹部 CT：肝癌射频消融术后改变，肿瘤边缘部分存活

2012 年 5 月上腹部 CT：射频消融术后改变，肿瘤大部分坏死，小部分存活

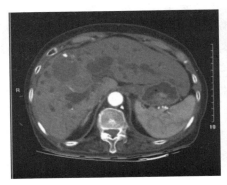 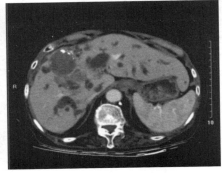

2013 年 9 月 17 日腹部 CT 示：肝癌射频消融术后，病灶较前增大，肿瘤部分坏死，上方边缘部分碘油沉积，存活肿瘤部分范围较前增大，向肝门区及胆总管侵犯，并肝内胆管明显扩张，较前进展，右侧心膈角多发淋巴结肿大，较前略增大。

图 21　肝癌案 13（邱某）

2009 年 2 月 4 日查 CT 示：肝癌切除术后改变，上腹部未见肿瘤复发转移征象。肝硬化，脾肿大，食管下段胃底静脉曲张。右下肺背段小结节，转移瘤待排。

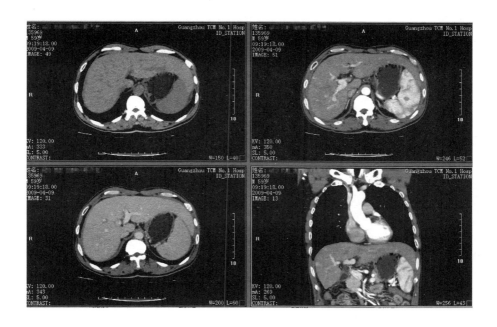

2015 年 3 月 3 日复查 CT 示：肝癌切除术后改变，上腹部未见肿瘤复发及转移征象。肝硬化，脾肿大，门脉高压，食管下段胃底静脉曲张。右下肺局限性纤维变。

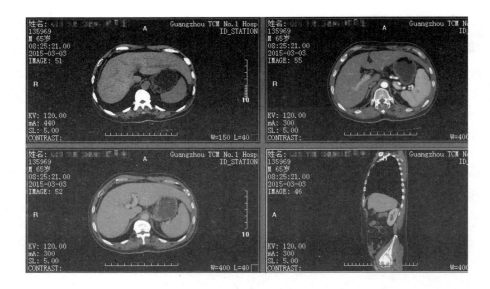

图 22 肝癌病案 15（林某）

2012 年 6 月 6 日复查 CT 示：考虑肝癌术后肝右叶 S8 段复发，腹膜后淋巴结转移，右肺下叶转移。

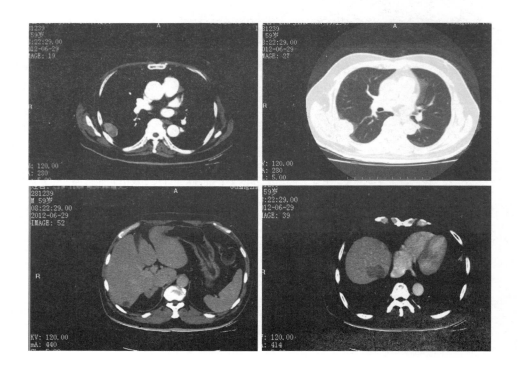

2013 年 12 月 3 日复查胸腹部 CT 示：肝癌综合治疗后，肝内未见明显存活肿瘤，大致同前（2013 年 7 月 8 日片）；双侧肾上腺小结节大致同前，右中肺野外带结节较前稍有缩小；左上肺钙化灶，胰头囊性包块同前。

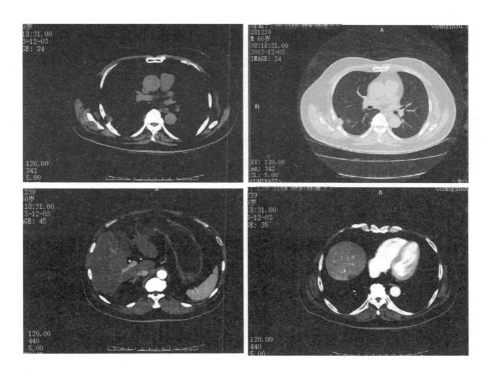

图 23　肝癌案 16（舒某）

治疗前（2010 年 11 月 19 日）PET/CT 示：肝癌术后综合治疗后，对比上次（2009 年 1 月 16 日）PET/CT 片，考虑为肿瘤复发

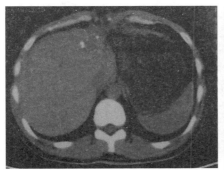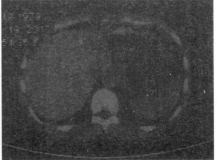

2012 年 11 月 10 日上腹 CT 示：肝癌术后，右叶介入治疗术后碘油沉积，右肝前部结节强化病灶并肝内数个小结节强化病灶，考虑复发，与 2012 年 6 月 30 日 CT 片对比，前段病灶较前增大，余基本同前。

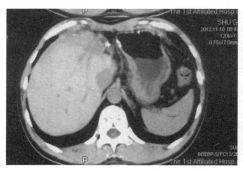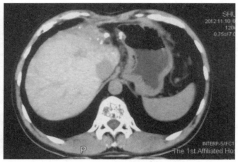

2014 年 1 月 12 日复查上腹部平扫＋增强 CT 示：肝癌术后，肝右叶介入治疗术后碘油沉积，增强动脉期明显不均匀强化，与 2013 年 9 月 21 日 CT 比较，所见大致同前；胃大部切除术后改变。

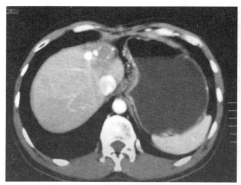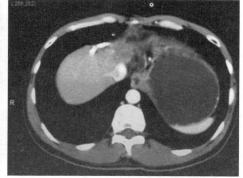

图 24　胰腺癌案 1（蔡某）

2011 年 11 月腹部 CT 示：胰区头见一类圆形等密度软组织影；胰管扩张，胆总管及肝内胆管轻度扩张，肠系膜上静脉部分包绕侵犯；腹膜后、肠系膜见多发肿大淋巴结。

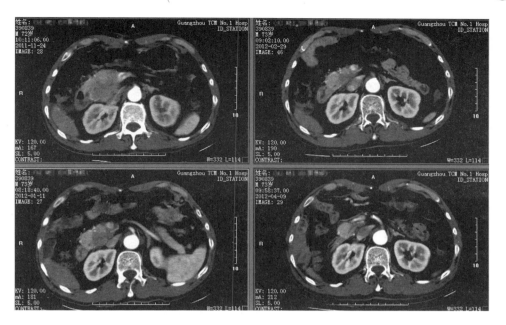

　　2013 年 3 月 28 日 CT 示：胰头癌治疗后复查，胰头肿块较前增大（3.79cm×6.48cm），肝固有动脉近段、肠系膜上静脉近段及门脉主干包绕，胰管、胆总管上段及肝内胆管、胆囊扩张较前明显；腹腔多发小淋巴结肿与前相似；肝右叶转移瘤。

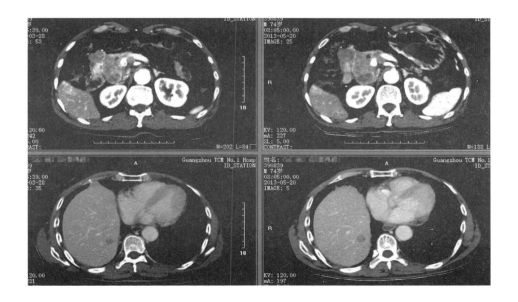

2014 年 1 月 20 日复查全腹 CT 示：胰头癌并胆道梗阻、胰管梗阻，肝右叶转移瘤病灶基本同前。

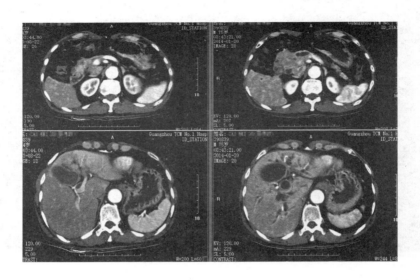

2014 年 10 月 20 日腹部 CT 示：胰头癌胆道支架植入术后，胰头部肿块较前增大，病灶内坏死范围较前扩大，胆道梗阻明显减轻，胰管扩张较前改变不大，腹腔及腹膜后淋巴结转移较前进展，肝右叶转移瘤消融术后基本坏死。

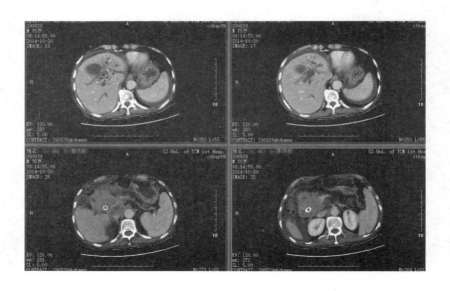

图 25　胰腺癌案 1（崔某）

2010 年 12 月上腹部增强 CT 示：肝内多发结节，考虑转移瘤；胰头肿物，考虑胰腺癌可能；右下肺小结节，不排除转移瘤。

2010 年 12 月至 2013 年 3 月多次复查，肝内肿物逐渐缩小，胰腺肿物保持稳定。

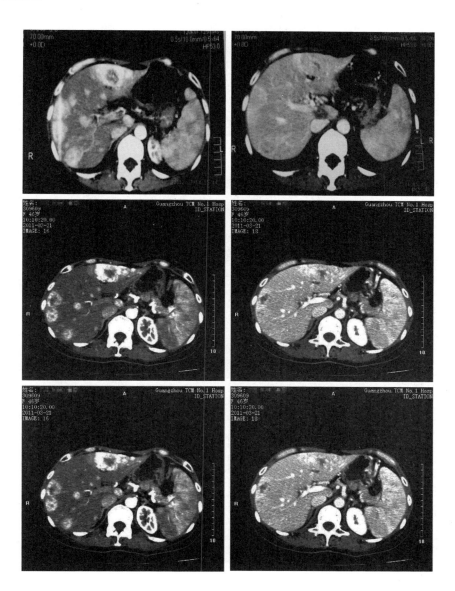

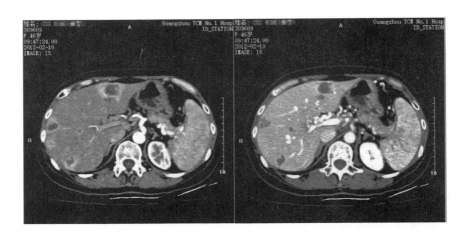

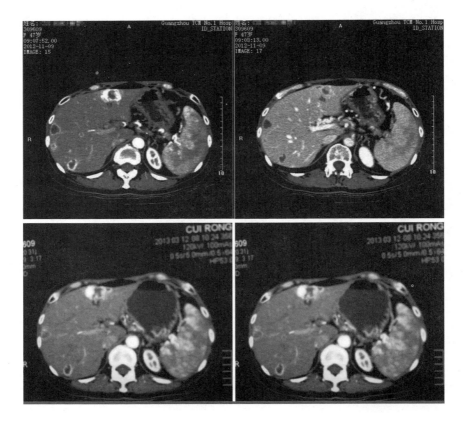

多次复查胰腺肿物保持稳定。

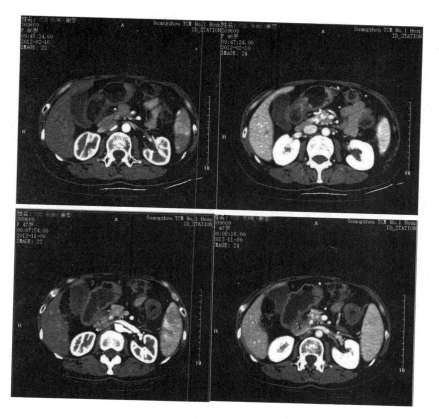

　　2015 年 4 月复查全腹部 CT 示：胰腺癌侵犯门静脉肠系膜上静脉及脾静脉汇合处，较前变化不大，肝转移较前进展。

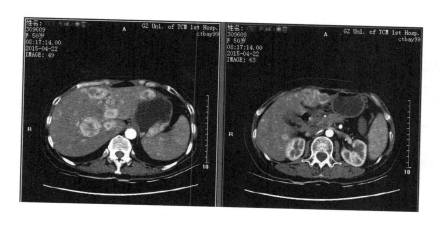

图 26　肾癌案 2（袁某）

2012 年 5 月 14 日腹部 CT+ 左肱骨 CT 示：左肾下份占位性病变，考虑肾癌伴左肾门淋巴结转移及左肱骨骨转移，左肱骨中下段病理性骨折。

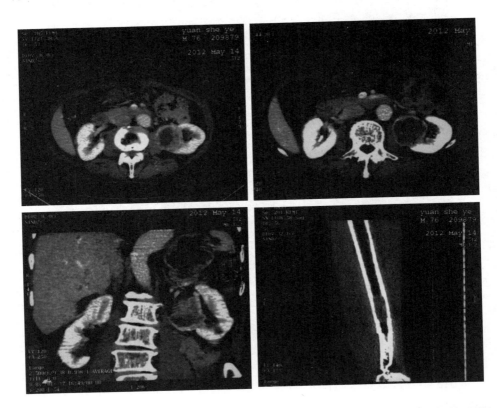

2013 年 7 月 13 日腹部 MR 示：左肾癌，对比 2012 年 5 月 21 日外院影像，较前明显缩小。盆腔多发小淋巴结肿大。

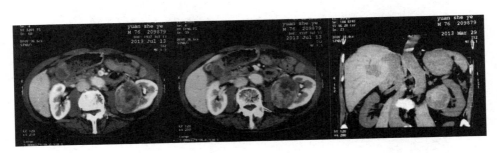

图 27 前列腺癌案 3（谢某）

2011 年 12 月 13 日我院左侧、右侧股骨中上段 + 胸椎 + 腰椎 + 盆腔 MR 示：前列腺增生并右后前列腺癌，右侧精囊腺受累，胸腰椎多发转移瘤，胸腰椎等多发骨转移瘤；右侧盆腔及两侧腹股沟多发淋巴结转移。

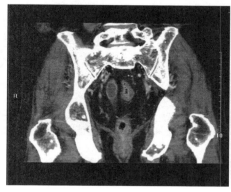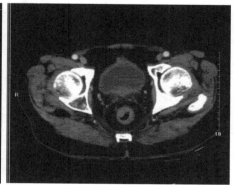

2012 年 12 月腹部 CT 示：前列腺增生并前列腺癌，多发骨转移治疗后，两侧腹股沟及盆腔双侧壁多发小淋巴结肿。

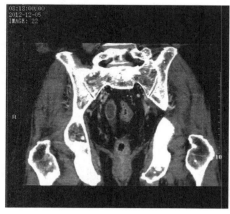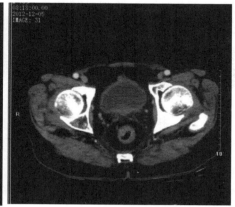

图 28 卵巢癌案 1（陈某）

2006 年 10 月 PET/CT 示：下腹部恶性肿物，大小约 10.6cm×9.5cm×

11.8cm，压迫子宫及直肠，考虑来源卵巢，右网膜多发结节（最大2.4cm×1.6cm），考虑转移瘤，中等量腹水。

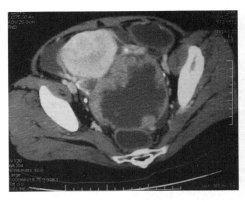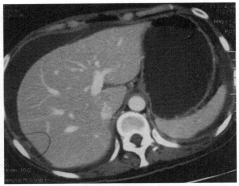

2008年12月PET/CT示：腹腔肿物切除后，腹腔未见残留或复发病灶。

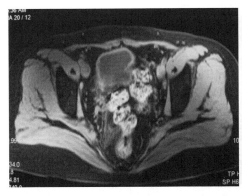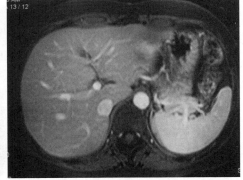

图29　淋巴瘤案1（廖某）

2010年8月胸部CT示：淋巴瘤复查，对比2010年2月26日片，双侧腋窝多发小淋巴结肿，较前改变不大；右肺中叶小结节同前，考虑良性病变。

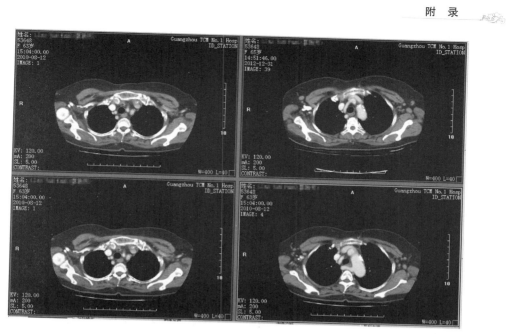

2012年12月31日胸部CT示：对比2010年8月12日片，双侧腋窝及锁骨上窝、双侧颌下及颈动脉鞘多发淋巴结肿大，双侧腋窝淋巴结较前增大，淋巴瘤复发未排除。

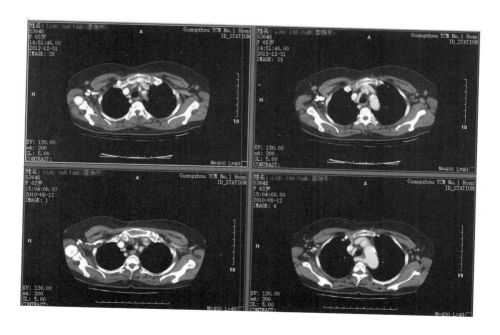

图 30　淋巴瘤案 3（陈某）

2013 年 3 月 20 日胸腹部 CT 示：非霍奇金淋巴瘤化疗后，左侧锁骨上、纵隔、右肺门、心隔角、腹膜后、双侧髂内外动脉旁、双侧腹股沟多发淋巴结肿大，较 2010 年 7 月 7 日片病灶增大、增多。

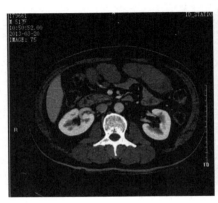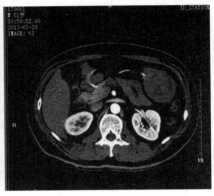

2013 年 9 月 16 日胸腹部 CT 示：非霍奇金淋巴瘤，左上腹腔肿块冷冻消融术后，术区肿瘤液化、坏死，左侧锁骨上、纵隔、右肺门、心隔角、腹腔及腹膜后、双侧髂内外动脉旁、双侧腹股沟多发淋巴结肿大改变不明显。

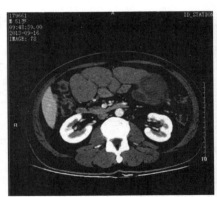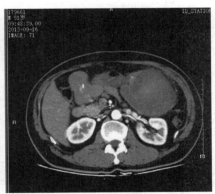

2015 年 10 月 23 日全腹部 CT 示：非霍奇金淋巴瘤治疗后改变，右上腹及左上腹肿块冷冻消融术后改变，术区肿瘤液化、坏死较前减小，腹腔及腹

膜后多发淋巴结肿大较前有所缩小，右侧腹股沟肿块影较前明显减小。

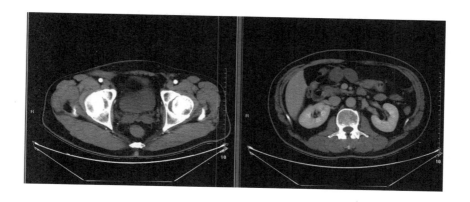

附录二 治疗肿瘤常用方剂

一画

一贯煎（《续名医类案》）：北沙参、麦冬、当归、生地黄、枸杞子、川楝子。

二画

二陈汤（《太平惠民和剂局方》）：陈皮、半夏、茯苓、炙甘草。

八正散（《太平惠民和剂局方》）：车前子、瞿麦、萹蓄、滑石、栀子仁、炙甘草、木通、大黄。

九味羌活汤（《此事难知》）：羌活、防风、苍术、细辛、川芎、白芷、生地、黄芩、甘草。

丁香透膈汤（《得效》）：人参、白术、陈皮、半夏、厚朴、甘草、藿香、砂仁、肉豆蔻、白豆蔻、丁香、木香、香附子、沉香、草果、神曲、青皮、麦芽。

三画

小柴胡汤（《伤寒论》）：柴胡、黄芩、半夏、人参、生姜、大枣、甘草。

小建中汤（《伤寒论》）：桂枝、芍药、炙甘草、生姜、大枣、胶饴。

小半夏汤（《金匮要略》）：半夏、生姜。

小青龙汤（《伤寒论》）：麻黄、桂枝、芍药、五味子、干姜、甘草、细辛、半夏。

小蓟饮子（《济生方》录自《玉机微义》）：生地、小蓟、滑石、木通、蒲黄、藕节、淡竹叶、当归、山栀子、甘草。

小金丹（《外科全生集》）：白胶香、草乌、五灵脂、地龙、木鳖、没药、归身、乳香、麝香、墨炭。

大承气汤（《伤寒论》）：大黄、厚朴、枳实、芒硝。

大补阴丸（《丹溪心法》）：黄柏、知母、熟地、龟板、猪脊髓、蜜糖。

大黄牡丹皮汤（《金匮要略》）：大黄、牡丹皮、桃仁、冬瓜仁、芒硝。

大黄附子汤（《金匮要略》）：大黄、附子、细辛。

大半夏汤（《千金翼方》）：半夏、茯苓。

大定风珠（《温病条辨》）：白芍、阿胶、龟板、干地黄、麻仁、五味子、生牡蛎、麦冬、炙甘草、鸡子黄、鳖甲。

三子养亲汤（《皆效方》录自《杂病广要》）：白芥子、苏子、莱菔子。

三仁汤（《温病条辨》）：杏仁、滑石、通草、白蔻仁、竹叶、厚朴、薏苡仁、半夏。

川芎茶调散（《太平惠民和剂局方》）：川芎、荆芥、白芷、羌活、甘草、细辛、防风、薄荷。

下瘀血方（《金匮要略》）：大黄、桃仁、䗪虫。

四画

天麻钩藤饮（《中医内科杂病证治新义》）：天麻、钩藤、石决明、栀子、黄芩、牛膝、杜仲、益母草、桑寄生、夜交藤、茯神。

天王补心丹（《校注妇人良方》）：生地、人参、丹参、玄参、白茯苓、远志、桔梗、五味子、当归、天冬、麦冬、柏子仁、酸枣仁。

五苓散（《伤寒论》）：茯苓、猪苓、泽泻、白术、桂枝。

六味地黄丸（《小儿药证直诀》）：熟地黄、山茱萸、山药、泽泻、丹皮、茯苓。

止嗽散（《医学心悟》）：桔梗、荆芥、紫菀、百部、白前、甘草、陈皮。

乌梅丸（《伤寒论》）：乌梅、附子、细辛、干姜、黄连、当归、蜀椒、桂枝、人参。

贝母瓜蒌散（《医学心悟》）：贝母、瓜蒌、花粉、茯苓、橘红、桔梗。

五画

半夏泻心汤（《伤寒论》）：半夏、干姜、黄芩、黄连、人参、甘草、大枣。

半夏白术天麻汤（《医学心悟》）：半夏、天麻、茯苓、橘红、白术、甘草。

半夏厚朴汤（《金匮要略》）：半夏、厚朴、茯苓、生姜、苏叶。

四逆散（《伤寒论》）：柴胡、白芍、枳实、甘草。

四逆汤（《伤寒论》）：炙甘草、干姜、附子。

四君子汤（《太平惠民和剂局方》）：人参、白术、茯苓、炙甘草。

四物汤（《仙授理伤续断秘方》）：熟地黄、白芍、当归、川芎。

四神丸（《内科摘要》）：肉豆蔻、五味子、补骨脂、吴茱萸、生姜、大枣。

白虎汤（《伤寒论》）：知母、石膏、炙甘草、粳米。

白头翁汤（《伤寒论》）：白头翁、黄柏、黄连、秦皮。

归脾汤（《正体类要》）：白术、茯神、黄芪、龙眼肉、炒酸枣仁、人参、木香、炙甘草、当归、远志。

龙胆泻肝汤（《医方集解》）：龙胆、柴胡、黄芩、栀子、泽泻、木通、车前子、当归、地黄、炙甘草。

右归饮（《景岳全书》）：熟地、山药、山茱萸、枸杞、甘草、杜仲、肉桂、制附子。

平胃散（《简要济众方》）：苍术、厚朴、陈皮、甘草、生姜、大枣。

生脉散（《医学启源》）：麦冬、人参、五味子。

玉女煎（《景岳全书》）：生石膏、熟地黄、麦冬、知母、牛膝。

玉屏风散（《医方类聚》）：防风、黄芪、白术、大枣。

甘遂半夏汤（《金匮要略》）：甘遂、半夏、芍药、甘草。

甘草干姜汤（《伤寒论》）：甘草、干姜。

瓜蒌薤白半夏汤（《金匮要略》）：瓜蒌实、薤白、半夏、白酒。

六画

百合固金汤（《慎斋遗书》）：百合、生地、熟地、当归、白芍、甘草、桔梗、玄参、贝母、麦冬。

百合地黄汤（《金匮要略》）：百合、生地黄。

当归补血汤（《内外伤辨惑论》）：黄芪、当归。

当归四逆汤（《伤寒论》）：当归、桂枝、芍药、细辛、甘草、通草、大枣。

地黄饮子（《圣济总录》）：熟干地黄、巴戟天、山茱萸、肉苁蓉、附子、石斛、五味子、肉桂、白茯苓、麦冬、远志、菖蒲、生姜、大枣。

导赤散（《小儿药证直诀》）：生地、木通、生甘草梢、竹叶。

芍药汤（《素问病机气宜保命集》）：芍药、当归、黄连、槟榔、木香、甘草、大黄、黄芩、官桂。

西黄丸（《外科证治全生集》）：牛黄、麝香、乳香、没药。

血府逐瘀汤（《医林改错》）：桃仁、红花、当归、赤芍、生地、川芎、枳壳、桔梗、柴胡、牛膝、甘草。

七画

补阳还五汤（《医林改错》）：黄芪、当归尾、赤芍、地龙、川芎、红花、桃仁。

补中益气汤（《内外伤辨惑论》）：黄芪、甘草（炙）、人参、当归身、橘皮、升麻、柴胡、白术。

杏苏散（《温病条辨》）：苏叶、半夏、茯苓、前胡、桔梗、枳壳、甘草、生姜、橘皮、杏仁、大枣。

麦门冬汤（《伤寒论》）：麦门冬、人参、半夏、粳米、大枣、甘草。

吴茱萸汤（《伤寒论》）：吴茱萸、人参、大枣、生姜。

苏子降气汤（《太平惠民和剂局方》）：紫苏子、半夏、当归、炙甘草、前胡、厚朴、肉桂、生姜、大枣、苏叶。

沙参麦冬汤（《温病条辨》）：沙参、玉竹、生甘草、冬桑叶、麦冬、扁豆、花粉。

八画

败毒散（《太平惠民和剂局方》）：柴胡、前胡、川芎、枳壳、羌活、独活、茯苓、桔梗、人参、甘草、生姜、薄荷。

定喘汤（《摄生众妙方》）：白果、麻黄、苏子、甘草、款冬花、杏仁、桑白皮、黄芩、半夏。

实脾散（《重订严氏济生方》）：厚朴、白术、木瓜、木香、草果仁、大腹子、附子、白茯苓、干姜、炙甘草、生姜、大枣。

苓桂术甘汤（《伤寒论》）：茯苓、桂枝、白术、炙甘草。

青蒿鳖甲汤（《温病条辨》）：青蒿、鳖甲、生地、知母、牡丹皮。

参苓白术散（《太平惠民和剂局方》）：人参、茯苓、白术、山药、白扁豆、莲子、薏苡仁、砂仁、桔梗、甘草。

肾气丸（《金匮要略》）：干地黄、薯蓣、山茱萸、茯苓、泽泻、丹皮、桂枝、炮附子。

泻白散（《小儿药证直诀》）：地骨皮、桑白皮、炙甘草、粳米。

抵当汤：大黄、桃仁、水蛭、虻虫。

炙甘草汤（《伤寒论》）：炙甘草、生姜、人参、生地黄、桂枝、阿胶、麦冬、麻仁、大枣。

和荣散坚丸（《外科正宗》）：川芎、白芍、当归、茯苓、熟地、陈皮、桔梗、香附、白术、人参、甘草（炙）、海粉、昆布、贝母、升麻、红花、夏枯草。

九画

保和丸（《丹溪心法》）：山楂、神曲、半夏、茯苓、陈皮、连翘、莱菔子。

济川煎（《景岳全书》）：当归、牛膝、肉苁蓉、泽泻、升麻、枳壳。

枳实消痞丸（《兰室秘藏》）：干生姜、炙甘草、麦芽曲、白茯苓、白术、半夏曲、人参、厚朴、枳实、黄连。

枳实薤白桂枝汤（《金匮要略》）：枳实、厚朴、薤白、桂枝、瓜蒌实。

茵陈五苓散（《金匮要略》）：茵陈、白术、茯苓、猪苓、桂枝、泽泻。

香贝养荣汤（《医宗金鉴》）：白术、人参、茯苓、陈皮、熟地黄、川芎、当归、贝母、香附、白芍、桔梗、甘草。